全国中医药行业高等教育"十三五"创新教材

食用中药学

（供中医学、中药学、中医康复学、食品科学与工程等专业用）

主 编 赵文静 旺建伟 常惟智

中国中医药出版社
·北 京·

图书在版编目（CIP）数据

食用中药学 / 赵文静，旺建伟，常惟智主编 .—北京：中国中医药出版社，
2019.4（2019.8 重印）

全国中医药行业高等教育"十三五"创新教材

ISBN 978 - 7 - 5132 - 5148 - 8

Ⅰ .①食…　Ⅱ .①赵…　②旺…　③常…　Ⅲ .①中药学—高等学校—教材
Ⅳ .① R28

中国版本图书馆 CIP 数据核字（2018）第 177475 号

中国中医药出版社出版

北京经济技术开发区科创十三街 31 号院二区 8 号楼
邮政编码　100176
传真　010-64405750
河北纪元数字印刷有限公司印刷
各地新华书店经销

开本 787×1092　1/16　印张 16.25　字数 367 千字
2019 年 4 月第 1 版　2019 年 8 月第 2 次印刷
书号　ISBN 978 - 7 - 5132 - 5148 - 8

定价　56.00 元
网址　www.cptcm.com

社 长 热 线　010-64405720
购 书 热 线　010-89535836
维 权 打 假　010-64405753

微信服务号　zgzyycbs
微商城网址　https://kdt.im/LIdUGr
官方微博　http://e.weibo.com/cptcm
天猫旗舰店网址　https://zgzyycbs.tmall.com

如有印装质量问题请与本社出版部联系（010-64405510）

全国中医药行业高等教育"十三五"创新教材

《食用中药学》编委会

编写说明

食用中药学是以中医药理论和现代自然科学理论为指导，在继承和发扬传统药食学术思想和实践经验的基础上，研究食用中药的基本理论和常用食用中药的食用性能、食用功能、药食用治规律等知识的一门新兴学科，是我国中医药学科体系的重要组成部分。作为高等中医药院校中医康复学、食品科学与工程等专业的主干课程之一，中医学、中药学等专业的专业知识拓展课程之一，本教材是我国中医药高等教育中医药课程体系建设的有力补充，有利于完善中医药院校学生的知识体系和培养中医药院校营养学及食品加工等方面的应用型人才。

根据教育部《关于进一步加强高等学校本科教学工作的若干意见》"对发展迅速和应用性强的课程，要不断更新教材内容，积极开发新教材，并使高质量的新版教材成为教材选用的主体"的指示精神，结合食用中药学近年来理论体系的日臻完善和广泛应用的实际，中医药防病治病方法和手段有待拓宽的现状，以及广大群众对食用中药预防、保健、调护、防治等方面的健康需求，我们组织编写了这本阐述、研究食用中药基本理论与食疗应用的专业性教材。

本教材的特色和创新点体现在：

1.首次将"食用中药学"的概念引入教材，明确界定食用中药学的学科概念、属性及研究范畴，系统梳理和总结其历史源流及发展概况。

2.强调基于中医药基础知识的中药的食用性、实用性及其与中医学课程体系的整体性，运用中医药理论解析食用中药，以食用功能联系应用，系统构建以"药"知"食"的理论基础及应用体系，力求全面继承中药的传统特点，又反映食用中药的适用性。

3.将中医药学科体系的整体性与人才培养的专业性有机结合，在充分体现中医药学传统理论和实践经验的基础上，注重专业特点，兼顾营养学及食品加工等专业的特点，纳入相关专业知识，保证教材的普适性、专业性。

4.基于本教材的定位及编写特点，既作为高等中医药院校中医学、护理学、康复治疗学、食品工程与开发等专业主干课程之一，也可供其他院校预防医学、营养教育、营养学、食品加工等专业使用，其适用领域较广。

本教材包括总论和各论两部分，共包括 13 章内容。

总论部分共 4 章。首先介绍食用中药学的相关概念，食用中药学与中药学的关系；食用中药学发展史，重点介绍食用中药学的源流与发展；食用中药的修治，介绍修治的概念及修治方法，重点强调与中药食用密切相关的常用修治方法；食用中药的药性理论，分项介绍药性理论中各主要性能的含义、确定依据、其与食用功能的关系和食用意义，以及指导具体运用的意义，着重阐述如何运用食用药性理论综合分析、认识和掌握食用功能；食用中药的应用，从配伍、用药禁忌、剂量用法等方面进行阐述，重点介绍食用中药的配伍原则及应用规律，饮食禁忌、配伍禁忌、妊娠禁忌的概念及主要内容，确定剂量的依据及食用中药的药用方法、食用方法。

各论部分共 9 章，收载常用食用中药 195 味，依据食用中药的基源及自然属性，按入药部分分列并加以介绍。每章先列概述，介绍该章食用中药的概念、采收、性能特点、食用功能、适用范围及用法、注意事项等内容。每味食用中药以《中华人民共和国药典》（2015 年版）、《中华人民共和国食品安全法》（2015 年 10 月 1 日起施行）及 2002 年卫生部公布的《可用于保健食品的物品名单》《保健食品禁用物品名单》和 2014 年国家卫生计生委公布的《按照传统既是食品又是中药材物质目录》为参考依据及纳入标准，确定食用中药正名，并注明出处；基源部分介绍原植物的中文名、拉丁名及使用部位；别名部分注明了历代记载的该食用中药相关的所有别名；结合历代本草文献及现代应用实际，介绍每味食用中药的食用性能、食用功能、药食用治、食用方法、使用注意等。其中食用功能、药食用治是各论的重点，并有选择地引用古今代表性的食疗药膳方，方药对照，有助于体会其在实际运用中的食用作用及方法，便于学习、掌握药物的食用功能、配伍应用及使用范围；食用方法除介绍药用食用方法外，对食用中药炮制后功效有变化者，皆说明其相应的食用功能特点；从饮食禁忌、配伍禁忌、妊娠禁忌等方面介绍使用注意。此外，【特点】一项，突出药物食用特点，有助于对药物食用整体作用效果的把握;【本草述要】【特点】作为着重体现药物食用性的参考资料,既体现中医药知识的传承性特点及经典化教学的需求,又反映食用中药的现代研究进展及当代用药水平。

本教材将食用中药学的基础理论与实践应用相结合,并涵盖现代相关学科的先进理论和实践知识,力求详尽完备、方便实用。

本教材由黑龙江中医药大学中药学教研室教师等人集体编写,分工如下:总论篇首由赵文静编写,第一章由历凯编写,第二章、第十章白果至槐实由隋方宇编写,第三章、第七章、第八章由张淼编写,第四章、第五章由曲苗编写,第六章由常惟智、柴剑波编写,第九章、第十一章、附录由单博编写,第十章牛蒡子至紫苏子由关子赫编写,第十二章由旺建伟、孙敏编写,第十三章由国鸽编写。此外,王海燕、吴鑫宇参与了本教材统稿及文稿的校对与完善工作。

本教材的相关理论体系及应用形式还有待不断完善。祈望各院校师生及同仁在使用过程中提出宝贵意见和建议,以便再版时修订提高。在此致谢!

《食用中药学》编委会

2019 年 2 月

目 录

上篇　总　论

我国是世界上天然药物种类最丰富的国家之一。据 1995 年 3 月 25 日通过验收的新中国成立以来规模最大的全国中药资源普查统计，我国目前共有中药材 12807 种，其中药用植物 11146 种、药用动物 1581 种、药用矿物 80 种。

中药是我国传统药物的总称。作为中医预防、治疗、诊断疾病及养生康复与保健的主要工具，中药的认识与使用是以中医药理论为指导，具有独特的理论体系和应用形式。中药充分反映了我国历史、文化、自然资源等方面的特点。中药主要来源于天然药及其加工品，包括植物药、动物药、矿物药及部分化学、生物制品类药物（化学类药物如冰片、升药、轻粉、铅丹等；生物制品类药物如神曲、淡豆豉等）。

食用中药是指中药中具有可食性的一类药物。《说文解字》曰："食，一米也。从皀，亼声。或说：亼皀也。凡食之属皆从食。"段玉裁注："亼，集也，集众米而成食也。皀者，谷之馨香也。"因此，"食"的解释大致就是聚集的米、稻、谷粒，与今天的字义并不相同。甲骨文的"食"字，是一个装满食物的容器的形象。后来，"食"字演化出动名词两种用法：当名词用时，初义表示粮食所做的主食，后来引申泛指一切食物；当动词用时，则有吃的含义。

由于中药的来源以植物药居多，使用普遍，故有"诸药以草为本"之说。五代韩保昇说："药有玉石草木虫兽，而直言本草者，草类药为最多也。"自古相沿把中药称为本草，把记载中药的典籍称为本草学，传统本草学自近代才始称中药学。

中药学是研究中药基本理论和各种中药的来源、采集、炮制、性能、功效及临床应用等知识的一门学科；食用中药学则是在上述研究的基础上，重点研究食用中药基本理论和各种食用中药的来源、采集、炮制、性能、功效及食疗应用等知识的一门学科。

第一章　食用中药学的源流与发展

食用中药的起源可以追溯到原始社会。"凡膳皆药，寓医于食"，我国药食同源源远流长，据资料记载已有三千年以上的历史，药物食用、饮食治疗是整个中华医学的一部分。

一、先秦时期

从历史唯物主义观点来看，一切科学的产生都来自人类的社会实践和物质生产的需要。恩格斯说过："科学的发生和发展从开始起便是由生产所决定的。"食用中药也是如此。我国的饮食治疗，来源极古，有"医食同源"之说。原始人类在寻找食物的过程中，发现了有治疗作用的食物，可作为食，也可作为药。后来通过进一步的实践，一些食物营养价值不大，治疗作用明显的种类被分了出来，成为专门治病的药。因此，药来源于食。《尚书·说命》有"若药弗瞑眩，厥疾弗瘳"的记载，孟子释曰："若药之攻人，人服之不以瞑眩愦乱则其疾以不愈也。"可见初期发现和应用的药，是作用比较强烈的所谓"毒药"。

我国古代曾有"伏羲尝草制砭，以治民疾"和"神农乃教民播种五谷……尝百草之滋味、水泉之甘苦，令民知所避就，当此之时，一日而遇七十毒"的传说。在原始社会，人们在寻觅野果、种子，挖取植物根茎的过程中，发现其可分为充饥之品、能作为药物之物和毒害之味，遂分为食物、药物和毒物。

人类在不断积累药物知识的同时，也逐步加深了对食物在维持人体生命活动和防病治病中的作用的认识。自商周以降，随着农副产品的增多和烹调技术的改进，食疗、食养已开始受到人们的重视。据《吕氏春秋·本味》记载，商初伊尹尝谓："凡味之本，水最为始。五味三材，九沸九变，火为之纪。时疾时徐，灭腥去臊除膻，必以其胜，无失其理。调和之事，必以甘酸苦辛咸，先后多少，其齐甚微，皆有自起。"可见当时对饮食调理、饮食宜忌等已具有一定的理性认识。

到了春秋时期，食疗、食养得到了迅速发展。孔子云："食不厌精，脍不厌细。食饐而餲。鱼馁而肉败不食，色恶不食，臭恶不食，失饪不食，不时不食，割不正不食，不得其酱不食，肉虽多不使胜食气，唯酒无量不及乱，沽酒市脯不食，不撤姜食，不多食。"（《论语·乡党》）此可谓较全面地概括了当时士大夫阶层对饮食讲究的情况，其中不乏科学之谈。此外，《墨子·鲁问》所倡"量腹而食"，《管子·形势》所云"饮食节……则身利而寿命益……饮食不节……则形累而寿命损"，其意皆在说明饮食须适量。

《周礼·天官》更分医为四，设有专门的食医，与疾医（内科医生）、疡医（外科医生）、兽医一起构成周代医政制度的四大分科，并名列榜首，"掌和王之六食、六饮、六膳、百羞、百酱、八珍之齐"，并就四时饮食之宜忌、调味、食用方法及饮食配伍等做了具体说明。食医专事饮食养生保健，作为一种专门的职业，其出现不仅反映了当时饮食保健发展的水平，而且有利于饮食保健经验的积累、整理。且疾医在"聚毒药以供医事"的同时，并以"五味、五谷、五药养其病。"说明此时期食物已渐渐被医生所用，饮食物的用法也多样化了。凡此皆表明食疗和食养早在先秦时期就已有了初步的经验积累。

　　《黄帝内经》所载的"十三方"（其中《素问》载八方，《灵枢》载五方）中，有十方运用了食物、饮料，如"雀卵""鲍鱼汁""秫米""蜜""酒"等。书中还记述了一些现今仍有实用价值的食疗理论，如认为饮食乃维持人体生命和健康所必需，所谓"谷盛气盛，谷虚气虚"（《素问·刺志论》），"人以水谷为本，故人绝水谷则死"（《素问·平人气象论》）。《黄帝内经》还认为各类食物各有其不同的营养价值，因此人的饮食必须多样化，以保证身体对营养的全面需求。如《素问·脏气法时论》明确提出"五谷为养，五果为助，五畜为益，五菜为充，气味合而服之，以补精益气。"《素问·生气通天论》也说："谨和五味，骨正筋柔，气血以流，腠理以密，如是则骨气以精。谨道如法，长有天命。"进一步阐明调和饮食五味，才能有益于维护人体筋骨、血脉、肌肉等的正常功能。《灵枢·师传》甚至认为饮食还须与季节相协调，并指出饮食过热、过寒都可能影响脾胃运化。与此同时，《灵枢·五味》还指出："五味入于口也，各有所走，各有所病。"贪食、饱餐对健康与养生十分有害。至于饮食禁忌，《黄帝内经》主张饮食以清淡为宜，指出五味太过或偏嗜都可引起脏气的偏盛偏衰，从而产生多种病变。如《素问·宣明五气论》曰："五味所禁：辛走气，气病无多食辛；咸走血，血病无多食咸；苦走骨，骨病无多食苦；甘走肉，肉病无多食甘；酸走筋，筋病无多食酸。是谓五禁，无令多食。"《黄帝内经》还强调不多进膏粱厚味，因为"高（膏）粱（粱）之变，足生大丁（疔）"（《素问·生气通天论》），"肥者令人内热，甘者令人中满"（《素问·奇病论》）。此外，《素问·热论》中还告诫说："病热少愈，食肉则复，多食则遗。"在药疗与食疗的配合上，《素问·五常政大论》提出："大毒治病十去其六，常毒治病十去其七，小毒治病十去其八，无毒治病十去其九。谷肉果菜食养尽之，无使过之伤其正也。"主张用药治病必须适可而止。同时要辅以食物调养，以减少药物的毒副反应，不致损伤正气。

　　这一时期，还有大量有关食用本草内容的记载，多散见于各类综合性著作中。如《山海经》记载了124味药物，其中作为内服的都称"食之……"，如"草荔，食之已心痛"，"栎，食之已痔"等。这也是早期药食同源的佐证。

二、秦汉时期

　　秦汉时期，人们对食疗与食养已颇为讲究，通过境内外的交往，西域的番红花、葡萄、大蒜，越南的薏苡仁等物相继传入我国。

　　1.《神农本草经》　简称《本经》，作者不详，成书年代有争议，但不会晚于东汉末年，是我国现存最早的一部本草学专著，其"序例"部分，总结了中药的四气五味、有毒无毒、七情配伍、服药方法、药物对剂型的要求等多方面的内容，初步奠定了中药学理论的基础。各论按药物养命、养性、治病的特点，将365种药物分为上、中、下三品。每药之下，主要记述其性、味、主治与功效等内容。其对药物主治功效的认定，大多朴实有验，至今仍十分常用。作为中药的重要组成部分，该书也收载了许多食疗药物，如大枣、枸杞子、赤小豆、龙眼肉等，对食疗药物的功效、主治、用法、服食法等都有一定的论述，其中，"上药一百二十种为君，主养命以应天"，毒性小或无毒，多属补养一类的药物或食疗药物，既可药用，又可食用。《神农本草经》对促进食疗本草学的发展起到了重要作用。

2.《伤寒杂病论》 由东汉张仲景所撰，由《伤寒论》和《金匮要略》两部分组成，作为中医学发展史上影响最大的经典著作之一，其贡献在于确立了辨证施治的原则，使中医学的基础理论与医疗实践紧密地结合起来，并一直指导着中医学的临证实践，同时在饮食保健中也得到具体运用。《伤寒杂病论》作为一部临证医学著作，用了许多食物或可食性药物，如生姜、大枣、葱白等，还记载了"甘麦大枣汤""当归生姜羊肉汤""猪肤汤"等许多食疗名方。同时该书还非常重视饮食对于治疗的辅助作用，如服桂枝汤后应啜热粥以利发汗；重视食养和食疗的饮食宜忌，特别是对患者的饮食禁忌做了专门阐述，指出饮食物有与五脏病相宜的，也有不相宜的，即所谓"所得""所恶""所不喜"，简要地说明了食、病、身三者的关系。该书所附"禽兽鱼虫禁忌并治"及"果实菜谷禁忌并治"，对饮食禁忌、饮食卫生等的论述亦多合乎科学。

从以上内容可以看出，秦汉时期对食疗、食养的认识已取得了较大进步，不仅内容更加丰富，且论述范围也有所拓展。

三、晋唐时期

晋唐时期，食养、食疗实践和经验的积累更为广泛和丰富，食疗开始逐渐从各门学科中分化出来，出现了专门论述食疗的专卷，在本草学中也出现了系统总结食疗食物的专门著作，反映出对食疗本草的研究已达到相当的水平，并标志着食疗本草专门研究的开始。这一时期的主要著作有《备急千金要方》《食疗本草》等。

1.《本草经集注》 约5世纪末，南朝梁代著名医药学家陶弘景（456—536），完成了《本草经集注》的编著。全书共7卷，载药730种，除了与《神农本草经》相比增加了日常食物如大麦、蟹、猪蹄、昆布外，还创立了按自然来源将食物和药物分为玉、石、草、木、虫、兽、果、菜、米食等类的分类方法。将果、菜、米食完全从草木中独立出来，这对食用本草学的酝酿、形成起到了很大的促进作用。

2.《备急千金要方》《备急千金要方》与《千金翼方》一起简称为《千金方》，为唐代"药王"孙思邈所撰，被后人称为我国最早的一部临证实用百科全书，作者认为"人命至重，有贵千金"，故取"千金"为书名。《备急千金要方》成书于公元652年，共30卷，其中第26卷为"食治方"专篇，是我国最早的"食治"专论。卷首"序论"部分论述了食疗的重要意义和药、食的异同，强调以食治病，对其后食疗保健的发展产生了很大的影响。该篇共汇集食疗食物162种，分"果实、菜蔬、谷米、鸟兽虫鱼"四类，其中果实类30种，蔬菜类63种，谷米类24种，鸟兽虫鱼类45种，并分别阐明其性味和作用，并指出"凡欲治疗，先以食疗，既食疗不愈，后乃用药尔"。《千金翼方》作为《备急千金要方》的补充，乃孙思邈晚年所作。书中创制了诸多药膳名方，提出了很多食养食治原则，如认为"不知食宜者，不足以全生；不明药性者，不能以除病。故食能排邪而安脏腑，药能恬神养性，以资四气……君父有疾，期先命食以疗之；食疗不愈，然后命药"，对食物的作用和食、药的特点有了深刻的认识，强调了用食物进行医疗保健的重要意义。孙思邈对食治的推崇，大大推动了食用药物、药膳的发展。

3.《食疗本草》《食疗本草》为唐代医家孟诜所撰。孟诜少好医药，曾师事孙思邈，长于饮食疗法和养生，晚年致力于研究方药和食疗，广搜民间所传、医家所创，加以己见，集食、药于一书，著《补养方》，后于开元年间由道士而兼通医者张鼎改编增补而成《食疗本草》。该书共3卷，收载条目227条，"皆说食药治病之效"，内容丰富，且大都切合实用，集古代食疗之大成，是我国第一部以"食疗本草"命名的食物本草学著作。书中补充了唐初以前本草学书中所未收录的食疗食物，进一步丰富了本草学的内容，并且记述了南、北方不同的饮食习惯、妊产妇及小儿饮食宜忌等内容。凡可供食用且又兼有医疗效果之物书中均予收录，如鱼类中的鳜鱼、鲈鱼、石首鱼（黄花鱼）等，菜类中的空心菜、菠菜、莴苣、胡荽等，以及米谷类中的绿豆、白豆、荞麦等，都是首次出现于《食疗本草》。书中对于多数食品疗效的论述，至今仍有很高的研究价值。《食疗本草》作为我国和世界上现存最早的一部饮食疗法专著，不仅反映了当时食疗食物研究的水平，还标志着在本草学中食物本草学分支的出现，这对以后食物本草学的发展产生了很大的影响。《食疗本草》原书亡佚，其内容散见于《证类本草》《医心方》及后世的综合性本草著作中。敦煌遗书中发现的该书残本，现存于大英博物馆。

这一时期，与食疗相关的专门著作还有南唐陈仕良所撰的《食性本草》，以及唐代昝殷所撰的《食医心鉴》，后者是一部食疗方剂方面的专著。此外，这一时期也有一些著作载有许多有关食养或食疗的内容，如晋代葛洪的《肘后方》、隋代巢元方的《诸病源候论》、唐代王焘的《外台秘要》等。

四、宋元时期

宋元时期，中医食疗本草得到进一步的发展和完善，并相继出现了一些学术水平较高、影响较大的代表性著作。宋代后期，战乱频仍，人们食不果腹，鲜有食疗营养著作问世。至元代国家暂时安定，朝廷恢复旧制，加之设饮膳太医，这样就给总结饮膳之法和食物的营养价值等创造了一定的条件。这一时期的食疗类本草见于有关书籍著录的不下20种，其中较有价值的仅有元代天历年间忽思慧所撰的《饮膳正要》与吴瑞编撰的《日用本草》，分别从不同的侧面反映了这一时期食疗营养学的发展水平。

1.《饮膳正要》《饮膳正要》的作者忽思慧为元代的饮膳太医，专司"补养调护之术，饮食百味之宜"，由此积累了丰富的饮食保健实践经验，并有条件查阅大量的相关文献，从而撰写了该书。忽思慧从本草角度强调饮膳烹调要"察其性味"，"选无毒、无相反、可久食补益药味、与饮食相宜"者，才能达到延寿无疾之目的，并对饮食营养卫生很有研究。他还继承了前代著名本草著作与名医经验中的食疗学成就，并注意汲取当时民间日常生活中的食疗经验，以及总结自己的经验，在此基础上与官至赵国公的普兰奚合作，于1330年前后撰成《饮膳正要》。全书共3卷，主要内容为食疗食膳、饮食制作、饮食宜忌、食疗食物等。该书对中医饮食保健学的贡献主要是：①注重医、食结合，以食论医，是我国古代第一部真正意义上的实用性较强的饮食保健学专著。②注重食疗食谱的烹饪加工，详述烹调细则，所用汤、羹、粥、饼、包子等，皆为寻常食谱，既美味可口，又能养生疗病。因此，它又是一部有价值的保健食谱。③记述了少数民族的食品，丰富了食药资源。④在饮食禁忌上，强调妊娠食忌、乳母食忌、饮酒避忌等。⑤重视饮食卫生。如"善养性者，先饥而食，食勿令饱；先渴而饮，饮勿令过。食欲数而少，不欲顿而多"等。此外，该书偏于食补，主要以健康人的膳食标准立论，尤其注意饮食卫生，明显具有营养学的意义。全书还附有插图20余幅，图文并茂。因此，《饮膳正要》既是营养学专著，也是保健食疗方书，并反映了元代蒙医学与中医学的交流与结合，价值颇高。由于该书特殊的科学价值，因此在国际上也产生了一定的影响，英国科技史专家李约瑟曾给予该书以较高的评价，称其是"中国在饮食治疗和保健食品领域中一部最重要的经典著作"。

2.《日用本草》《日用本草》由元代海宁医士吴瑞于1329年编撰。吴瑞鉴于"饮食所以养人，不可一日无。然有害人者存，智者察之，众人昧焉。故往往以千金之躯，捐于一箸之顷而不知"（该书重刻时李汛序），于是参考本草与历代名贤所著及道藏、方书、古来饮食避忌诸法等著成此书。其摘取本草中日常所用和切于饮食者540余品，分米、谷、菜、果、禽、兽、虫、鱼等八门，较唐《食疗本草》数量大增。由于作者系外郡医家，远离宫闱，与《饮膳正要》立意不同，该书主要为普通民众所著，堪称一部有实用价值的食疗本草类的专著。

这一时期，有关食疗的大量内容还散见于其他有关文献中，如林洪《山家清供》、郑樵《食鉴》，以及《太平圣惠方》《圣济总录》。

五、明代

明代在食养和食疗实践经验的丰富及野生食物资源的开发等方面，都大大超过了前代。在食物本草方面，有许多专著刊行，如《食物本草》《救荒本草》等。这一时期的食用本草主要有食疗类本草和救荒类本草两大类，这两类本草都以食物为其研究和记述的对象，所不同的是前者主要在于利用食物养生保健及防治疾病，后者主要在于寻求救荒的食物。

1. 食疗类本草 食疗类本草在明代占有重要地位。明代在食疗类本草的饮食营养、烹饪制作及应用等方面均有较大的发展。加之外来食物如玉米、甘薯、落花生、番茄、向日葵的传入和推广种植，野生慈菇、茭笋等的栽培，大大丰富了食用植物的种类，为食疗创造了极为有利的条件。这一时期食疗类本草中称为"食物本草"的书有数种，内容较佳者当推明初卢和撰《食物本草》，后编入薛己《本草约言》的卷三、卷四。书中收载日常食物385种，丝瓜、落花生为首次记载，每一物品注出性味、功能，还引用前人部分资料，其中收述丹溪之言尤多，并偶记物品形态、产地，文字简练，录方甚少。书中每类食物均有小结，如谷类主张多种有营养的黄谷，谓蔬菜可疏通肠胃，有益于人。该书更近于营养学范畴，书成之后托名重刊者甚多，流传较广。

吴禄《食品集》载食物342种，实际上是薛己《食物本草》的改编本。宁源《食鉴本草》收载食物药252种，分为兽部、禽部、虫部、果品米谷、瓜菜，简述效用，并附前人论说及方剂，纲目分明。吴文炳《药性全备食物本草》收载食物459种，采自诸家本草。穆世锡《食物辑要》以记载简明为特点。赵南星《上医本草》载食物230余种，资料取自《本草纲目》。

署名"元·李杲编辑，明·李时珍参订"（明末姚可成辑）的《食物本草》约成书于明末，是我国现存内容最为丰富的食疗专著。全书凡58类，2000余条，实际收载药、食两用物品1689条，分类细致、解说较详，且对全国各地著名泉水654处进行了较详细的调查介绍。此书大部分资料摘自《本草纲目》，故其作者至今难以考订。

2. 救荒类本草　救荒类本草在宋元时已经出现，至明代更趋兴盛。由于我国长期处于封建统治和自然经济条件之下，天灾人祸时有发生。14世纪下半叶起，寻找食用植物以济民利物的工作得到积极开展，并代有著述。其中影响深远、对丰富我国的食用植物做出很大贡献的，首推周定王朱橚的《救荒本草》。书中记载414种可供食用的植物，记述其名称、产地、形态、性味良毒、食用部位及加工烹调方法，内容精炼而充实，都是实际观察的记录，并附有植物的枝干、花、叶、果实等药图，以便于辨认。书中有276种植物为以往本草所未收载。《救荒本草》既是我国15世纪初一部药、食两用的植物学著作，也是一部精美的植物图谱，在农学、药学及植物学上均有较大的价值，为救荒食物类本草中最为杰出的代表之作。

明代鲍山《野菜博录》收载野菜435种，其中有43种是新增的，亦有附图，所记性味、应用多从实际体验中来。明代王磐《野菜谱》集野菜60种。明末姚可成又据此补充60种，撰成《救荒野谱补遗》，两书均附有图、注。周履靖《茹草编》是一部可供食用的野生植物专著，收载浙江的野生植物102种，附图精美。此外，浙江屠本畯又为《茹草编》增写一篇《野菜笺》，补充22种。其后湖北顾景星撰有《野菜赞》，收载作者认为最好的救荒类植物。以上著作虽然主要是讨论可供食用的野生植物，未涉及这些植物的食疗内容，但却收载了一般食物本草著作中所未收载的野菜，这对于扩大食物资源、促进食疗本草学的发展起到一定的作用。

此外，这一时期除食用本草外，李时珍《本草纲目》中也记载有大量的食疗食物。综合性医书徐春甫《古今医统》也记录多种饮食物，如茶、汤、酒、醋、酱油、蔬菜、肉类、鲜果、酪酥、蜜煎诸果等。多种养生类书中也有食疗专篇，有的可独立成书。如周臣《厚生训纂》的《饮食》篇，辑有关饮食宜忌的内容184条。高濂《遵生八笺》之四《饮馔服食笺》，记载64种蔬菜和另外100种食物，其中汤类多至32种，粥类38种，记载极为详细。韩奕《易牙遗意》重在膳食制和，而食药类等篇多与食疗有关。

六、清代

清代研究本草之风盛行。一方面，本草学研究达到了前所未有的全备和完善程度；另一方面，清代本草多重实用。在食物类纂方面，丁其誉将"有关于日用饮食者，悉为考订"，辅以缪希雍等人之言，而为《类物》。沈李龙撰写《食物本草会纂》，全书共12卷，且有附图，其自序中说："一切知病由口入，故于日用饮食间，殊切戒严。"其内容主要采自《本草纲目》，部分袭取《山公医旨·食物类》。

《随息居饮食谱》为清代王士雄所撰，全书共一卷，收录食疗食物330种，分为水饮、谷食、调和、蔬菜、果实、毛羽、鳞介等七大类，对每种食疗食物的性能、应用及食疗配方均有较详细的说明，强调了食养、调节饮食对生命的重要性。此外，书中对烹调加工也有论述，是一部实用性较强的食疗著作。

《调疾饮食辩》，又名《饮食辩录》，简称《饮食辩》，为清代章穆所撰。全书共六卷，分总类（包括水、火、油、茶、代茶诸品、部分香料等）、谷类（包括饭、粥、酒、米面食品、豆及豆制品等）、菜类（包括各种食用菌）、果类（包括食用花类）、鸟兽类及鱼虫类等，收载食疗食物六百余种，既列食物用途，更重理论评述。卷末"诸方针线"为索引专篇。作者在引用众多文献特别是李时珍《本草纲目》的基础上，结合自己丰富的临证经验加以评述，"眉目中所录诸方，皆极平稳，且极应验"。书中全面系统地介绍了各种食疗食物的名物古训、产地、性味、功用和宜忌，尤其是考订评述部分不乏真知灼见，多有独到之处。是一部价值较高的食物本草学著作。

这一时期有关食疗本草的著作还有尤乘《食鉴本草》《病后调理服食法》，以及宋本中《饮食须知》、石成金《食鉴本草》、何克谏《食物本草备考》、田绵淮《本草省常》、吴汝纪《每日食物却病考》。膳食而兼及食疗者，还有朱彝尊《食宪鸿秘》、李仕楠《醒园录》、袁枚《随园食单》等。

七、民国时期

民国时期食疗本草有较大的发展，大多内容丰富，简便实用。

秦伯未《饮食指南》（1930），收载可供食用的物品240种，分饮料、食料、杂食三大部分，所载物品分性味、功能、主治、禁忌等项记载，条理清楚，内容简明。

杨志一、沈仲圭合编《食物疗病常识》（1937）。全书分上下两篇：上篇为食物营养学，又分植物性食物、动物性食物两章；下篇为食物疗病学，又分食物疗病之实施、食物疗病之验方两章。各章均载短文数十篇。其中除杨、沈两家之外，还有叶橘泉、丁福保、时逸人、曹炳章等数十人之作，故该书实际上是当时众多医药、食疗专家的经验荟萃，是较实用的食疗著作。

陆观豹《食用本草学》（1943）共收222种食物，大多经作者食用、试验或研究过。该书分植物性食品五大类159种，动物性食品两大类63种，每一食物分正名、形性、成分、应用、禁忌五项，阐明其种属、形态、产地、气味、功能及营养价值等，在饮食调治方面有所发展。

此外，朱轼《救荒辑要初编》、张拯滋《食物治病新书》、上官语尘《食物常识》、朱仁康《家庭食物疗病法》、丁福保译《食物疗病法》、杨志一《食物疗病常识》、程国树《疾病饮食指南》等均属食疗本草的范围。

八、当代

中华人民共和国成立后，特别是党的十一届三中全会以后，现代科学技术的进步使食疗事业得到蓬勃地发展。如今，可以用精确的科学方法计算各种食物的热量和营养成分，根据不同疾病选用不同饮食，更可使食疗发挥应有的作用。

近年来，有关食疗内容的著作纷纷出版，如《中医食养疗法》《常见疾病民间饮食疗法》《食物中药与便方》《饮食治疗指南》等，但系统全面地总结我国传统食疗理论和经验的完整著作尚缺乏。

第二章 食用中药的修治 ▷▷▷

中药的修治，是药物在应用前或制成各种剂型以前必要的加工处理过程，包括对原药材进行一般修治整理和部分药材的特殊处理。由于中药材大都是生药，在制备各种剂型之前，一般应进行一定的加工处理，才能使之既充分发挥疗效又避免或减轻不良反应，在最大程度上符合临床用药的目的。有些药材的修治还要加用适宜的辅料，并且注意操作技术和讲究火候。正如陈嘉谟《本草蒙筌》曰："不及则功效难求，太过则性味反失。"

修治，古时又称为"炮炙""修事"等（如《修事指南》《炮炙论》《炮炙大法》等）。"炮，毛炙肉也""炙，炮肉也，从肉在火上"，源于古代的熟食加工，但炮炙只意味着用火的加工处理，不能概括除火制以外的多种加工方法，因此以后又有修治、修事等名称。为了更确切地反映整个中药的加工技术，现已多称为"中药炮制"。

修治是历代医药学家在长期用药实践中的经验积累和总结，对保证用药安全、提高疗效起着重大作用，是中药在应用过程中不可缺少的重要环节。修治是否得当直接关系到药效，而少数毒性和烈性药物的合理修治更是确保用药安全的重要措施。药物修治法的应用与发展已有悠久的历史，方法多样，内容丰富。

食用中药的修治，是指对食用中药的加工准备，需要采用一些较为特殊的制备工艺。具体地说，其结合了中药的修治工艺和食物的准备过程，但与中药加工略有不同。

食用中药炮制是随着药物的发现和应用而产生，可追溯至原始社会。随着火的发现、利用和医药知识的积累，一些制备熟食的知识也逐渐应用于药物处理上。

第一节 修治目的

食用中药在制作及烹调前，必须对所用原料进行加工炮制，使其符合食用、防病治病及烹调、制作的需要。

一、增强药物功能，提高食疗作用

在食用中药的修治过程中，常常加入一些辅料。主要用于增强药物的作用，提高临床疗效。如蜜炙百部、紫菀，能增强润肺止咳作用；酒炒川芎、当归，能增强温经活血作用；醋炒延胡索、香附，能增强止痛作用；姜汁炙黄连、竹茹等，可加强止呕作用；牛胆汁制南星，能增强息风止痉作用。不加辅料炮制也能增强或改进药物的作用，如槐花炒制，能增强止血作用。

二、降低或消除药物的副作用及不良反应，保证食用安全

为防止副作用及不良反应的影响，必须对这类食用中药进行炮制加工以消除或减轻副作用及不良反应。如半夏生用能使人呕吐、咽喉肿痛，炮制后可消除其副作用及不良反应；柏子仁去油制霜法，使润肠通便作用减弱；厚朴生用较为峻烈，其味辛辣，对咽喉有刺激性，用姜炙可消除对咽喉的刺激性，并能增强宽中和胃作用。

三、改变药物的性能或功效，以适应食疗需要

药物的某些性味功效，经过炮制处理，则能在一定程度上改变药物的性能和功效，以适应不同的病情和体质的需要。如生地黄甘苦寒，长于清热凉血，经入黄酒制熟后，其性微温而以补血见长；吴茱萸辛热燥烈，宜于里寒之证，若以黄连水拌炒，或甘草水浸泡，去其温烈之性，对肝火犯胃之呕吐腹痛亦常用之；生姜煨熟，则能减缓其发散力，而增强温中之效，尤宜于中寒腹痛之证。此外，炮制还可制约一些药物的某些不利于病情的性能，如麻黄蜜制，其发汗解表之力受到制约，而止咳平喘之力增强，宜于喘咳之证。

四、改变药物性状，便于贮存和制剂

一般的中药材在采集以后，均可直接使用鲜品。诸如地黄、芦根、石斛等许多鲜品药材的疗效，较之干品更佳。然而，由于产地、季节等因素的限制，多种药材无法直接使用鲜品，皆需干燥处理，才可贮存、运输。多数药材可以日光曝晒，或人工烘烤进行干燥。但有少数动物药及富含汁液的植物药，需经特殊处理。如肉苁蓉之肉质茎富含汁液，春季采者所含水分较少，可半埋于沙中晒干，而秋季采者，茎中水分较多，需加工为盐苁蓉，方可避免腐烂变质；种子类药物，多采用焯法，破坏其活性酶，为防止其发芽变性。

五、矫味矫臭，增强药物食用性

某些药物有特殊的不良气味，为人所厌，如紫河车之血腥、蕲蛇之腥臭，必须经过炮制以消除，才可增强食用性。

六、选取效能部分，发挥更好的疗效

很多食用中药的不同部分具有不同作用，如莲子补脾止泻、莲心清心之热邪、莲房止血等。选取与药物功效相宜的部分，减少其他药物部分功效的影响，以更好地发挥中药的食用性。

七、除去杂质和异物，保证食用中药的卫生纯净

未经修治处理的原料多带有一定的泥水杂质、叶梗等非食用部分，制作前必须经过严格地分离、清洗，以达到洁净的要求。

第二节 修治方法

中药的修治方法是历代逐渐发展和充实起来的，其内容丰富、方法多样。现代的修治方法在古代修治经验的基础上有了很大的发展和改进，根据目前的实际应用情况，可分为以下五大类型：

一、修治

修治是指对药物进行纯净、粉碎、切制等初步处理的方法。修治的目的主要是使药材整洁、纯净，便于加工、贮存和入药。

1. 纯净处理 采用挑、拣、簸、筛、刮、刷等方法，去掉灰屑、杂质及非药用部分，使药物清洁纯净。如去除合欢花中的枝、叶，刷除枇杷叶背面的绒毛，刮去厚朴、肉桂的粗皮等。

2. 粉碎处理 采用捣、碾、镑、锉等方法，使药物粉碎，以符合制剂和其他炮制法的要求。如牡蛎、龙骨捣碎便于煎煮；川贝母捣粉便于吞服；水牛角、羚羊角镑成薄片，或锉成粉末等。

3. 切制处理 采用切、铡的方法，把药物切制成一定的规格，便于进行其他炮制，也利于干燥、贮藏和调剂时称量。根据药材的性质和医疗需要，切片有很多规格，如天麻、槟榔宜切薄片，泽泻、白术宜切厚片，黄芪、鸡血藤宜切斜片，桑白皮、枇杷叶宜切丝，白茅根、麻黄宜铡成段，茯苓、葛根宜切成块等。

二、水制

水制是指用水或其他液体辅料处理药物的方法。水制的目的主要是清洁药材、软化药材以便于切制和调整药性。常用的有洗、淋、泡、漂、浸、润、水飞等。主要内容如下：

1. 洗 将药材放入清水中，快速洗涤，除去上浮杂物及下沉脏物，及时捞出晒干备用。除少数易溶，或不易干燥的花、叶、果及肉类药材外，大多需要淘洗。

2. 淋 将不宜浸泡的药材，用少量清水浇洒喷淋，使其清洁和软化。

3. 泡 将质地坚硬的药材，在保证其药效的原则下，放入水中浸泡一段时间使其变软。

4. 润 不宜水泡的药材需要液体浸润，用淋润、洗润、泡润、晾润、浸润、盖润、伏润、露润、包润、复润、双润等多种方法，使清水或其他液体辅料徐徐入内，使其软化而又不至于丢失有效成分。如奶汁润茯苓、人参，米泔水润苍术，以降低药物燥性。

5. 漂 将药物置宽水或长流水中浸渍一段时间并反复换水，以去掉腥味、盐分及毒性成分。如将昆布、海藻漂去盐分，肉苁蓉漂去腥味等。

6. 水飞 系借药物在水中的沉降性质分取药材极细粉末的方法。将不溶于水的药材粉碎后置乳钵或碾槽内加水共研，大量生产则用球磨机研磨，再加入多量的水搅拌，较粗的粉粒即下沉，细粉混悬于水中，倾出，粗粒再飞再研，倾出的混悬液沉淀后分出，干燥即成极细粉末。此法所制粉末既细，又减少了研磨中粉末的飞扬损失。常用于矿物类、贝甲类药物的制粉。

三、火制

火制是指用火加热处理药物的方法。本法是使用最为广泛的炮制方法，常用的火制法有炒、炙、煅、煨、烘焙等，其主要内容如下：

1. 炒 是将药材置于炒锅中直接加热拌炒，有炒黄、炒焦、炒炭等程度不同的清炒法。用文火炒至药物表面微黄称炒黄；用武火炒至药材表面焦黄或焦褐色，内部颜色加深，并有焦香气者称炒焦；用武火炒至药材表面焦黑，部分炭化，内部焦黄，但仍保留有药材固有气味（即存性）者称炒炭。炒黄、炒焦使药物易于粉碎加工，并缓和药性。种子类药物炒后则煎煮时有效成分易于溶出。炒炭能缓和药物的烈性、副作用，或增强其收敛止血的功效。

除清炒法外，还可拌固体辅料如土、麸、米炒，可减少药物的刺激性，增强疗效。如土炒白术、麸炒枳壳等。与砂或滑石、蛤粉同炒的方法习称烫，药物受热均匀酥脆，易于煎出有效成分或便于服用，如蛤粉炒阿胶等。

（1）麸炒法 先将麦麸在锅内翻炒至微微冒烟，再加入药物，炒至表面微黄或较原色深为度，筛去麸冷却保存。此法可健脾益胃，减去原料中的油脂，如炒川芎、枳壳等。

（2）米炒法 将大米或糯米与药材在锅内同炒，使均匀受热，以米炒至黄色为度。主要为增强健脾和胃功效，如米炒党参。

（3）盐炒或砂炒法 先将油制过的盐或砂在锅内炒热，加入药材，炒至表面酥脆为度，筛去盐、砂即成。本法能使骨质、甲壳等质地坚硬的药材去腥、松酥。

2. 炙 是将药材与液体辅料拌炒，使辅料逐渐渗入药材内部的炮制方法。通常使用的液体辅料有蜜、酒、醋、姜汁、盐水、童便等。如蜜炙黄芪、蜜炙甘草、酒炙川芎、醋炙香附、盐水炙杜仲等。炙可以改变药性，增强疗效或减少副作用。

3. 煅 将药材用猛火直接或间接煅烧，使质地松脆，易于粉碎，充分发挥疗效。其中直接放炉火上或容器内而不密闭加热者，称为明煅，此法多用于矿物药或动物甲壳类药，如煅牡蛎、煅石膏等。将药材置于密闭容器内加热煅烧者，称为密闭煅或焖煅，本法适用于质地轻松，可炭化的药材，如煅血余炭，煅棕榈炭。

4. 煨 将药材包裹于湿面粉、湿纸中，放入热火灰中加热，或用草纸与饮片隔层分放加热的方法，称为煨法。其中以面糊包裹者，称为面裹煨；以湿草纸包裹者，称纸裹煨，以草纸分层隔开者，称隔纸煨；将药材直接埋入火灰中，使其高热发泡者，称为直接煨。

5. 烘焙 将药材用微火加热，使之干燥的方法叫烘焙。

四、水火共制

常见的水火共制包括蒸、煮、燀、淬等。

1. 煮　是用清水或液体辅料与药物共同加热的方法，如醋煮芫花、酒煮黄芩。

2. 蒸　是利用水蒸气或隔水加热药物的方法。不加辅料者，称为清蒸；加辅料者，称为辅料蒸。加热的时间，视炮制的目的而定。如改变药物性味功效者，宜久蒸或反复蒸晒，如蒸制熟地黄、何首乌；为使药材软化，便于切制者，以变软透心为度，如蒸茯苓、厚朴等；为便于干燥或杀死虫卵，以利于保存者，蒸至"园气"即可，如蒸银杏、女贞子、桑螵蛸。

3. 燀　是将药物快速放入沸水中短暂潦过，立即取出的方法。常用于种子类药物的去皮和肉质多汁药物的干燥处理，如燀杏仁、桃仁以去皮；燀马齿苋、天冬以便于晒干贮存。

4. 淬　是将药物煅烧红后，迅速投入冷水或液体辅料中，使其酥脆的方法。淬后不仅易于粉碎，且辅料被其吸收，可发挥预期疗效。如醋淬自然铜、鳖甲，黄连煮汁淬炉甘石等。

五、其他制法

除上述四类以外的一些特殊制法，均概括于此类。常用的有制霜、发酵、发芽等。

1. 制霜　种子类药材压榨去油或矿物药材重结晶后的制品，称为霜。其相应的炮制方法称为制霜。前者如巴豆霜，后者如西瓜霜。

2. 发酵　将药材与辅料拌和，置一定的湿度和温度下，利用霉菌使其发泡、生霉，并改变原药的药性，以生产新药的方法，称为发酵法。如神曲、淡豆豉。

3. 发芽　将具有发芽能力的种子药材用水浸泡后，经常保持一定的湿度和温度，使其萌发幼芽，称为发芽。如谷芽、麦芽、大豆黄卷等。

第三章 食用中药的药性理论 ▷▷▷▷

食用中药的药性，即食物的性能，是指食物具有的性质和功能，古代又称为食性、食气、食味等，是认识和使用食用中药的重要依据。各种食用中药由于所含的成分及其含量多少的不同，对人体的作用也就不同，从而表现出各自的性能。食用中药的药性理论是前人在漫长的医疗保健实践中，对各种食用中药的作用，用中医学理论加以总结，并通过反复实践，不断充实和发展，逐渐形成的系统的、独特的理论体系。受"药食同用"思想观念的影响，食用中药作为中药的重要组成部分，其性能理论在许多方面与中药性能理论相一致。

疾病的发生与发展是因致病因素作用于人体，致机体阴阳失调、邪正消长或脏腑功能失常等，而中药防治疾病的基本原理是扶正祛邪，清除病因，恢复脏腑功能的协调，纠正阴阳偏盛偏衰，以恢复阴平阳秘的正常状态。中药的性能又称药性，是指与中药治疗作用有关的性质和功能，由其内在的各种特性所决定，是中药作用的基本性质和特征的高度概括。中药的性能是中药基本理论的核心部分，是以中医的阴阳、脏腑、经络、治疗法则等理论为基础，从医疗实践中予以归纳总结出来的，是分析药物及临床用药的基本依据。中药的性能主要有四气、五味、升降浮沉、归经及毒性。

第一节 四 气

一、四气的含义

四气亦称四性，即寒、热、温、凉四种药性，主要反映药物在影响人体阴阳盛衰、寒热变化方面的作用倾向（性质和特征），是药物作用性质的重要概念之一。

四气可分为两大类：寒凉属阴，凉次于寒；温热属阳，温次于热。由于寒热在程度上还有区别，故又有大热、微温、大寒、微寒之分。此外，部分药物对机体寒热变化无明显影响，可认为其药性为平性，但实际上也有偏温偏凉的不同，称其性平是相对而言，仍未超出四性的范围，故从本质而言，四性仍为寒热二性。

二、四气的确定

药性的寒热温凉是由药物作用于人体所产生的不同反应，以及所获得的不同疗效而总结出来的，是与所治疾病的寒热性质相对而言。凡能够减轻或消除热证的药物，一般属于寒性或凉性；反之，能够减轻或消除寒证的药物，一般属于热性或温性。

三、四气的临床意义

"热者寒之，温者清之"，一般来讲，具有清热、解毒、泻火、凉血等作用的药物，其性多为寒凉；具有温里散寒、发散风寒等作用的药物，针对温热性病证或体质而言，这一类药物的主要作用是清热。由于阴虚、火邪、毒邪在很多情况下都由热邪所致，因而这一类食用中药中部分药物又兼有滋阴、泻火、解毒作用，如生地黄、菊花、麦冬等。

《神农本草经》谓："疗寒以热药，疗热以寒药。"指出应根据病证的寒热选择药物的指导临床用药原则，即阳热证用寒凉药，阴寒证用温热药。

第二节　五　味

一、五味的含义

五味指药物具有的辛、甘、酸、苦、咸五种基本药味，以及附属于酸、甘的涩味和淡味。五味是对药物作用规律的一种高度概括，是中药的重要性能之一。

五味除了酸、苦、甘、辛、咸五种，还有淡味和涩味，由于淡为甘之余味，涩为酸之变味，且为五味以合五行配属关系，故仍称五味。在性能理论中，辛、甘、淡属阳，酸、苦、咸、涩属阴。

食用中药药性理论中味的概念和药物滋味的概念不同。最初，五味的本义是指上述五种口尝或鼻嗅而直接感知的真实滋味或气味，属于药材性状的范畴。而作为中药性能理论中的五味，已由最初的口感之味逐步发展成为一种对食用中药的作用进行概括的抽象概念，即性能之味，以味来代表食用中药的某种性质和作用。据此，食用中药的味不同，作用也就不同；反之，味相同的食物其作用也相近似或有共同之处。五味是食用中药作用于人体所发生的反应，并经反复验证后归纳出来的。药性中的五味理论，主要是用以反映中药的作用特点，不同的味可以表示不同的功效。

二、五味与药物作用的关系

《素问·脏气法时论》归纳了五味的基本作用，即"辛散，酸收，甘缓，苦坚，咸软"。现将五味所代表药物的作用即主治病证分别归纳如下：

1. 辛　能散、能行，具有发散、行气、行血的作用。一般用治表证及气滞、血瘀证。如麻黄发汗解表、木香行气、红花活血通经。此外，气味芳香的药物一般也标有辛味。芳香药物除具有辛散作用外，多兼具芳香辟秽、芳香化湿、芳香开窍等作用。

2. 甘　能补、能缓、能和，具有补益、缓急止痛、缓和药性、和中、调和药性等作用；此外，部分甘味药物尚具解药食中毒作用。一般用治气血虚证、拘挛疼痛、脾胃不和、药物食物中毒等。如人参大补元气、熟地黄滋补精血、饴糖缓急止痛、甘草调和诸药等。

3. 酸 能收、能涩，具有收敛、固涩的作用。多用于滑脱不禁之体虚多汗、久泻久痢、肺虚久咳、遗精滑精、尿频遗尿等证。如山茱萸涩精敛汗、五倍子涩肠止泻。然部分酸味药尚能生津止渴，或与甘味相合而化阴，用于津伤口渴等，如乌梅生津止渴。

4. 苦 能泄、能燥。泄的含义主要有三：一是通泄，通腑泻下，用于便秘，如大黄泻下通便；二是降泄，降泄肺胃逆气以止咳平喘、止呕呃，用于肺胃气逆之咳喘、呕呃，如杏仁降泄肺气、旋覆花降逆止呕；三是清泄，清泄实火，用于实火上炎之证，如栀子清热泻火。燥即燥湿，用于湿证，其中又有苦寒燥湿和苦温燥湿的不同。此外，"苦能坚"，泻火存阴，用于阴虚火旺证，如黄柏、知母降相火。

5. 咸 能软、能下，具有软坚散结和泻下的作用。多用于瘰疬、瘿瘤、痰核、癥瘕及便秘等病证。如海藻消散瘰疬、鳖甲软坚消癥、芒硝泻下通便等。

6. 淡 能渗、能利，具有渗湿利水作用。多用于治疗水肿、小便不利等证。如茯苓、薏苡仁利水渗湿等。

7. 涩 与酸味药的作用相似，但不具有生津止渴的作用。

三、五味理论的临床意义

五味的作用只是反映中药性能中的一个方面，或某类药、个别药的作用特征。针对具体药物，应当综合药物的其他性能特点，全面、准确地掌握药物的功效，以指导临床用药。性和味分别从不同角度说明药物的作用性质和特点，前者主要概括药物影响人体寒热变化的作用性质，后者则提示药物多方面的基本作用。性同而味不同的药，其作用往往互不相同；味同而性不同的药，则其作用迥异。所以，只有性味合参才能较全面地认识各药作用的性质和特征。又由于性和味都是只反映药物共性的性能，较为抽象，还必须进一步结合其具体功效，才能全面、准确地掌握各药物的个性特点。

第三节　升降浮沉

一、升降浮沉的含义

升降浮沉反映药物对机体有向上、向下、向外、向内四种不同的作用趋向，是与疾病所表现的趋向性相对而言。升是上升，降是下降，浮指发散，沉指收敛固藏，表明药物作用的定向性，是中药的重要性能之一。其中升浮属阳，沉降属阴。

二、升降浮沉的确定

人体的各种病证往往因气机升降出入障碍而表现出不同的病势趋向，如呕吐、喘咳之向上，泄利、脱肛之向下，自汗、盗汗之向外，表证不解之向内。针对病证的病势趋向，改善或消除这些病势趋向的药物分别具有向下、向上、向内、向外的作用趋向。

升与降、浮与沉是两对作用趋向相反的药物，而升与浮、沉与降作用相似，故升浮与沉降常并称。按阴阳属性区分，升浮属阳，沉降属阴。升浮主上行而趋外，具有升阳、发表、祛风、散寒、开窍等作用的药物，多为升浮之性；沉降主下行而内敛，具有清热、降逆、泻下、利尿、安神、潜阳、收敛固涩等作用的药物，多为沉降之性。

掌握药物的升降浮沉，可以利用其作用趋向，纠正机体功能失调，使之恢复正常，或因势利导，有助于祛邪外出。一般来说，病变在上、在表者，宜用升浮而不宜用沉降，如表证治当解表；病变在下、在里者，宜用沉降而不宜用升浮，如里实便秘治当泻下。病势上逆者，宜降不宜升，如呕吐治当降逆止呕；病势下陷者，宜升不宜降，如久泻及内脏下垂治宜升阳举陷等。

三、影响升降浮沉的因素

药物的升降浮沉作用与药物的气味、质地有一定的关系。一般来说，味辛、甘，性温热的药物大多升浮，而味苦、酸、咸，性寒凉的药物大多沉降。花、叶、枝等质轻的药物大多升浮，种子、果实、矿物、贝壳等质重的药物大多沉降。除上述一般规律外，某些药也具有特殊的升浮沉降之性，如不少花类药就具有沉降之性，质重者亦不乏升浮之品。

食用中药的升降浮沉之性是其本身固有的，但亦受炮制加工、烹调和配伍的影响。药物的炮制可以影响转变其升降浮沉的性能，如酒炒则升，姜汁炒则散，醋炒收敛，盐炒下行。食用中药的升降浮沉通过配伍也可发生转化，一般来讲，升浮药在大队沉降药中能随之下降；反之，沉降药在大队升浮药中能随之上升。由此可见，在一定条件下，食用中药的升降浮沉可以发生变化，并不是一成不变的，这在食疗或食养时都应加以注意和利用。

第四节　归　经

一、归经的含义

经，指脏腑及经络。归经，是指药物对于机体某部分的选择性作用，即药物对于机体某些脏腑经络的病变起着主要或特殊的治疗作用，药物的归经不同，其治疗作用也不相同。同为寒性药物，都具有清热作用，但黄芩偏于清肺热，黄连偏于清心热，栀子偏于泻三焦之火。同为补益药物，又有偏于补脾、补肾、补肺的区别。

二、归经的确定

中药归经理论的形成是以脏腑经络学说为基础，以药物所治疗的具体病证为依据。归经理论确立甚早，在《黄帝内经》中就有记载，如"酸入肝""苦入心""甘入脾"等，指出凡酸味的药物入肝经，苦味药物入心经，甘味药物入脾经等。这是归经理论形成的基础之一——五味五行学说，以五行理论为依据，按五行五脏五味的关联，确定药物的归经。除五行五脏五味相关外，还存在五色、五臭入五脏的理论系统。五色系统即白色药物入肺经，青色药物入肝经，黑色药物入肾经等，如黑芝麻、黑豆入肾经，具有补肾作用；五臭系统则是焦味入心经，腥味入肺经，香味入脾经等，如鱼腥草味腥，入肺经。然而，五味、五色、五臭入五脏的归经是通过五行理论推衍而出的，归经理论的形成主要还是在长期的临床实践中，根据疗效概括和确立的。由于发病所在脏腑及经络循行部位不同，临床上所表现的症状也各不相同。如朱砂、远志用于心悸、失眠等心经病证有效，说明其归心经；桔梗、苏子能治愈喘咳、胸闷等肺经病变，说明其归肺经。由此可见，归经理论是通过脏腑辨证用药，从临床疗效观察中总结出来的用药理论。

三、归经的临床意义

归经理论对指导临床随证选药，提高药物治疗的针对性和增强疗效具有一定的意义。功能相似的药物由于归经的不同，分别具有不同的治疗作用，如寒性药物虽均具有清热作用，但有偏于清心、清肺、清肝等的区分。此外，以药物归经为线索，还可探索药物的潜在功能，扩大其应用范围。

归经与四气、五味、升降浮沉从不同角度说明药性，共同组成药性理论。四气五味体现药物具有不同的寒热属性和治疗作用，升降浮沉说明药物的作用趋向，二者都缺乏明确的定位概念；而归经理论将药物的治疗作用与病变所在的脏腑经络部位有机地联系起来，突出了药物作用的特点，以准确地指导临床用药。

由于脏腑经络在生理上相互联系，在病理上相互影响，所以在临床用药时要考虑到某一脏腑的病变可影响到其他脏腑经络，不能单纯用治某一脏腑经络病变的药物。如肺病而见脾虚者，每兼用补脾的药物，使肺有所养而逐渐向愈，此即培土生金法。若拘泥于见肺治肺、见肝治肝，单纯分经用药，其效果必受影响。因此徐灵胎《医学源流论》指出："执经络而用药，其失也泥，反能致害。"

第五节 毒 性

毒性，现多指药物对机体的损害性。本草著述中常在每一味药物的性味之下标明"有毒"或"无毒"。有毒、无毒亦是药物性能的重要标志之一。

一、毒性的含义

历来对中药毒性的认识存在着两种观点。一种观点认为，药物用以治疗疾病的偏性即是毒性，在一定程度上是指药物的作用。凡作用较强的药物统称为"毒"。如《素问·脏气法时论》曰："毒药攻邪，五谷为养，五谷为助。"凡药均具有某种偏性，因此毒性具有普遍性，凡药均有毒。正如《周礼·天宫冢宰下》谓："医师掌医之政令，聚毒药以共医事。"张景岳《类经》指出："药以治病，因毒为能，所谓毒者，以气味之有偏也。盖气味之正者，谷食之属是也，所以养人之正气；气味之偏者，药饵之属是也，所以去人之邪气，其为故也，正以人之为病，病在阴阳偏胜耳……凡可辟邪安正者，均可称为毒药，故曰毒药攻邪也。"基于此认识，在古代医药文献中常将药物称为"毒药"。另一观点认为，毒性专指药物对人体的毒害性。所谓毒性，一般是指药物对机体所产生的不良影响及损害性；所谓毒药，一般是指对机体发生化学或物理作用，能损害机体，引起功能障碍、疾病甚至死亡的药物。在《神农本草经》中，中药毒性的概念已比较明确，对药物已区分有毒无毒，这里的"毒"已是"损害"的含义了。以上两种观点，前一种是对毒性的广义认识，后一种是对毒性的狭义认识。现今已普遍将毒性的含义定为后一种认识。

由于一些药物具有毒性作用，在运用时必须认识其毒性大小、毒性产生的原因及排毒解毒的方法。"毒性"具有双重性，一方面对人体可能产生损伤，这应予尽量避免；另一方面，则是借助这种"毒性"治疗疾病，运用得当，常可收到很好的疗效。如蜂毒虽可造成损伤，但对关节、肌肉疼痛效果却很好。因此对具有毒性的原料，应用时应掌握几条基本原则：①充分认识与掌握食用中药的毒性毒理，不能乱用；②熟悉导致毒性作用产生的量，如白果量小时可定喘止带，过量则可能引起中毒；③掌握减毒方法，如半夏用生姜制，附子通过久炖久煮，均可减轻其毒性作用。

一般来说，食用中药主要用作药膳的原料，因此所用药物尽量避免毒性较强的药物，以避免用膳者的畏怯心理，增强其对食用中药及药膳的信任，通过较长时间的服食而达到调理的目的。

二、影响毒性的因素

1. 剂量过大 如砒霜、胆矾、斑蝥、蟾酥、马钱子、附子、乌头等毒性较大的药物，用量过大，或时间过长，可导致中毒。

2. 误服伪品 如误以华山参、商陆代人参使用。

3. 炮制不当 如使用未经炮制的生附子、生乌头。

4. 制剂服法不当 如乌头、附子中毒，多因煎煮时间太短，或服后受寒、进食生冷。

5. 配伍不当 如甘遂与甘草同用而致中毒。

此外，还有药材品种、药材质量、药不对证、自行服药、给药途径、服药时间及个体差异也是引起中毒的原因。

三、正确对待中药的毒性

目前中药品种已多达12800多种，而见中毒报告的才100余种，其中许多的毒药还是临床很少使用的剧毒药。要正确对待本草文献的记载。历代本草对药物毒性多有记载，这是前人的经验总结，值得借鉴，但由于受历史条件的限制，也出现了不少缺漏和错误的地方，如《本草纲目》认为马钱子无毒。还要重视中药中毒的临床报道。自新中国成立以来，出现了大量中药中毒的报告，仅单味药引起中毒就达上百种之多，其中植物药90多种，如关木通等。还要加强对有毒中药的使用管理。此处所称的有毒中药，系指列入国务院《医疗用毒性药品管理办法》的中药品种。

对于药物中毒的诊断和解救，古代文献有不少记载，其中包含了不少宝贵经验。在当今条件下，应结合现代认识及诊断方法、解救措施，以取得更好的解救效果。

第四章 食用中药的应用 ▷▷▷▷

食用中药的应用包括配伍应用、用药禁忌、剂量、用法和服法等几项主要内容。掌握这些知识和方法，对于充分发挥药效和确保用药安全具有十分重要的意义。'

第一节 食用中药的配伍

配伍是指有目的地按照病情需要和药性特点，有选择地将两味以上的药物配合同用。

食用药物各有其性能，在配合食物食用时，会产生各种变化。前人在总结配伍关系时提出，将单味药的应用同药与药之间的配伍关系总结为药物的"七情"。《神农本草经·序例》将各种药物的配伍关系归纳为"有单行者，有相须者，有相使者，有相畏者，有相恶者，有相反者，有相杀者，凡此七情，合和视之"。七情当中，除单行是指用单味食用药物烹制以外，其余六个方面都是指配伍关系的，是组方配膳的基础。食用中药经过配伍以后，可以满足药膳养生、疗病的要求，以适应病性，扩大食疗范围，提高食疗效果，还可消除或减轻某些食用中药或食物的副作用。

1.单行 是指用单味药治病。对于病情比较单纯的疾病，选用一味针对性较强的药物即能获得疗效。如清金散单用一味黄芩治轻度的肺热咳嗽，现代单用鹤草芽驱除绦虫等。

2.相须 即性能功效相类似的食用药物或食物配合应用，可以增强原有的疗效。如石膏与知母配合，能明显增强清热泻火的治疗效果；在药膳中，人参与母鸡配伍食用，能明显地增强其补益强壮的作用。

3.相使 即在性能功效方面有某些共性，或性能功效虽不相同，但是治疗目的一致的药物配合应用，而以一种食用中药或食物为主，另一种食用中药或食物为辅，能提高主药的疗效。如补气利水的黄芪与鲤鱼炖服，可增强鲤鱼利水消肿的功效。

4.相畏 即一种食用中药的毒性反应或副作用，能被另一种药物或食物减轻或消除。如生半夏和生南星的毒性能被生姜减轻或消除，所以说生半夏和生南星畏生姜；在药膳中，食用螃蟹常配用生姜，以生姜之温性减轻螃蟹之寒性，并解蟹毒。

5.相杀 即一种药物能减轻或消除另一种药物的毒性或副作用。如生姜能减轻或消除生半夏和生南星的毒性或副作用，所以说生姜杀生半夏和生南星的毒。由此可知，相畏、相杀实际上是同一配伍关系的两种提法，是药物间相互作用而言的。

6.相恶 即两药合用，一种药物能使另一种药物原有的功效降低，甚至丧失药效。

如人参恶萝卜，因萝卜耗气，能削弱人参的补气作用。

7. 相反 即两种药物合用，能产生或增强毒性反应或副作用，属配伍禁忌。如"十八反""十九畏"中的若干药物（见"用药禁忌"）。

在药物应用的过程中，人们逐渐发现某些药物相合后疗效更佳，遂形成配伍理论。食用中药配伍使用后，其变化关系概括如下：①增进疗效：有些食用药物或食物因产生协同作用而增进疗效，是临床用药时要充分利用的。②影响疗效：有些药物可能互相拮抗而抵消、削弱原有的功效，用药时应加以注意。③减低毒性：有些药物由于相互作用，能减轻或消除原有的毒性或副作用，在应用毒性药或烈性药时必须考虑选用。④配伍禁忌：药物间因相互作用而产生或增强毒副作用属于配伍禁忌，应避免配用。在上述配伍关系中，相须、相使、相畏、相杀在配膳时可加以利用，相恶、相反则属于配伍禁忌。此外，在前人已总结出的一些具体食物配伍关系时，有的尚须进一步通过实践和研究以阐明其配伍原理，如茯苓忌米醋，蜂蜜忌葱等。

第二节 食用中药的用药禁忌

为了确保疗效、安全用药、避免毒副作用的产生，必须注意用药禁忌。食用中药的用药禁忌主要包括饮食禁忌、妊娠禁忌、配伍禁忌、证候禁忌等方面。

一、饮食禁忌

饮食禁忌是指服药期间对某些食物的禁忌，又简称食忌，也就是通常所说的忌口。

不宜食用与所服药物之间存在类似相恶或相反配伍关系的食物，若配伍使用，可降低食用中药或食物的食疗效果，甚至对人体产生有害的影响，即食物相克。有关食用中药或食物饮食禁忌的内容在历代有关文献中有较多的论述，如桔梗、乌梅忌猪肉（《本草纲目》），鳖甲忌苋菜、鸡蛋（《本草备要》），狗肉恶葱（《本草备要》），羊肉忌南瓜（《随息居饮食谱》），螃蟹忌柿、荆芥（《本草纲目》），茯苓忌醋（《药性论》），葱忌蜂蜜（《千金方·食治》），人参恶黑豆（《药对》）、忌山楂（《得配本草》）、忌萝卜、茶叶等，在服药、膳食配方时应避免或禁止同用。

不同的体质应选用不同的食用中药或食物，要注意饮食禁忌，不宜食用对某种病证不利的食物。如生冷食物对于寒证，特别是脾胃虚寒证不利；辛热食物对热证不利；阴虚内热者不宜温阳助火；食油过多，会加重发热；食盐过多，会加重水肿；等等。另外，服药期间一般不宜食用生冷、多脂、黏腻及有刺激性的食物，以免妨碍脾胃功能，影响药物的吸收，使药物的疗效降低。

虽然有关饮食禁忌的内容在历代的相关文献资料中有较多的论述，但由于历史的原因，历代文献中个别饮食禁忌的内容带有偶然性或片面性，尚须进一步实践和研究。

二、配伍禁忌

在选药组方时，有的药物应当避免合用，称为配伍禁忌。也即《神农本草经》所谓

"勿用相恶、相反者"。据《蜀本草》统计,《神农本草经》所载 365 种药中,相反者 18 种,相恶者 60 种。历代关于配伍禁忌的认识和发展,在古籍中说法不一,金元时期概括为"十八反"和"十九畏",并编成歌诀。

"十八反歌诀"最早见于金代张子和《儒门事亲》:"本草明言十八反,半蒌贝蔹及攻乌,藻戟遂芫俱战草,诸参辛芍叛藜芦。"共载相反中药十八种,即:乌头反半夏、瓜蒌、贝母、白蔹、白及;甘草反海藻、大戟、甘遂、芫花;藜芦反人参、玄参、沙参、丹参、苦参、细辛、芍药。

"十九畏歌诀"首见于明代刘纯《医经小学》:"硫黄原是火中精,朴硝一见便相争,水银莫与砒霜见,狼毒最怕密陀僧,巴豆性烈最为上,偏与牵牛不顺情,丁香莫与郁金见,牙硝难合京三棱,川乌、草乌不顺犀,人参最怕五灵脂,官桂善能调冷气,若逢石脂便相欺,大凡修合看顺逆,炮爁炙煿莫相依。"指出了共 19 种相反的药物:硫黄畏朴硝,水银畏砒霜,狼毒畏密陀僧,巴豆畏牵牛子,丁香畏郁金,牙硝畏三棱,川乌、草乌畏犀角,人参畏五灵脂,官桂畏赤石脂。

此后,《本草纲目》《药鉴》《炮炙大法》等书所记略有出入,但不如十八反、十九畏歌诀那样广为传诵。

《神农本草经》指出:"勿用相恶、相反者";"若有毒宜制,可用相畏、相杀者,不尔,勿合用也。"五代后蜀韩保升修订《蜀本草》时,首先统计七情数目,提到"相恶者六十种,相反者十八种",今人所谓"十八反"之名,盖源于此。但相反者不止十八味。相畏为中药七情之一,内容已如前述。但从宋代开始,一些医药著作中出现畏、恶、反名称使用混乱的状况,与《神农本草经》"相畏"的原义相悖。作为配伍禁忌的"十九畏"就是在这种情况下提出的。

对于十八反、十九畏作为配伍禁忌,历代医药学家虽然遵信者居多,但亦有持不同意见者。有人认为十八反、十九畏并非绝对禁忌;有的医药学家还认为,相反药同用,能相反相成,产生较强的功效,倘若运用得当,可愈沉疴痼疾。但遵信者居多,故一直被视为绝对的配伍禁忌。

现代对十八反、十九畏进行了药理实验研究,取得了不少成绩。但由于十八反、十九畏牵涉的问题较多,实验研究至今还不能定论,尚有待进一步研究。故凡属十八反、十九畏的药对,原则上应遵照执行,若无充分的根据和应用经验,不宜盲目使用"十八反"和"十九畏"所涉及的药对,更不能全盘否定。

三、妊娠禁忌

妊娠用药禁忌是指妇女妊娠期治疗用药的禁忌。某些药物具有损害胎元以致堕胎的副作用,所以应作为妊娠禁忌的药物。根据药物对于胎元损害程度的不同,食用中药中慎用的药物包括通经去瘀、行气破滞及辛热滑利之品,如桃仁、红花、牛膝、枳实、附子、肉桂、干姜等。

此外,还应注意一些基本原则,如"产前不宜热,产后不宜凉"。凡禁用的药物,绝对不能使用;慎用的药物,可以根据病情的需要,斟酌使用。但没有特殊必要时,一般应尽量避免使用。这种原则应是必须遵循的，以避免不必要的误伤。

第三节　食用中药剂量及用法

一、食用中药的用药剂量

用药量，称为剂量，一般是指每一味药的成人一日量；也有是指在方剂中药与药之间的比较分量，即相对剂量。中药的计量单位，古代有重量（铢、两、钱、斤等）、度量（尺、寸等）及容量（斗、升、合等）多种计量方法，用来量取不同的药物。此外还有可与上述计量方法换算的"刀圭""方寸匕""字""撮""枚""杯""盏"等较粗略的计量方法。

由于古今度量衡制的变迁，后世多以重量为计量固体药物的方法。明清以来，普遍采用 16 进位制，即 1 斤 =16 两 =160 钱。现在我国对中药生药计量采用公制单位，即1kg=1000g。为了处方和配药，特别是古方的应用，需要进行换算时的尽量统一、规范及便利，一般通行或公认的常规以"一两（16 进位制）=30g"的近似值进行换算。

剂量是否得当，是能否确保用药安全、有效的重要因素之一。临床上主要依据所用药物的性质、临床运用的需要及患者的具体情况来确定食用中药的具体用量。

（一）药物性质

1. 药材质量与质地　质优者药力充足，用量无须过大；质次者药力不足，用量可大一些；花叶类质轻的药，用量宜轻；金石、贝壳类质重的药物量宜重；鲜品一般用量也较大。

2. 药物性味与毒性　药性较弱、作用温和、味较淡者，用量可稍重；药性较强，作用强烈，味较浓者，用量则宜轻。无毒者，用量可稍大；有毒者，剂量应严格控制在安全范围内。

（二）应用方面

1. 方药配伍与剂型　一般药物单味应用时，用量可较大，入复方应用时，用量可略小。同一药在复方中作君药时，一般较之作辅佐药时用量宜重。多数药物作汤剂时，因其有效成分多不能完全溶解，故用量一般较之作丸、散剂时的服用量宜重。

2. 患者年龄、性别、体质　一般情况下，成年人用规定量，老年人用量宜轻，儿童用量要小。对于一般药物，男女用量区别不大，但妇女在月经期、妊娠期，用药宜慎。体质强壮者用量可重，体质虚弱者用量宜轻。

3. 病程长短、轻重　一般来说，新病患者正气损伤较小，用量可稍重；久病多体虚，用量宜轻。病急病重者用量宜重，病缓病轻者用量宜轻。

另外应考虑到患者在职业、生活习惯等方面的差异，还应考虑到季节、气候及居处的自然环境等方面的因素，做到"因人制宜""因时制宜""因地制宜"。

二、食用中药的用法

用法即应用方法，食用中药的应用方法十分广泛，涉及内容较多。这里主要讨论中药汤剂的常规煎法和某些特殊煎法。

（一）药用方法

1. 常规煎法

（1）煎药器具　最好用陶瓷器皿中的砂锅、砂罐。其次可用白色搪瓷器皿或不锈钢锅。煎药忌用铁、铜、铝等金属器具。

（2）煎药用水及浸泡　煎药用水必须无异味、洁净澄清，含矿物质及杂质少。一般来说，凡人们在生活上可作饮用的水都可用来煎煮中药。一般用水量适宜为度。多数药物宜用冷水浸泡，一般药物可浸泡 20～30 分钟，以种子、果实为主的药可浸泡 1 小时。

（3）煎煮火候及时间　煎一般药物宜先武火后文火，即未沸前用大火，沸后用小火保持微沸状态。解表药或芳香性药物，一般用武火迅速煮沸，改用文火维持 10～15 分钟即可。有效成分不易煎出的矿物、骨角、甲壳类药及补益药，宜文火久煎，使有效成分充分溶出

（4）煎煮次数　一般来说，1 剂药可煎 2～3 次，煎后应榨渣取汁。

（5）入药方法　一般药物可以同时入煎，但部分药物因其性质、性能及临床用途不同，所需煎煮时间不同。有的还需作特殊处理，甚至同一药物因煎煮时间不同，其性能与临床应用也存在差异。所以，煎制汤剂还应讲究入药方法。

2. 特殊煎法

（1）先煎　如磁石、牡蛎等矿物、贝壳类药物，因其有效成分不易煎出，应先入煎 30 分钟左右，再纳入其他药同煎；川乌、附子等药因其毒性大，久煎可以降低毒性，也宜先煎。

（2）后下　如薄荷、大黄等药，因其有效成分煎煮时容易挥散或破坏而不耐煎煮，入药宜后下，待他药煎煮将成时投入，煎沸几分钟即可。

（3）包煎　因药材质地过轻，或含淀粉、黏液质较多的药，煎煮时容易粘锅、糊化、焦化，如蒲黄、海金沙、车前子、葶苈子等；辛夷、旋覆花等药材有毛，对咽喉有刺激性。这几类药入药时宜用纱布包裹入煎。

（4）另煎　贵重药物宜另煎，以免有效成分被其他药渣吸附，造成浪费。

（5）烊化　如阿胶等胶类药，容易黏附于其他药渣及锅底，既浪费药材，又容易熬焦，宜另行烊化，再与其他药汁兑服。

（6）冲服　如芒硝等入水即化的药，以及竹沥等汁液性药物，宜用煎好的药液或开水冲服。

（二）食用方法

食用方法主要是指在饮食制作中所采用的烹调方法。烹调是在食用中药初步加工或

炮制的基础上，按照一定的工艺要求，进一步加热和调味，制作成药膳的过程。在烹调方法上应以炖、焖、煮、蒸、煨等以水为传热媒介的加热方法为主。这不仅可以保护食用中药的性能，提高食用中药的保健效用，而且有利于脾胃运化。特别是补养类食用中药，应文火久炖。而熏、炸、烤、煎类烹调方法则应少用或不用，以免破坏食用中药的性能，增加食物的燥热之性。在调味上以和为主，尽量保持食物的原汁原味，以充分发挥食物自身的效用；对于食物本身含有异味或淡而无味的，则可适当矫味或增味。现将其基本制作方法简介如下：

1. 蒸　将药物、食物和调料经炮制加工后，按要求制作成一定形状，装入容器内，置蒸笼中，等水沸武火时上笼蒸熟，利用水蒸气加热至熟。

2. 煎　将食物原料加工成片状，锅置中火或小火上，加油加热将食品两面煎呈黄色至熟。此外，也有把将食物、药物加工后放入容器内加水煎汤的方法称为煎煮。

3. 煮　将食物、药物原料按要求初步加工成形后，放入锅中，掺适量汤汁或清水，用武火烧沸，再用文火煮至熟。

4. 炖　将食物加工成块、条或整形，放入沸水锅内焯去血污和腥膻杂物，然后再入炖锅内。另将药物去净灰渣，用洁白双层纱布包好封口，也放入炖锅内，再加入姜块、葱段、绍酒及清水适量，先用武火烧开，撇净血泡浮沫，再改用文火炖至熟烂。

5. 粥　将食物与药物经炮制加工后，加米谷用文火煮制成熟如稀饭，或将中药浓煎取汁后再与米谷同煮至熟如稀饭。

6. 糊　将食物与药物经炮制加工后，共捣成糊状或加清水适量文火上煮成糊状。

7. 煲　将食物与药物经炮制加工后，放入瓦煲或砂锅内，加入清水适量，慢火熬煮。

8. 焖　将食物与药物先加工成一定形状，然后将锅置旺火上，放油加热烧至油温适度时，下食物爆炒后，加药物、汤汁、绍酒、调料等烧沸，再改用文火加盖焖烧至熟。

9. 煨　将食物与药物经炮制加工后，同时放入砂锅内加清水适量，用武火烧沸，撇净浮沫，然后加入调料，改用小火慢慢将其煨至软烂。

10. 烧　将食物先经过煸、炒、炸等处理后，再调味调色，然后加入药物、汤汁或清水等，用武火烧开，文火焖透，烧至汤汁稠浓、菜品成熟。

11. 炒　将食物原料加工成形后，调味、勾芡，锅置旺火上加油，油热放原料于锅中，急火快炒。

12. 炸　将药物制成药液或打成细末，调糊裹在加工成形的食物上，或先将食物卤制，再入油锅炸制成熟。

13. 烤　将食物原料加工成块、条、片、料、茸、泥或粉末，先用旺火将油烧热，加入原料后改用中火、小火烘烤至熟。

14. 糕　将食物与药物经炮制加工后，按照一定的形状摆好，再盖上大棉纸上笼蒸熟，并入淀粉勾芡，熟后揭去棉纸并切成条或斜三角形等一定的形状。

食物除了可以通过烹调制作药膳外，还可以加工成膏剂、酒剂或饮料等。在食品工业中，还有各种保健饮料、糕点、糖果、蜜饯、口服液等。

下篇　各　论

第五章　根及根茎类食用中药 ▷▷▷▷

　　根及根茎类食用中药是以植物根或根茎入药，且具有食用性的药材的总称。药用部位主要包括贮藏根或地下茎等。

　　根及根茎类食用中药一般在早春或秋末（即农历二月或八月）采收。因为这时植物的地上枝叶已经枯萎，而新芽尚未发出，养分多聚藏在根部或根茎部，所以药效也最高。《本草纲目》引陶弘景语认为，"春初津润始萌，未充枝叶，势力淳浓"，"至秋枝叶干枯，津润归流于下"，且"春宁宜早，秋宁宜晚"。现代研究也证明，早春及深秋时植物的根茎中有效成分含量较高，此时采集则产量和质量都较高，如人参、西洋参、黄芪、白术、当归、天麻、大黄等。但也有例外之品，如半夏、太子参、延胡索等则要在夏天采收。

　　此类植物大多具有滋补作用。一般来讲，根及根茎类食用中药质重而有沉降之性，常具有清热泻火、活血化瘀、补气健脾、养血生津、养阴润燥等功效；此外，生姜、白芷等药物常用其解肌发表的功效。根及根茎类食用中药的应用涉及面较广泛，可独味应用，如独参汤；亦可配伍其他药物相须为用。

　　具体而言，根及根茎类食用中药可浸泡服、炖服、蒸服、焖服、煨服、煮服、熬服、浸酒服。此类药物有效成分不容易析出，常浸泡润透后使用，应用时烹饪时间较长。

生姜　Shengjiang
《名医别录》

【基源】本品为姜科多年生草本植物姜 *Zingiber officinale* Rosc. 的根茎。

【别名】姜皮、姜、姜根、百辣云。

【食用性能】辛，性温。归肺、脾、胃经。

【食用功能】解表散寒，温中止呕，温肺止咳。

【药食用治】

1.风寒感冒 本品辛散温通，发汗解表散寒，但作用较弱，故适用于风寒感冒轻证，常以本品加红糖煎汤热服。风寒感冒较重时，多与辛温解表药如荆芥，紫苏叶同用以增强发汗解表之力，再加红糖、茶叶，如《惠直堂经验方》五神汤。

2.胃寒呕吐，脾胃寒证 本品辛温，功善温胃散寒，和中降逆止呕。本品配伍丁香，制成丁香姜糖（《摘元方》）服用，可用治寒犯中焦或脾胃虚寒之胃脘冷痛、食少等。生姜随证配伍可治疗多种呕吐，故有"呕家圣药"之称，尤宜于胃寒呕吐者，常与半夏配用。

3.肺寒咳嗽 本品辛温发散，能温肺散寒、化痰止咳，对于肺寒咳嗽，不论有无外感风寒，或痰多痰少，皆可选用。如《本草汇言》中的生姜饴糖汤：生姜30～60g，饴糖30g。加水煎成浓汤，趁温热徐徐饮。本方以生姜温肺化痰、止咳，饴糖润肺补虚，用于虚寒性咳嗽咯痰。

此外，本品对生半夏、生南星等药物之毒性，以及鱼蟹等食物中毒，均有一定的解毒作用。

【食用方法】煎汤、做粥、捣汁冲、炒食、做馅、入煲、入菜，用量3～10g。

【使用注意】本品与酒同食尤不宜。生姜助火伤阴，阴虚内热及实热证禁服。

【特点】本品辛散温通，能发汗解表，祛风散寒，但性味缓和，故适用于风寒感冒轻证，更多是作为辅助之品。其止呕功良，随证配伍可治疗多种呕吐，对胃寒呕吐最为适合。本品既可作药用，又为常用保健食品，可以多种烹饪方式食用，可煎汤、做粥等。常见的食疗方有生姜粥、生姜炒米粥等，多用于风寒感冒、胃寒呕吐等，均有很好的效果。

【本草述要】

1.《名医别录》 味辛，微温。主治伤寒头痛、鼻塞、咳逆上气，止呕吐。又，生姜，微温，辛，归五脏。去痰，下气，止呕吐，除风邪寒热。久服小志少智，伤心气。

2.《本草拾遗》 本功外，汁解毒药，自余破血，调中，去冷，除痰，开胃。须热即去皮，要冷即留皮。

3.《药性论》 使。主痰水气满，下气。生与干并治嗽，疗时疾，止呕逆不下食。生和半夏，主心下急痛，若中热不能食，捣汁合蜜服之。又汁和杏仁作煎，下一切结气，实心胸拥隔冷热气，神效。

4.《本草图经》 以生姜切细，和好茶一、两碗，任意呷之，治痢大妙！热痢留姜皮，冷痢去皮。

【现代研究】

1.化学成分 含姜醇、α-姜烯、β-水芹烯、柠檬醛、芳香醇、甲基庚烯酮、壬醛、α-龙脑等，尚含辣味成分姜辣素等。

2.药理作用 解热、抗病原微生物、镇痛、抗感染；抗溃疡、止吐、保肝、利胆；兴奋血管运动中枢、升高血压作用；兴奋呼吸中枢；防止血吸虫卵孵化及杀灭血吸虫作用。

白芷　Baizhi
《神农本草经》

【基源】本品为伞形科多年生草本植物白芷 *Angelica dahurica*（Fisch.ex Hoffm.）Benth. et Hook.f. 或杭白芷 *Angelica dahurica*（Fisch.ex Hoffm.）Benth.et Hook.f.var.formosana（Boiss.）Shan et Yuan 的根。

【别名】香白芷。

【食用性能】辛、甘，性微温。归膀胱、肝、脾经。

【食用功能】祛风止痛，解表散寒，通鼻窍，燥湿止带，消肿排脓，消斑。

【药食用治】

1. 头痛，牙痛　本品辛行上达温通，主入足阳明胃经，长于止痛，故阳明经头痛及牙龈肿痛尤为多用。若治头痛者，川芎、白芷炖鱼头汤为首选，健脾益气填肾精。亦可单用，如都梁丸。

2. 风寒感冒　本品辛温解表散寒，且善止头痛、通鼻窍，宜于外感风寒见头身疼痛、鼻塞流涕者，常与细辛、菊花、酒等同用，如《清太医院配方》中的五香酒料。

3. 鼻渊　本品味辛芳香，又可宣利肺气，升阳明清气，通鼻窍而止疼痛，故可用治鼻渊、鼻塞不通等，常配苍耳子、辛夷等同用，如苍耳子散。

4. 带下证　本品性温而燥，可燥湿止带。治疗寒湿下注，白带过多者，可与鹿角霜、白术、山药等温阳散寒、健脾除湿药同用；若湿热下注，带下黄赤者，宜与车前子、黄柏等清热利湿、燥湿药同用。

5. 疮痈肿毒　本品辛散以散结止痛、消肿排脓，经配伍后可用治疮疡初起，红肿热痛者及脓成难溃者。每与金银花、当归、穿山甲等药配伍，如仙方活命饮；若脓成难溃者，常与人参、黄芪、当归等益气补血药同用，共奏托毒排脓之功。

6. 黄褐斑　本品有消斑之效，常配桃花、白酒以治疗黄褐斑，如《家庭药酒》之桃花酒。

【食用方法】煎、煮、熬、泡酒，用量 3～10g。

【使用注意】本品辛香温燥，阴虚血热者忌服；痈疽已溃，脓出通畅者慎用。

【特点】本品味辛、甘，性微温。归膀胱、肝、脾经。功善解表散寒，祛风止痛，通鼻窍，燥湿止带，消肿排脓。本品辛香化湿，祛风解表散寒之力较温和，而以止痛、通鼻窍见长，善治表证兼鼻塞、头痛及鼻渊等证；辛散温通，长于止痛，且善入足阳明胃经，故阳明经头额痛及牙龈肿痛尤为多用，为阳明经引经药；又善除阳明经湿邪而燥湿止带，治疗带下证；另藉其辛散温通之性，对于疮疡初起，红肿热痛者，可收散结消肿止痛之功。

【本草述要】

1.《神农本草经》　主女人漏下赤白，血闭阴肿，寒热，风头（头风）侵目泪出，长肌肤，润泽。

2.《名医别录》 疗风邪久渴（久渴或疑作久泻），呕吐，两胁满，风痛头眩，目痒。

3.《药性论》 治心腹血刺痛，除风邪，主女人血崩及呕逆，明目、止泪出，疗妇人沥血、腰腹痛；能蚀脓。

4.《滇南本草》 祛皮肤游走之风，止胃冷腹痛寒痛，周身寒湿疼痛。

【现代研究】

1. 化学成分 含挥发油、欧前胡素、白当归素等多种香豆素类化合物，以及白芷毒素、花椒毒素、甾醇、硬脂酸等。

2. 药理作用 解热、抗感染、镇痛、解痉、抗病原微生物、抗癌、降血压作用；对抗蛇毒所致的中枢神经系统抑制；小量白芷毒素有兴奋中枢神经、升压作用，引起流涎呕吐；大量能引起强直性痉挛，继以全身麻痹；呋喃香豆素类化合物为"光活性物质"，可用以治疗白癜风及银屑病。

葛根 Gegen
《神农本草经》

【基源】本品为豆科多年生落叶藤本植物野葛 *Pueraria lobata*（Willd.）Ohwi 或甘葛藤 *Pueraria thomsonii Benth.* 的根。

【别名】鸡齐根、干葛、甘葛、粉葛、黄葛根。

【食用性能】甘、辛，平。归脾、胃经。

【食用功能】生津止渴，解酒毒，解肌退热，透疹，升阳止泻。

【药食用治】

1. 消渴证及热病口渴 本品甘凉，既可清热，又能生津止渴。治疗消渴烦躁，皮肤干燥，但用葛根捣汁饮服（《圣惠方》）；治疗烦躁热渴时，用葛粉四两，拌入泡过粟米一夜的水中，煮熟，加米汤同服。用治热病津伤口渴，常与五味子、黑芝麻、蜜等同用，如《常见慢性病食物疗养法》之葛根五味芝麻露。

2. 醉酒 本品解酒，《药性论》称葛根"开胃下食，主解酒毒，止烦渴"。本品解酒亦可与葛花、枳椇子同用，如《防醉解酒方》之葛根枳椇子饮。

3. 麻疹不透 本品发表散邪，有透发麻疹之功，用治麻疹初起，表邪外束，疹出不畅者，常与升麻、芍药等同用。

4. 表证发热，项背强痛 本品具有发表解肌退热之功，故外感表证发热兼颈背强痛者，无论风寒与风热，均可用之。治疗表证发热时常与豆豉、栀子、葱白、生姜、粳米同用，如《太平圣惠方》中的发汗豉粥。

5. 泻痢，脾虚泄泻 本品能升发清阳，鼓舞脾胃清阳之气上升而奏止泻痢之效。用治表证未解，邪热入里，身热下利或湿热泻痢，常与黄芩、黄连配用；配伍健脾补气药，亦可治脾虚泄泻。

【食用方法】煎服，捣汁服，用量 10 ~ 15g。解肌退热、透疹、生津宜生用；升阳止泻宜煨用。

【使用注意】本品"性凉，易于动呕，胃寒者所当慎用"（《本草正》）。

【特点】本品主入脾胃经，功善解肌退热，透发麻疹，为解肌之代表药，用治表证发热、无汗头痛、项背强痛之要药，又可治麻疹初起，表邪外束，疹出不畅；于清热之中，又能鼓舞脾胃清阳之气上升，而有生津止渴之功，用治热病津伤口渴及消渴病；能升发清阳，鼓舞脾胃清阳之气上升而奏止泻痢之效，用治泻痢及脾虚泄泻之证。然本品性凉，恐伤脾胃之阳，故当取煨品。

【本草述要】

1.《神农本草经》 主消渴，身大热，呕吐，诸痹，起阴气，解诸毒。

2.《医学启源》 通行足阳明之经……发散小儿疮疹难出。

3.《珍珠囊》 升阳生津。

【现代研究】

1. 化学成分 含大豆苷、大豆苷元、葛根素等黄酮类物质，及大豆素 –4，7– 二葡萄糖苷、葛根素 –7– 木糖苷、葛根醇、葛根藤素、异黄酮苷和淀粉。

2. 药理作用 解热、降血压、降血脂；对内脏平滑肌有收缩或舒张作用；改善微循环，抑制血小板聚集，对抗垂体后叶素引起的急性心肌缺血，扩张冠脉血管和脑血管，增加冠脉血流量和脑血流量，降低心肌耗氧量，抗心律失常。另外，还能促进学习记忆。

升麻 Shengma
《神农本草经》

【基源】本品为毛茛科多年生草本植物大三叶升麻 *Cimicifuga heracleifolia* Kom.、兴安升麻 *Cimicifuga dahurica*（Turcz.）*Maxim.* 或升麻 *Cimicifuga foetida* L. 的根茎。

【别名】周升麻、周麻、鸡骨升麻、鬼脸升麻。

【食用性能】辛、甘，微寒。归肺、脾、大肠、胃经。

【食用功能】解表透疹，清热解毒，升阳举陷。

【药食用治】

1. 气虚下陷，脏器脱垂 本品清轻上升，善引脾胃清阳之气上升，其升提之力较柴胡为强，常配以芝麻、猪大肠等，以补气升阳，用治中气不足、气虚下陷所致之证，如升麻芝麻炖猪大肠。本品治疗中气下陷时，亦可与鸡蛋、党参、黄芪、陈皮、红枣、生姜、白糖、苏打等同用，如《养生食疗菜谱》之补中益气糕。

2. 外感表证 本品辛散微寒，发散表邪，有发表退热之功，多用治疗风热感冒，温病初起，发热、头痛等证，可与桑叶、菊花、薄荷、连翘等同用。治风寒感冒之恶寒发热，无汗、头痛、咳嗽者，常配伍麻黄、紫苏、白芷等药。

3. 麻疹不透 本品味辛外散表邪，性寒内清热毒而透发麻疹，用治麻疹初起，风热外束，热毒内炽而致疹邪透发不畅，常与葛根、白芍、甘草等同用，如升麻葛根汤。

4. 齿痛口疮，咽喉肿痛　本品性寒，为清热解毒之良药，可用治热毒证所致的多种病证。因其善清解阳明热毒，故胃火炽盛者尤为多用，常配伍以清热泻火之品生石膏、黄连等，如清胃散。

【食用方法】炖、煎服，用量 3 ~ 10g。发表透疹、清热解毒宜生用，升阳举陷宜炙用。

【使用注意】麻疹已透，阴虚火旺，以及阴虚阳亢者，均当忌用。

【特点】本品主入肺胃经，功善升散解表透疹，主要用于麻疹不透及阳明经头痛；入脾胃经，长于升举清阳之气，为治疗中气不足、气虚下陷所致脏器脱垂证之要药；以清热解毒功效见长，为清热解毒之良药，可用治热毒所致的多种病证。因其尤善清解阳明热毒，故胃火炽盛成毒的牙龈肿痛、口舌生疮、咽肿喉痛，以及皮肤疮毒等尤为多用。

【本草述要】

1.《名医别录》　主中恶腹痛，时气毒疠，头痛寒热，风肿诸毒，喉痛，口疮，久服轻身长年。

2.《汤液本草》　主肺痿咳唾脓血，能发浮汗。

3.《本草要略》　能解脾胃肌肉间热。

【现代研究】

1. 化学成分　含升麻碱、水杨酸、咖啡酸、阿魏酸、鞣质等；兴安升麻含升麻苦味素、升麻醇、升麻醇木糖苷、北升麻醇、异阿魏酸、齿阿米素、齿阿米醇、升麻素、皂苷等。

2. 药理作用　抗病原微生物、解热、抗感染、镇痛、抗惊厥、抑制血小板聚集、抑制心脏、减慢心率、降低血压、抑制肠管和妊娠子宫痉挛等作用。

牛蒡根　Niubanggen
《药性论》

【基源】本品为菊科二年生草本植物牛蒡 *Arctium lappa* L. 的根。

【别名】恶实根，鼠粘根，牛菜。

【食用性能】苦、微甘，凉。归肺、心经。

【食用功能】利咽解毒疗疮，疏散风热，宣肺透疹，补虚损。

【药食用治】

1. 痈肿疮毒，喉痹痄腮　本品有解毒疗疮之效，《重庆草药》用牛蒡根、漏芦根炖猪大肠服，治痔疮。《食疗本草》曰："热毒肿，捣根及叶封之。"治痈肿疮毒、痄腮喉痹等热毒病证，常与清热解毒之品同用。本品苦寒清热力强，有清热解毒、消肿利咽之效，故《延年方》用本品煎水服，治喉中热肿。《药性论》曰："根，细切如豆，面拌作饭食之，消胀壅。又能拓一切肿毒，用根、叶少许盐花捣。"

2. 风热感冒，温病初起　本品辛散入肺，苦寒清泄，功善疏散风热，且长于清肺而利咽喉，故常用于风热感冒而见咽喉红肿疼痛，或咳嗽痰多不利者，常与薄荷、金银花等同用。

3. 麻疹，风疹　本品味辛性寒，既能疏散风热，又可透泄热毒而促疹透发，常用治风热束表、热毒内炽之麻疹不透或透而复隐者及风疹瘙痒，常与薄荷、荆芥等同用。

4. 劳伤乏力　本品有补虚之功，治虚弱脚软无力时，常用牛蒡子根炖鸡、炖肉服。（《重庆草药》）；同时《浙江天目山药植志》曰："治劳伤乏力：牛鼻栓根二至三两。水煎，冲黄酒、红糖，早、晚饭前各服一次。"

【食用方法】煎汤、捣汁、浸酒，用量 6 ～ 15g。炒用可使其苦寒及滑肠之性略减。

【使用注意】"恶实根，蒸暴干，不尔，令人欲吐。"（《本草拾遗》）

【特点】《食疗本草》中称本品"作脯食之良"，足见其药性平和，不伤人正气，为食疗佳品。而且本品于升浮之中亦有清降之性，主入肺胃经，具有良好的清热解毒作用，能外散其热，内泄其毒，且性偏滑利，通行二便，又长于宣肺祛痰，消肿利咽，故常用治风热感冒而见咽喉红肿疼痛，或咳嗽痰多不利者，以及麻疹不透、痈肿疮毒、丹毒、痄腮喉痹等热毒病证。

【本草述要】

1.《名医别录》　主伤寒寒热，汗出，中风，面肿，消渴，热中，逐水。久服轻身耐老。

2.《药性论》　根，细切如豆，拌面作饭食，消胀壅。

3.《本草拾遗》　浸酒去风，又主恶疮。

【现代研究】

1. 化学成分　含牛蒡种噻吩 –a、牛蒡种噻吩 –b、牛蒡酮 a、牛蒡酮 b、去青木香内酯等。

2. 药理作用　促生长、抗肿瘤、抗菌、抗真菌等作用。

知母　Zhimu
《神农本草经》

【基源】本品为百合科多年生草本植物知母 *Anemarrhena asphodeloides* Bge. 的根茎。

【别名】连母、野蓼、地参、水参。

【食用性能】苦，寒。归肺、胃、肾经。

【食用功能】滋阴清热止咳，泻火。

【药食用治】

1. 肺热咳嗽气急，阴虚燥咳　本品与萝卜子、杏仁相配，增强止咳之效。知母（去毛、切）25g（隔纸炒），杏仁（姜水泡，去皮尖，焙）25g，以水一钟半，煎一钟，食远温服；次以萝卜子、杏仁等分为末，米糊丸，服 50 丸，姜汤下，以绝病根（《卫生杂兴》）。本品与萝卜子、杏仁相配，增强止咳之效。

2. 消渴证 本品甘寒质润，能滋阴润燥，生津止渴。常配甲鱼、贝母、黄酒等同用，如《妇人良方》中的双母蒸甲鱼。

3. 气分实热证 本品苦甘性寒质润，功能清热泻火除烦，生津润燥止渴。常与石膏相须为用。

【食用方法】蒸、煎服，用量 5 ~ 15g，或入丸散。滋阴降火宜盐水炒用。

【使用注意】本品性寒质润，有滑肠之弊，故脾虚便溏者不宜用。

【特点】本品苦寒清热，甘寒滋润，善入肺胃二经以清热泻火，其清泄气分实热的功效与石膏相似，亦为治疗温热病气分热邪亢盛，高热不退、汗出、心烦、口渴、脉洪大有力等症的常用药。本品清肺热，滋肺阴，润肺燥，用治肺热咳嗽及阴虚燥咳。本品入胃经，苦寒能清胃火，存津液；其甘寒之性，又可滋养胃阴，生津止渴，用治津伤口渴及消渴证。本品既滋肾阴，又退虚热，清降相火以坚阴，用于肾阴不足，虚火内生，症见骨蒸潮热、虚烦盗汗、遗精等。

【本草述要】

1.《神农本草经》 主消渴热中，除邪气肢体浮肿，下水，补不足，益气。

2. 陶弘景 甚疗热结，亦主疟热烦。

3.《日华子本草》 通小肠，消痰止嗽，润心肺，补虚乏，安心止惊悸。

【现代研究】

1. 化学成分 含多种甾体皂苷，芒果苷、异芒果苷等，以及多糖、鞣质、黏液质、烟酸、胆碱等成分。

2. 药理作用 具有抗病原体、解热、祛痰、抗感染、利尿、利胆、抗肝炎病毒、保护心肌、调节甲状腺素的分泌、降血糖、抑制血小板聚集、抗肿瘤、抑制免疫功能、改善学习记忆等作用。

芦根 Lugen
《名医别录》

【基源】本品为禾本科多年生草本植物芦苇 *Phragmites communis* Trin. 的根茎。

【别名】苇根、苇子根、芦茅根、芦菇根、芦柴根、芦芽根。

【食用性能】甘，寒。归肺、胃、膀胱经。

【食用功能】清热生津，除烦止呕。

【药食用治】

1. 热病烦渴 本品性味甘寒，鲜用药力更强，用于热盛津伤较重者，常与梨汁、麦冬汁、荸荠汁相配，如《温病条辨》中的五汁饮。

2. 咽喉肿痛 本品功善清热治疗咽喉肿痛，常以鲜品捣绞汁，调蜜服《泉州本草》。本品治疗咽喉干痒疼痛，常配青果、石斛、甘菊、荸荠、桑叶、鲜藕、黄梨等，如《慈禧光绪医方选议》之生津茶。

3. 胃热呕逆 本品能清胃热而止呕逆，常配竹茹、生姜汁等同用，如《千金药方》

之竹茹芦根茶。

4.肺热咳嗽，肺痈吐脓　本品清透肺热，祛痰排脓，用于治疗肺痈吐脓血，以鲜芦根炖猪心肺服（《重庆草药》）。此外，治肺痈吐脓，还可配薏苡仁、冬瓜仁等，如《金匮要略》苇茎汤。

【食用方法】绞汁、泡，煎服，用量 15 ~ 30g，鲜品 30 ~ 60g；或捣烂取汁服。

【使用注意】"脾胃虚寒证禁用。"（《冯氏锦囊·药性》）

【特点】本品具清气分热邪之功，有退热、除烦、止渴之效，可用于温热病气分热证或表热证高热、汗出、烦渴者。然其作用缓和，只宜作为辅助药使用。既清泄胃热，又生津止渴、和胃止呕，对于胃热伤津之口渴多饮及胃热上逆之呕逆病证，均可使用。清肺热，且有一定的祛痰、排脓之功，用治肺热咳嗽痰多或肺痈咳吐脓痰。此外，本品略有利尿作用，可用于湿热淋证及湿热水肿、小便短赤。

【本草述要】

1.《名医别录》　主消渴客热，止小便利。

2.《药性论》　能解大热，开胃。治噎哕不止。

3《唐本草》　疗呕逆不下食、胃中热、伤寒患者弥良。

【现代研究】

1.化学成分　主含多聚醇、甜菜碱、天冬酰胺、游离脯氨基酸等，还含有蛋白质、薏苡素、黄酮类、苜蓿素及维生素等。

2.药理作用　具有解热、镇痛、镇静、抗氧化、增强免疫、抑制 β- 溶血性链球菌、止吐、降血压、降血糖、镇咳、溶解胆结石、抑制骨骼肌和消化道平滑肌收缩等作用。

土茯苓　Tufuling
《本草纲目》

【基源】本品为百合科植物光叶菝葜 *Smilax glabra* Roxb. 的干燥根茎。

【别名】刺猪苓、山猪粪、山地栗、草禹余粮、仙遗粮。

【食用性能】甘、淡，平。归肝、胃经。

【食用功能】解毒，除湿，通利关节。

【药食用治】

1.痈肿疮毒　本品清热解毒，兼可消肿散结，用治痈疮红肿溃烂，可以本品研末调敷；或以土茯苓一斤，去皮，和猪肉炖烂，分数次连浑服（《浙江民间常用草药》）。

2.杨梅毒疮，肢体拘挛　本品甘淡，解毒利湿，通利关节，又兼解汞毒，故对梅毒或因梅毒服汞剂中毒而致肢体拘挛、筋骨疼痛者疗效尤佳，为治梅毒的要药。土茯苓一两或五钱，水酒浓煎服（《滇南本草》）。

3.血淋　本品甘淡渗利，解毒利湿，用治血淋，常以土茯苓、茶根各五钱，水煎服，白糖为引（《江西草药》）。

【食用方法】炖、煎服，用量 15 ~ 60g。外用适量。

【使用注意】肝肾阴虚者慎服，服药时忌茶。

【特点】本品清热解毒，兼能解汞毒，用治梅毒病有一定的疗效。自明代梅毒传入我国后，轻粉、升药等含汞的药物为当时治疗梅毒所常用。对因服用汞剂中毒而见肢体拘挛、牙龈肿痛、口颊溃烂者，本品可收治疗梅毒和缓解汞毒的双重功效。其清热解毒之功，亦可用治疮痈疔毒，咽喉、牙龈肿痛等证。本品还能清利湿热，故可用治淋证、痹证、带下、湿疹等湿热病证。

【本草述要】

1.《本草图经》 敷疮毒。

2.《滇南本草》 治五淋白浊，兼治杨梅疮毒、丹毒。

3.《本草纲目》 健脾胃，强筋骨，去风湿，利关节，止泄泻；治拘挛骨痛、恶疮痈肿；解汞粉、银朱毒。

4.《本草正》 疗痈肿、喉痹，除周身寒湿、恶疮。

【现代研究】

1. 化学成分 本品含落新妇苷、异黄杞苷、胡萝卜苷、琥珀酸、β- 谷甾醇等皂苷、鞣质、黄酮、树脂类等，还含有挥发油、多糖、淀粉等。

2. 药理作用 本品有利尿、镇痛抑菌、抗肿瘤等作用，此外尚能缓解汞中毒，能明显拮抗棉酚毒性。

玄参 Xuanshen
《神农本草经》

【基源】本品为玄参科多年生草本植物玄参 *Scrophularia ningpoensis* Hemsl. 的根。

【别名】元参、浙玄参、黑参、重台。

【食用性能】甘、苦、咸，微寒。归肺、胃、肾经。

【食用功能】泻火解毒，滋阴降火，清热凉血。

【药食用治】

1. 治赤脉贯瞳 本品性寒，能泻火解毒，玄参为末，以米泔煮猪肝，日日蘸食之。（《济急仙方》）

2. 肺阴虚，肺燥咳嗽，津伤便秘 本品甘寒质润，清热滋阴润燥，用治肺肾阴虚，骨蒸劳嗽及津伤便秘时，常配猪肉，麦冬，生地黄，鸡蛋等，如《养生食疗菜谱》之增液肉糕。

3. 热入营血，内陷心包，温毒发斑 本品咸寒入血分，能清热凉血，用治温病热入营血，常与生地黄、金银花同用，如清营汤；本品苦寒清热力强，又能泻火解毒，故可用治温热病内陷心包及气血两燔证，常与连翘心、麦冬等同用。

4. 咽喉肿痛，瘰疬痰核，痈肿疮毒 本品苦咸性寒，清热凉血，解毒散结，利咽消肿，用治瘟毒热盛之咽喉肿痛、痈肿疮毒、痰火郁结之瘰疬。本品甘咸入肾经，善清无根之火，滋阴降火，用治阴虚火旺之咽喉肿痛。

【食用方法】煮、糕、煎服，用量 10 ～ 15g。

【使用注意】脾胃虚寒、食少便溏者不宜服用。恶黄耆、干姜、大枣、山茱萸，反藜芦（《本草经集注》）。

【特点】本品清热凉血之功与生地黄相似但力稍逊，略有养阴生津润燥之效，能泻火解毒，长于清泻心经之热毒，故亦常用于温热病热入营血证，尤多用治温热病邪热内陷心包，症见高热、烦躁、神昏谵语者；亦可用治气血两燔，高热发斑，以及热病伤津，肠燥便秘。因其泻火解毒、滋阴降火之功，可用治咽喉肿痛、痈肿疮毒及瘰疬痰核等多种热毒证。本品还能滋养肾、肺、胃阴，尤长于降虚火，可用于多种脏腑的阴虚内热证，如肾阴不足之骨蒸潮热、肺阴不足之劳嗽咳血及阴虚胃热的消渴多饮等。

【本草述要】

1.《神农本草经》 主腹中寒热积聚，女人产乳余疾，补肾气，令人目明。

2.《名医别录》 下水，止烦渴，散颈下核，痈肿。

3.《本草纲目》 滋阴降火，解斑毒，利咽喉，通小便血滞。

【现代研究】

1. 化学成分 含有哈巴苷、哈巴苷元、桃叶珊瑚苷，6– 对甲基梓醇等环烯醚萜类成分及苯丙苷类化合物、挥发油等。

2. 药理作用 抗感染、抗病原微生物、抗毒素，能中和白喉毒素，以及镇静、抗惊厥、降血压、降血糖、强心等作用。

生地黄　Shengdihuang
《神农本草经》

【基源】本品为玄参科多年生草本植物地黄 *Rehmannia glutinosa* Libosch. 的块根。

【别名】地黄、生地黄、地髓、原生地黄、干生地黄。

【食用性能】甘、苦，寒。归心、肝、肾经。

【食用功能】清热凉血，养阴生津。

【药食用治】

1. 吐衄咯血 《食医心镜》以生地黄汁二合，煮白粥，临熟入地黄汁搅令匀，空心食之。

2. 肾阴虚腰痛 本品甘寒养阴，用治肾阴虚之腰背酸困、体倦乏力、盗汗食少，常配乌鸡、饴糖，如《食疗方》之生地黄鸡。

3. 津伤口渴，肠燥便秘 本品甘寒质润，清热养阴力佳，可用于阴虚燥热证，尤长于生津止渴、增液通便。治热病津伤口渴及津伤肠燥便秘，多与猪肉、麦冬、鸡蛋等配伍，如《养生食疗菜谱》之增液肉糕。

【食用方法】炖、糕、煎服，用量 10 ～ 30g。鲜品用量加倍，或以鲜品捣汁入药。

【使用注意】脾虚湿滞、腹满便溏者不宜使用。本品"忌萝卜、葱白、韭白、薤白"(《品汇精要》)。

【特点】本品味甘苦而性寒，具有凉血、止血、养阴等多种功效，能针对温热病热入营血、营阴受伤、血热动血等多种证候而发挥其治疗作用，故温热病不论营分热证或血分热证，均十分常用。血热内盛，迫血妄行的吐血、衄血、咳血、便血、尿血及崩漏等证，均可选用。本品既可养胃阴生津以止渴，又可滋肝肾之阴以降火，还可增大肠之液以润燥，可广泛用治各脏腑的阴虚燥热证，如胃阴耗伤、大肠津枯，肝肾阴虚、津亏血燥、肺肾阴虚、燥咳痰血，以及心肾阴虚、阴亏血少、虚烦少寐者。

【本草述要】

1.《神农本草经》 主折跌绝筋，伤中，逐血痹，填骨髓，长肌肉。作汤除寒热积聚，除痹。生者尤良。

2.《珍珠囊》 凉血，生血，补肾水真阴。

3.《本经逢原》 干地黄，内专凉血滋阴，外润皮肤荣泽，病人虚而有热者宜加用之。戴元礼曰：阴微阳盛，相火炽强，来乘阴位，日渐煎熬，阴虚火旺之症，宜生地黄以滋阴退阳。浙产者，专于凉血润燥，病人元气本亏，因热邪闭结，而舌干焦黑，大小便秘，不胜攻下者，用此于清热药中，通其秘结最佳，以其有润燥之功，而无滋腻之患也。

【现代研究】

1. 化学成分 含有梓醇、二氢梓醇、桃叶珊瑚苷、地黄苷等环烯醚萜、单萜及其苷类，亦含多种有机酸、糖类、氨基酸、β- 谷甾醇及微量元素等。

2. 药理作用 镇静、抗感染、抗过敏、强心、降压、利尿、增强免疫、镇静、降血糖作用；止血，能明显缩短凝血时间；抗地塞米松对垂体 – 肾上腺皮质系统的抑制作用，促进肾上腺皮质激素的合成，减少激素引起的阴虚阳亢的副作用。

赤芍　Chishao
《神农本草经》

【基源】本品为毛茛科多年生草本植物芍药 *Paeonia lactiflora* Pall. 或川赤芍 *Paeonia veitchii* Lynch 的根。

【别名】木芍药、红芍药、臭牡丹根。

【食用性能】苦，微寒。归肝经。

【食用功能】清热利尿通淋，凉血，散瘀止痛。

【药食用治】

1. 小便不利 本品苦寒泻降，能清热利尿通淋，用治湿热下注，小便不利。本品用治小便五淋，常与槟榔为末服（《博济方》）。

2. 温毒发斑，血热吐衄 本品苦寒，善清泻肝火，泄血分郁热，而奏凉血之功，常与牡丹皮同用，用治温毒发斑或血热吐衄。

3. 瘀血证，痈肿疮疡 本品有较强的活血散瘀止痛作用，用治肝郁血滞之胁痛、经闭痛经、癥瘕腹痛、跌打损伤等，常与干地龙、红花、桃仁、白糖、玉米面、小麦粉等同用，如《常见病的饮食疗法》之地龙桃花饼。因本品兼能散瘀消肿，与清热消痈散结之品同用，可用治热毒壅盛之痈肿疮疡。

4. 目赤肿痛 本品苦寒入肝经，清泻肝火，用治肝热目赤肿痛、羞明多眵，多与薄荷、菊花等同用。

【食用方法】饼、煎服，用量 6 ~ 12g。

【使用注意】虚寒性的经闭不宜用本品。赤芍反藜芦。《本草衍义》谓本品"血虚寒人，禁此一物"。

【特点】本品有凉血而不留瘀、化瘀而不妄行的特点，功似牡丹皮，亦为常用的清热凉血药，唯其清泄血分热邪之力稍弱于牡丹皮，故用治热入血分之斑疹、吐衄及血热妄行的多种出血证，二者常相须为用，以增强凉血与化瘀之效。本品亦有较好的活血化瘀作用，且尤长于止痛，较宜于血热瘀滞之各种疼痛病证。此外，本品入肝经清热之力优于牡丹皮，故用治肝热目赤红肿、头昏头痛等证，相对更为多用。

【本草述要】

1.《神农本草经》 主邪气腹痛，除血痹，破坚积，寒热疝瘕，止痛，利小便，益气。

2.《名医别录》 通顺血脉，缓中，散恶血，逐贼血，去水气，利膀胱大小肠，消痈肿，时行寒热，中恶腹痛，腰痛。

3.《药性论》 治肺邪气，腹中疗痛，血气积聚，通宣脏腑拥气，治邪痛败血，主时疾骨热，强五脏，补肾气，治心腹坚胀，妇人血闭不通，消瘀血，能蚀脓。

【现代研究】

1. 化学成分 含芍药苷、芍药内酯苷、氧化芍药苷、芍药吉酮等，还含有没食子鞣质、苯甲酸、挥发油、树脂、糖类、淀粉、黏液质和蛋白质等。

2. 药理作用 抑制多种病原微生物、抗感染、抗溃疡、解痉；镇静、镇痛、解热；扩张冠状动脉、抗血小板聚集、抗血栓形成、降压、抗实验性心肌缺血、改善微循环及降低门脉高压；提高耐缺氧能力。

制大黄 Zhidahuang
《神农本草经》

【基源】本品为蓼科植物掌叶大黄 *Rheum palmatum* L.、唐古特大黄 *Rheum tanguticum* Maxim. ex Balf. 或药用大黄 *Rheum officinale* Baill. 的干燥根及根茎加车前草和侧柏叶后，炮制而成的加工品。

【别名】将军、黄良、火参、肤如、蜀大黄、锦纹大黄。

【食用性能】微苦，寒。归大肠、脾、胃、心、肝经。

【食用功能】泻火解毒，清利湿热，缓下积滞。

【药食用治】

1. 实火上炎，目赤咽肿 本品苦降，能使上炎之火下泄而清热泻火，用治火邪上炎所致的目赤、咽喉肿痛、牙龈肿痛等症，常配生石膏同用，如《河南省秘验单方集锦》之牙痛茶。

2. 湿热痢疾、黄疸、淋证等　本品具有泻下通便、导湿热外出的作用，故可用治湿热蕴结之证。用治肠道湿热积滞的痢疾，常配黄连、黄芩、白芍等同用；治湿热黄疸，常配茵陈蒿、栀子同用；治湿热淋证，常配木通、车前子、栀子等同用。

3. 大便秘结，胃肠积滞　本品泻下力强，善荡涤肠胃，推陈致新，为治疗积滞便秘之要药；又因其苦寒沉降，善能泄热，故热结便秘尤为适宜。本品与常桃花、粳米配伍，以增强泻下攻积之力，用治便秘证，如《家塾方》之桃花粥。

【食用方法】泡茶、粥、煎服，用量3～15g。

【使用注意】本品易伤正气，如非实证，不宜妄用；本品苦寒，易伤胃气，脾胃虚弱者慎用；本品性沉降，故妇女怀孕、月经期、哺乳期应忌用。

【特点】制大黄增强了泻火利小便作用，泻下和缓。本品能泻火解毒、导热下行，用于温热病高热神昏或脏腑火热上炎证，以及多种热毒证及湿热证；又能用治体虚者的便秘证及多种胃肠积滞证。

【本草述要】

1.《名医别录》　平胃，下气，除痰实，肠间结热，心腹胀满，女子寒血闭胀，小腹痛，诸老血留结。

2.《药性论》　主寒热，消食，炼五脏，通女子经候，利水肿，破痰实，冷热积聚，宿食，利大小肠，贴热毒肿，主小儿寒热时疾，烦热，蚀脓，破留血。

【现代研究】

1. 化学成分　主要成分为蒽醌衍生物，包括蒽醌苷和双蒽醌苷等。双蒽醌苷中有番泻苷A、B、C、D、E、F；游离型的苷元有大黄酸、大黄酚、大黄素、芦荟大黄素、大黄素甲醚等。另含鞣质类物质、有机酸和雌激素样物质等。

2. 药理作用　促进肠蠕动、抑制肠内水分吸收以促进排便；保肝、利胆；保护胃黏膜、抗急性胰腺炎；止血、降血脂、改善血液流变学指标；抗病原体、抗感染等作用。

熟大黄　Shudahuang
《神农本草经》

【基源】本品为蓼科植物掌叶大黄 *Rheum palmatum* L.、唐古特大黄 *Rheum tanguticum* Maxim. ex Balf. 或药用大黄 *Rheum officinale* Baill. 的干燥根及根茎切片，用黄酒拌蒸而成的炮制品。

【别名】将军、黄良、火参、肤如、蜀大黄、锦纹大黄。

【食用性能】苦，微寒。归大肠、脾、胃、心、肝经。

【食用功能】缓泻积滞，清热解毒，活血祛瘀。

【药食用治】

1. 大便秘结，胃肠积滞　本品泻下力较生大黄和缓，故热结便秘而体质较弱者尤为适宜，常与芒硝、厚朴、枳实配伍，以增强泻下攻积之力，用治阳明腑实证。

2. 实火上炎，目赤咽肿　本品苦降，能使上炎之火下泄而清热泻火，用治火邪上炎所致的目赤、咽喉肿痛、牙龈肿痛等症，常配黄芩、栀子等同用。

3. 瘀血证　本品有较好的活血逐瘀通经作用，既下瘀血，又清瘀热，为治疗瘀血证的常用药。用治妇女产后瘀阻腹痛、恶露不尽者，常与桃仁、土鳖虫等同用；治妇女瘀血经闭，可与桃核、桂枝等配伍；治跌打损伤、瘀血肿痛，常与当归、红花等同用。

【食用方法】煎服，用量3～15g。

【使用注意】本品为寒滑之品，易伤正气，如非实证，不宜妄用。其性沉降，且善活血祛瘀，故妇女怀孕、月经期、哺乳期应忌用。

【特点】本品是生大黄酒蒸而成，苦而微寒，泻下作用缓和，能减轻腹痛之副作用，并增强活血祛瘀的作用。

【本草述要】

1.《神农本草经》　主下瘀血、血闭寒热，破症瘕积聚、留饮宿食，荡涤肠胃，推陈致新，通利水谷，调中化食，安和五脏。

2.《名医别录》　平胃，下气，除痰实，肠间结热，心腹胀满，女子寒血闭胀，小腹痛，诸老血留结。

【现代研究】

1. 化学成分　主要成分为蒽醌衍生物，包括蒽醌苷和双蒽醌苷等。熟大黄双蒽醌苷中仅存微量番泻苷A、B、C、D、E、F；游离型的苷元有大黄酸、大黄酚、大黄素、芦荟大黄素、大黄素甲醚等。另含鞣质类物质、有机酸和雌激素样物质等。

2. 药理作用　促进肠蠕动、抑制肠内水分吸收以促进排便；保肝、利胆；保护胃黏膜、抗急性胰腺炎；止血、降血脂、改善血液流变学指标；抗病原体、抗感染等作用。

苍术　Cangzhu
《神农本草经》

【基源】本品为菊科多年生草本植物茅苍术 *Atractylodes lancea*（Thunb.）DC. 或北苍术 *Atractylodes chinensis*（DC.）Koidz. 的根茎。

【别名】赤术、青术、仙术、马蓟。

【食用性能】辛、苦，温。归脾、胃经。

【食用功能】燥湿健脾，明目。

【药食用治】

1. 风湿疮　本品味苦燥湿，可疗风湿疮。"苍术酒：治脚下重。用苍术三十斤洗净打碎，以东流水三担，浸二十日，去茎，以汁浸面。如家酝酒法。酒熟，任意饮之。"（《食鉴本草》）

2. 脾虚飧泄　本品能健脾止泻。"苍术二两，小椒一两（去目，炒）。上为极细末，醋糊为丸，如桐子大，每服二十丸或三十丸，食前温水下。"（《素问病机保命集》椒

术丸）

3. 眼目昏涩 本品能明目，用治夜盲症及眼目昏涩。可单用，或配羊肝、冬菇、玄参、黄酒等，如《养生食疗菜谱》之黄焖参术羊肝。

【食用方法】酒、焖、煎服，用量 5 ~ 10g。

【使用注意】《药性论》曰：苍术"忌桃、李、雀肉、菘菜、青鱼"。本品苦温燥烈，阴虚内热及气虚多汗者忌服。

【特点】本品善入中焦，苦温燥湿以祛湿浊，辛香健脾以和脾胃，对湿阻中焦、脾失健运而致脘腹胀闷、呕恶食少、吐泻乏力、舌苔白腻等症最为适宜。且辛散苦燥，既能祛在外之风湿，又善化内停之湿滞，长于祛湿，可用治外感风寒湿之身重疼痛、风寒湿痹及湿浊带下、湿疮、湿疹等湿邪为患之证。现代亦用之治疗夜盲及角膜软化症。

【本草述要】

1.《珍珠囊》 能健胃安脾，诸湿肿非此不能除。

2.《本草纲目》 治湿痰留饮，或挟瘀血成窠囊，及脾湿下流，浊沥带下，滑泻肠风。

3.《玉楸药解》 燥土利水，泄饮消痰，行瘀，开郁，去漏，化癖，除癥，理吞酸去腐，辟山川瘴疠，回筋骨之痿软，清溲溺之混浊。

4.《本草求原》 止水泻飧泄，伤食暑泻，脾湿下血。

【现代研究】

1. 化学成分 含苍术醇（系 β- 桉油醇和茅术醇的混合结晶物）及少量苍术酮、维生素 A 样物质、维生素 B、菊糖等成分。

2. 药理作用 抗溃疡、抗肠痉挛、促进胃肠运动、镇静、抗缺氧、降血糖、排钠、排钾等作用。此外，尚有一定的抑菌及抗菌作用。

泽泻 Zexie
《神农本草经》

【基源】本品为泽泻科植物泽泻 *Alisma orientalis*（Sam.）Juzep. 的块茎。

【别名】水泽、如意花。

【食用性能】甘、淡，寒。归肾、膀胱经。

【食用功能】利水渗湿，泄热。

【药食用治】

水肿、小便不利、泄泻、淋浊、带下、痰饮等 本品甘淡渗湿，其利水作用较茯苓强，且性寒能泄肾与膀胱之热，下焦湿热者尤为适宜，常配伍猪苓、茯苓、薏苡仁等同用。用治痰饮停聚，清阳不升之眩晕，可配伍白术；用治湿热淋浊、小便短赤，常配伍车前子、滑石等同用。

【食用方法】煎服，用量 5 ~ 10g。

【使用注意】本品畏海蛤、文蛤。（《本草经集注》）

【特点】本品淡渗，其利水作用较强，治疗水湿停蓄之水肿、小便不利及痰饮停聚，清阳不升之头目昏眩；又能利小便而实大便，以治湿盛泄泻；且既能清膀胱之热，又能泄肾经之虚火，下焦湿热者尤为适宜，用治肾阴不足，虚火亢盛及淋证、遗精、带下等证。

【本草述要】

1.《神农本草经》　主风寒湿痹，乳难，消水，养五脏，益气力，肥健。

2.《名医别录》　补虚损五劳，除五脏痞满，起阴气，止泄精、消渴、淋沥，逐膀胱、三焦停水。

3.《药性论》　主肾虚精自出，治五淋，利膀胱热，直通水道。

【现代研究】

1.化学成分　含泽泻醇 A、B、C，以及挥发油、生物碱、胆碱、卵磷脂、天冬素、树脂等成分。

2.药理作用　降压、降血脂、降血糖、抗脂肪肝、抑菌。此外，有明显的利尿作用，能增加尿量，增加尿素与氯化物的排泄，且对肾炎患者利尿作用更为明显。

干姜　Ganjiang
《神农本草经》

【基源】本品为姜科多年生草本植物姜 *Zingiber officinale* Rosc. 的根茎。

【别名】白姜、均姜、干生姜。

【食用性能】辛，热。归心、肺、脾、胃经。

【食用功能】温中散寒，回阳通脉，温肺化饮。

【药食用治】

1.虚寒腹痛　本品辛热入中焦，能温中散寒止痛，主治脾胃虚寒之腹痛，常配伍高良姜、粳米，如《寿世青编》之干姜粥。

2.寒痢青色　本品辛热燥烈，主入脾胃而长于温中散寒，健运脾阳，为温暖中焦之主药，常用于治疗寒痢。干姜切豆大，海米饮服六、七枚，日三夜一（《补缺肘后方》）。

3.亡阳证　本品辛热，具有祛散里寒、回阳通脉之功。用治心肾阳虚，阴寒内盛所致之亡阳厥逆，脉微欲绝，常配伍羊肉、制附子、炙甘草、黄酒等，如《养生食疗菜谱》之四逆羊肉汤。

4.寒饮喘咳　本品辛热，入肺经，可温肺散寒化饮。用治寒饮喘咳、形寒背冷、痰多清稀之证，常与细辛、麻黄等同用，如小青龙汤。

【食用方法】粥、煎服，用量 3 ~ 10g。

【使用注意】本品辛热燥烈，阴虚有热、血热妄行者及孕妇慎用。

【特点】本品功善温脾胃，健运脾阳，为温暖中焦之主药，用治脾胃寒证之腹痛、呕吐、泄泻等。与附子同用，以助其回阳救逆之力，用治亡阳证，古时有"附子无姜不热"之说。入脾胃、肺经，既能温散肺中寒邪，以利肺之宣降，而痰饮可化，又能温运脾胃，以去湿浊，可绝生痰之源，故常用治寒饮咳喘、痰多清稀者。

【本草述要】

1.《唐本草》 治风，下气，止血，宣诸络脉，微汗。

2.《日华子本草》 消痰下气，治转筋吐泻，腹藏冷，反胃干呕，瘀血，扑损，止鼻洪，解冷热毒，开胃，消宿食。

3.《医学启源》《主治秘要》云：通心气，助阳，去脏腑沉寒，发诸经之寒气，治感寒腹痛。

【现代研究】

1. 化学成分 干姜含挥发油约 2%，主要成分是姜烯、水芹烯、莰烯、姜烯酮、姜辣素、姜酮、龙脑、姜醇、柠檬醛等；尚含树脂、淀粉，以及多种氨基酸。

2. 药理作用 有镇静、镇痛、抗感染、止呕及短暂升高血压的作用；能明显延长大鼠实验性血栓形成时间，增加大鼠胆汁分泌量，有显著灭螺和抗血吸虫作用。

高良姜　Gaoliangjiang
《名医别录》

【基源】本品为姜科多年生草本植物高良姜 *Alpinia officinarum* Hance 的根茎。

【别名】良姜、蛮姜、风姜、膏良姜。

【食用性能】辛，热。归脾、胃经。

【食用功能】温胃止呕，散寒止痛。

【药食用治】

1. 胃寒呕吐 本品性辛热，具有温散寒邪、和胃止呕之功。用治胃寒之噫气、呕吐者，可用本品配羊肉、萝卜、陈皮、葱白等，如《食疗方》之羊肉羹。亦可以干姜研末，另用大枣煎汤送服，治霍乱呕吐不止，如《圣济总录》冰壶汤。

2. 胃寒脘腹冷痛 本品辛散温通，善散寒止痛，为治胃寒脘腹冷痛之常用药。常配伍草果、陈皮、胡椒、公鸡等，如《饮膳正要》之良姜炖鸡块；亦可与炮姜同用，如二姜丸。用治胃寒肝郁，脘腹胀痛，常配伍香附同用，以疏肝散寒止痛。

【食用方法】炖、羹、煎服，用量 3 ~ 10g。研末服，每次 3g。

【使用注意】阴虚有热者、胃热者禁服。

【特点】本品具有温中散寒止痛作用，功似干姜而温胃之功过之。常用治胃脘寒痛，亦可用于胃寒呕逆、泻痢和寒疝等证。

【本草述要】

1.《名医别录》 主暴冷、胃中冷逆、霍乱腹痛。

2.《本草拾遗》 下气，益声。煮作饮服之，止痢及霍乱。

3.《滇南本草》 治胃气疼，肚腹疼痛。

【现代研究】

1. 化学成分 含挥发油 0.5% ~ 1.5%，油中主要成分为 1,8- 桉叶素、桂皮酸甲酯、丁香油酚、蒎烯、荜澄茄烯及辛辣成分高良姜酚等；尚含黄酮类高良姜素、山奈素、山奈酚、槲皮素、异鼠李素等。

2. 药理作用 具有镇痛、抗感染、抗溃疡、抗菌、抗血栓形成等作用。

木香 Muxiang
《神农本草经》

【基源】本品为菊科多年生草本植物木香 *Aucklandia lappa* Decne. 的根。

【别名】蜜香、青木香、五香、五木香、南木香、广木香。

【食用性能】辛、苦，温。归脾、胃、大肠、肝、胆经。

【食用功能】行气止痛，健脾消食。

【药食用治】

1. 脾胃气滞证 本品辛行苦泄温通，善开壅导滞、升降诸气，能通行脾胃之滞气，为行气止痛之要药。用治脾胃气滞，脘腹胀痛，可以木香配伍檀香、丁香、砂仁、红曲等，如《清太医院配方》之神仙药酒丸。

2. 泻痢里急后重 本品辛行苦降，归大肠经，善行大肠之滞气，为治湿热泻痢里急后重之要药，常配伍黄柏等清热燥湿药同用，如香连丸。用治食积气滞，湿热蕴结，大便秘结，或泻而不爽，常配伍槟榔、陈皮、大黄等同用。

3. 胁痛，黄疸 本品能行气调中，入肝胆经而疏利肝胆，开郁止痛，故可用治湿热郁蒸，脾失运化，肝失疏泄，气机阻滞之脘腹胀痛、胁痛、黄疸，常配伍柴胡、郁金、大黄、茵陈等同用。

此外，本品具有强烈的芳香之气，可醒脾开胃，在补益药中用之，能减轻补益药的腻胃和滞气之弊。

【食用方法】酒、煎服，用量3～10g。生用行气力强，煨用行气力缓而多用于止泻。

【使用注意】本品辛温香燥，易伤阴血，故阴虚、津亏、火旺者慎服。

【特点】本品辛行苦泄温通，善于通行脾胃气滞，具有良好的行气止痛作用，为治脾胃气滞所致脘腹胀痛之要药；亦善于通行大肠之气，使肠道气机通畅，而大便通调，后重自除，用治大肠气滞所致泻痢、里急后重等症。生品擅于行气止痛，多用治脾胃气滞之脘腹胀满疼痛、肝郁气滞之胁肋疼痛。煨木香实肠止泻，多用于泄泻腹痛。

【本草述要】

1.《日华子本草》 治心腹一切气，止泻，霍乱，痢疾，安胎，健脾消食。疗羸劣，膀胱冷痛，呕逆反胃。

2.《本草纲目》 木香，乃三焦气分之药，能升降诸气。

3.《药品化义》 香能通气，和合五脏，为调诸气要药。

【现代研究】

1. 化学成分 主含挥发油，油中成分为木香醇、木香烯内酯等。尚含甘氨酸、瓜氨酸等20种氨基酸及胆胺、木香碱、有机酸等。

2. 药理作用 能促进消化液分泌和胃肠蠕动，利胆、抗消化性溃疡等作用；另有松弛气管平滑肌、抑菌、利尿及促进纤维蛋白溶解等作用。

香附 Xiangfu
《名医别录》

【基源】本品为莎草科多年生草本植物莎草 Cyperus rotundus L. 的根茎。

【别名】雀头香、雷公头、香附米、猪通草茹、三棱草根、苦羌头。

【食用性能】辛、甘、微苦，平。归肝、脾经。

【食用功能】调经止血，止痛，疏肝解郁。

【药食用治】

1. 治下血不止或成五色崩漏 香附子（去皮毛，略炒）为末。每服二钱，清米饮调下。(《本事方》)

2. 月经不调，痛经，乳房胀痛 本品辛散，能行气和血，具有疏肝解郁、行气散结、调经止痛之功。用治月经不调、痛经，常配伍鹿角胶、鳖甲、芡实、生姜、墨鱼、乌鸡肉等同用，如《中国药膳大全》之乌鸡白凤汤。用治乳房胀痛，可配柴胡、青皮、瓜蒌皮等同用。

3. 肝气郁滞证 本品辛散通行，入肝经，为疏肝解郁、行气止痛之要药。用治肝气郁结之抑郁不舒、胁肋胀痛，常配伍柴胡、枳壳同用，如柴胡疏肝散；用治寒凝气滞、肝气犯胃之胃脘疼痛，常配伍高良姜同用；用治寒疝腹痛，常配小茴香、乌药、吴茱萸等同用。

【食用方法】炖、煎服，用量 6 ~ 12g。醋炙止痛力增强。

【使用注意】血虚气弱者不宜单用，阴虚血热者慎服。

【特点】本品辛散行气，入肝经，为疏肝解郁、行气止痛之要药，常用治肝气郁结之情志抑郁、胁肋胀痛，寒凝气滞之胃脘疼痛、疝气疼痛等证。又能行气和血，使气血通利，疏泄调达，称为"气中血药"，故亦为妇科理气调经止痛要药，用治月经不调、痛经、乳房胀痛或结块等。

【本草述要】

1.《本草纲目》 利三焦，解六郁，消饮食积聚、痰饮痞满，跗肿腹胀，脚气，止心腹、肢体、头目、齿耳诸痛……妇人崩漏带下，月候不调，胎前产后百病……乃气病之总司，女科之主帅也。

2.《本草求真》 香附，专属开郁散气，与木香行气，貌同实异。木香气味苦劣，故通气甚捷，此则苦而不甚，故解郁居多，且性和于木香，故可加减出入，以为行气通剂，否则宜此而不宜彼耳。

3.《本草正义》 香附，辛味甚烈，香气颇浓，皆以气用事，故专治气结为病。

【现代研究】

1. 化学成分 本品含挥发油，油中主要成分为 β- 蒎烯、香附子烯、α- 香附酮、

β- 香附酮等；尚含生物碱、黄酮类及三萜类等。

2. 药理作用　对动物离体子宫、回肠平滑肌均有抑制作用，另有抑菌、促进胆汁分泌、保肝、强心、减慢心律及降低血压等作用，其挥发油有轻度雌激素样作用。

薤白　Xiebai
《神农本草经》

【基源】本品为百合科多年生草本植物小根蒜 *Allium macrostemon* Bge. 或薤 *Allium chinensis* G.Don 的地下鳞茎。

【别名】小根蒜、山蒜、苦蒜、小么蒜、小根菜。

【食用性能】辛、苦，温。归肺、心、胃、大肠经。

【食用功能】止痢，通阳散结，行气导滞。

【药食用治】

1. 赤白痢下　本品入胃、大肠经，有止痢之功。薤白一握，切，煮作粥食之（《食医心镜》）。此外，治疗小儿疳痢，可用鲜薤头洗净，捣烂如泥，用米粉和蜜糖适量拌和做饼，烤熟食之。

2. 胸痹证　本品辛散苦降，温通滑利，善散阴寒之凝滞，行胸阳之壅结，为治胸痹之要药。用治寒痰阻滞，胸阳不振之胸痹证，常配伍瓜蒌、半夏、枳实、桂枝等同用；用治痰瘀胸痹，可配伍丹参、红花、瓜蒌皮等同用。

【食用方法】炒食，盐渍或糖渍；煎汤，用量 5 ~ 10g，鲜品 30 ~ 60g；或入丸、散，亦可煮粥食。外用适量，捣敷，或捣汁涂。

【使用注意】本品"多食发热，忌与韭同"。（《随新居饮食谱》）

【特点】本品辛散苦降，温通滑利，散阴寒之凝滞，行胸阳之壅结，为治胸痹之要药，常与行气宽胸、通阳散结化痰、活血祛瘀之品配伍同用。能通调胃肠气机，消胀止痛，用治胃寒气滞之脘腹痞满胀痛，以及湿热内蕴，胃肠气滞之胸腹胀满、泻痢后重等证。

【本草述要】

1.《名医别录》　归于骨。除寒热，去水气，温中散结。诸疮中风寒水肿，以涂之。

2.《千金·食治》　能生肌肉，利产妇。骨鲠在咽不下者，食之则去。

3.《唐本草》　白者补而美，赤者主金疮及风。

【现代研究】

1. 化学成分　本品含大蒜氨酸、甲基大蒜氨酸等，醇提取物含有前列腺素 A_1 和 B_1 等。

2. 药理作用　薤白提取物能明显降低血脂及血清过氧化脂质，抗血小板凝集，预防实验性动脉粥样硬化，抗心肌缺氧、缺血等作用；煎剂对痢疾杆菌、金黄色葡萄球菌、肺炎球菌有抑制作用。

鲜白茅根 Xianbaimaogen
《神农本草经》

【基源】本品为禾本科多年生草本植物白茅 *Imperata cylindrica* Beauv.var.*major*（Ness）C.E.Hubb. 的根茎。

【别名】茅根、地管、茹根、蓝根。

【食用性能】甘，寒。归肺、胃、膀胱经。

【食用功能】凉血止血，清热利尿，清肺胃热。

【药食用治】

1. 血热出血证　本品味甘性寒入血分，能清血分之热而凉血止血，凡吐血、衄血、咳血、尿血、崩漏等多种血热出血之证，皆可应用本品配伍旱莲草、粳米，如《中华养生药膳大典》之旱莲草粳米粥。因其性寒降，入膀胱经，能清热利尿，导热下行，故对膀胱湿热蕴结而致尿血、血淋之证尤为适宜，可单用茅根煎汁或鲜品捣汁服用有效，或配伍其他止血药同用，以增强疗效。又可单用本品治疗鼻衄，如《妇人良方》捣汁服治鼻衄不止。

2. 热淋，水肿，黄疸　本品能清热利尿通淋，有利水而不伤阴的特点，为治湿热淋证、水肿之良品。治热淋时，常以白茅根配伍车前子、白糖，如《中草药新医疗法资料选编》之茅根车前饮；治疗水肿，小便不利，可单用本品煎服，也可与其他清热利尿药同用；治湿热黄疸，常配猪肉、油、盐同用，如《中国传统医学丛书·中医营养》之白茅根炖猪肉。

3. 胃热呕吐，肺热咳喘　本品甘寒，归肺胃经，既能清胃热而止呕，又能清肺热而止咳。用治胃热呕吐，常与芦根、竹茹等清胃热、止呕逆药同用；用治肺热咳喘，常配清肺化痰、止咳平喘之品，如与桑白皮同用。

【食用方法】粥、炖、煎服，用量 15～30g，鲜品加倍。清热凉血、利尿退黄多生用，止血亦可炒炭用。

【使用注意】脾胃虚寒者忌服；溲多不渴者忌服。

【特点】本品能清肺、胃、膀胱之热，善治热性病引起的咳血、吐血、衄血、尿血及水肿、小便不利等证。其味甘性寒，除清热外尚能养阴生津而止渴，故还可治热病烦渴、胃热呕吐、肺热咳嗽等证。

【本草述要】

1.《神农本草经》　主劳伤虚羸，补中益气，除瘀血，血闭，寒热，利小便。

2.《名医别录》　下五淋，除客热在肠胃，止渴，坚筋，妇人崩中。

3.《日华子本草》　主妇人月经不匀。

【现代研究】

1. 化学成分　含有白茅素、芦竹素、羊齿醇等三萜烯类，以及有机酸、糖类化合物、钾、钙等。

2. 药理作用　促凝血，显著缩短出凝血时间，明显缩短兔血浆复钙时间；生品止血作用优于茅根炭，有利尿作用；煎液对宋内氏痢疾杆菌、弗氏痢疾杆菌有轻度的抑制作用；并有消炎、抗病毒、解酒毒、镇痛等作用。

三七　Sanqi
《滇南本草》

【基源】本品为菊科植物三七草 *Grynura segetum*（Lour.）Merr. 的根。

【别名】金不换、紫三七、血当归、水三七、菊三七。

【食用性能】甘、苦，温。归肝、胃经。

【食用功能】补虚强壮，化瘀止血，活血定痛。

【药食用治】

1. 虚损劳伤　本品有补虚强壮的作用。治疗虚损劳伤时，常以三七配伍枸杞、母鸡、猪肉等，如《中国药膳学》之红杞田七鸡。此外，民间常以本品与母鸡或猪肉炖服，治疗虚劳病。

2. 吐血衄血　本品味甘微苦性温，入肝经血分，功善止血，又能化瘀，有止血不留瘀、化瘀不伤正的特点，诚为止血之良药。对人体内外各种出血，无论有无瘀滞，均可应用，尤以有瘀滞者为宜。三七一钱，自嚼，米汤送下（《濒湖集简方》）。

3. 跌打损伤，瘀滞肿痛　本品活血化瘀而消肿定痛，为治瘀血诸证之佳品，前人誉为"金疮杖疮之圣药"。凡跌打损伤、瘀血肿痛，或筋骨折伤等，本品皆为首选药物。可单味应用，以三七为末，黄酒或白开水送服；或配伍母鸡、生姜、料酒等，如《延年益寿妙方》之三七蒸鸡。

【食用方法】多研末吞服，用量每次 1 ~ 3g；煎服，用量 3 ~ 10g；亦入丸散。外用适量，研末外掺或调敷。

【使用注意】孕妇慎用。

【特点】本品具有止血不留瘀、化瘀不伤正的优点。善治体内外各种出血证，尤以有瘀滞者为宜，诚为血证良药；又适用于出血兼有瘀滞之证及跌打损伤、瘀血肿痛，或筋骨折伤等证，为伤科要药。此外，因其具有化瘀之功，常用治冠心病心绞痛、脑出血后遗症等。

【本草述要】

1.《本草纲目新编》　三七根，止血之神药也。无论上、中、下之血，凡有外越者，一味独用亦效，加入于补气补血药中则更神。盖此药得补而无沸腾之患，补红得此而有安静之休也。

2.《玉揪药解》　三七能和营止血，通脉行瘀，行瘀血而敛新血。凡产后、经期、跌打、痈肿，疮痕，一切瘀血皆破；凡吐衄、崩漏、刀伤、箭伤，一切新血皆止。

3.《本草求真》　三七，世人仅知功能止血止痛。殊不知痛因血瘀而疼作，血因敷散而血止。三七气味苦温，能于血分化其血瘀。

【现代研究】

1. 化学成分 含三七皂苷、五加皂苷、槲皮苷、槲皮素、β-谷甾醇。

2. 药理作用 止血，缩短凝血时间；抗凝，抑制血小板聚集，促进纤溶，降低全血黏度；增加冠脉流量，降低心肌耗氧量，抗心律失常，消炎及镇痛；另有加速消除运动性疲劳，增强体质，增加脑力和记忆力等作用。

茜草 Qiancao
《神农本草经》

【基源】本品为茜草科植物茜草 *Rubia cordifolia* L. 的根及根茎。

【别名】红茜草、蘆茹、蒐、茜根。

【食用性能】苦，寒。归肝经。

【食用功能】凉血化瘀止血，通经。

【药食用治】

1. 血热夹瘀之出血证 本品味苦性寒，专入肝经血分，既能凉血，又能化瘀，具有较好的止血作用。适用于血热或瘀血所致的出血证，对于血热夹瘀的各种出血证尤为适宜。治疗血热吐血，轻者可单用煎服，或以本品配伍黑豆、甘草，治疗吐血后虚热、躁渴，如《圣济总录》茜草丸。

2. 血瘀经闭，跌打损伤，风湿痹痛 本品能通经络，行瘀滞，利关节，用治经闭、跌打损伤、风湿痹痛等血瘀经络闭阻之证，尤多用于妇科。治疗血瘀经闭，单用本品酒煎服，或配桃仁、红花、当归等活血通经之品；治疗跌打损伤，可单味泡酒服，或配三七、乳香、没药等活血疗伤之品；治疗痹证，也可单用浸酒服，或配伍独活、海风藤等祛风通络之品。

【食用方法】煎服，用量 10 ~ 15g，大剂量可用 30g；亦入丸散。止血炒炭用，活血通经生用或酒炒用。

【使用注意】脾胃虚寒者慎用。

【特点】本品苦能开泄，寒可清热，专行血分，具有生行熟止的特点。生品既能活血化瘀，又能止血；炒用能凉血止血。故生用善治跌打损伤、瘀血作痛和发热等；炒炭善治血热夹瘀的吐血、便血、衄血，以及月经过多、带下不止、崩漏等。

【本草述要】

1.《神农本草经》 主寒湿风痹，黄疸，补中。

2.《本草纲目》 茜根，气温行滞，味酸入肝而咸走血，手足厥阴血分之药也，专于行血活血。俗方用治女子经水不通，以一两煎酒服之，一日即通，甚效。

3.《医林纂要》 茜草，色赤入血分，泻肝则血藏不瘀，补心则血用而能行，收散则用而不费；故能剂血气之平，止妄行之血而祛瘀通经，兼治痔瘘疮疡扑损。

【现代研究】

1. 化学成分 含环己肽系列物、蒽醌、还原萘醌、酶类及 β-谷甾醇等。

2. 药理作用　缩短家兔凝血时间，止血；轻度抗凝血效应；另有兴奋子宫、抗肿瘤、升白细胞、抑菌、祛痰、镇咳、增加冠脉流量等作用。

白及　Baiji
《神农本草经》

【基源】本品为兰科多年生草本植物白及 *Bletilla striata*（Thunb.）Reichb.f. 的块茎。

【别名】连及草、甘根、箬兰、朱兰。

【食用性能】苦、甘、涩，微寒。归肺、胃、肝经。

【食用功能】收敛止血，消肿生肌。

【药食用治】

1. 体内外诸出血证　本品为收敛止血之要药，可用治咳血、衄血、吐血、便血及外伤出血等体内外诸出血证。治诸内出血证，用单味研末，糯米汤调服；治外伤或金创伤出血，可单味研末外掺或水调外敷。因其主归肺、胃经，故尤多用于肺、胃出血之证。治疗胃出血之吐血、便血，常配收敛止血、制酸止痛的乌贼骨；治疗肺痨咳血，常配燕窝，如《饮食疗法·续一》之白及炖燕窝，或用白及配伍化瘀止血的三七。

2. 治疗肺痿肺烂　本品有补肺消肿生肌之效，可用于肺痿。以猪肺一具、白及片一两，将猪肺挑去血筋血膜、洗净，同白及入瓦罐，加酒煮熟，食肺饮汤，或稍用盐亦可；或将肺蘸白及末食更好。（《喉科心法》白及肺）

3. 痈肿疮疡，水火烫伤，手足皲裂，肛裂　本品寒凉苦泄，能消散痈肿；味涩质黏，能敛疮生肌。作为外疡消肿生肌的常用药，内服与外用皆宜。治疗痈肿疮疡，初起可配伍清热解毒消痈之品，如与银花、皂刺、乳香等同用；若疮痈已溃，久不收口者，单用本品研末外掺。治水火烫伤，可以本品研末，用油调敷，或以白及粉、煅石膏粉、凡士林调膏外用，能促进生肌结痂。治手足皲裂、肛裂，可以之研末，麻油调涂，能促进裂口愈合。

4. 治疗跌打骨折　酒调白及末二钱服。（《永类钤方》）

【食用方法】炖、煎服，用量 3 ~ 10g；大剂量可用至 30g；亦可入丸、散。入散剂，每次用 2 ~ 5g；研末吞服，每次 1.5 ~ 3g；外用适量。

【使用注意】外感咳血、肺痈初起及肺胃有实热者忌服；反乌头，忌同服。《本草经集注》云："紫石英为之使。恶理石。畏李核、杏仁。"

【特点】本品味涩质黏，苦泄寒清，为收涩止血之要药，以善止肺胃出血见长；故本品内服善治肺胃损伤的咳血、吐血、便血等证。此外，本品微寒清热，入血分又有消肿敛疮生肌作用。外敷治疮痈肿毒，疮疡初起未成脓者可使之消散，疮痈溃脓、久不收口者可使之生肌收口。

【本草述要】

1.《神农本草经》　主痈肿恶疮败疽，伤阴死肌，胃中邪气，贼风鬼击，痱缓不收。

2.《本草汇言》　白及，敛气、渗痰、止血、消痈之药也。此药质极黏腻，性极收涩，味苦气寒，善入肺经。凡肺叶破损，因热壅血瘀而成疾者，以此研末日服，能坚敛肺脏，封填破损，痈肿可消，溃破可托，死肌可去，脓血可洁，有托旧生新之妙用也。

3.《本草求真》 白及，方书既载功能入肺止血，又载能治跌扑折骨，汤火灼伤，恶疮痈肿，败疽死肌，得非以收不收，似涩不涩，似止不止乎？不知方言功能止血者，是因性涩之谓也；书言能治痈疽损伤者，是因味辛能散之谓也。此药涩中有散，补中有破，故书又载去腐、逐瘀、生新。

【现代研究】

1. 化学成分 含二氢菲并吡喃等菲衍生物，并含蒽醌衍生物、有机酸、白及胶、淀粉、葡萄糖、挥发油、黏液质等。

2. 药理作用 缩短凝血时间及抑制纤溶，有良好的局部止血作用。另有抗溃疡、预防肠粘连、抗肿瘤、抗休克、抗结核杆菌等作用。

川芎 Chuanxiong
《神农本草经》

【基源】本品为伞形科多年生草本植物川芎 *Ligusticum chuanxiong* Hort. 的根茎。

【别名】京芎、西芎、抚芎、台芎。

【食用性能】辛，温。归心、肝经。

【食用功能】祛风止痛，活血行气。

【药食用治】

1. 头痛，风湿痹痛 本品辛温升散，性善疏通，能"上行头目"，祛风止痛，为治头痛之要药。可单用为散，浸酒饮之，《斗门方》中以京芎细锉，酒浸服之，治疗偏头疼；或随证配伍可治疗多种头痛，无论风寒、风湿、风热、血虚、血瘀头痛皆宜，故有"头痛必须用川芎"之说。本品辛散温通，能祛风通络止痛，又可治风湿痹痛，常与白芷、鳙鱼头、胡椒通用，如《家庭食疗手册》之川芎白芷炖鱼头。本品治疗风湿痹痛时，又可配伍海桐皮、薏苡仁，如《普济方》之海桐皮酒。

2. 血瘀气滞痛证 本品辛散温通，既能活血，又能行气，为"血中气药"，广泛用于血瘀气滞所致的胸、胁、腹诸痛证。治肝郁气滞而致血行不畅之胸胁疼痛，常配柚子皮、青木香、醪糟、红糖，如《重庆草药》之柚皮醪糟；或与柴胡、白芍、香附等同用，如柴胡疏肝散。因其尤善"下行血海"，而"下调经水"，故为妇科活血调经之要药。通过配伍，可用治疗多种妇科瘀血之证。治疗血瘀经闭、痛经，常配伍干地龙、红花、桃仁、玉米面、小麦粉、白糖等，如《常见病的饮食疗法》之地龙桃花饼；或配伍红花、桃仁、当归等同用，如桃红四物汤。治疗冲任虚寒而有瘀滞的月经不调、痛经，常配伍吴茱萸、桂枝、当归等同用，如温经汤。治产后恶露不下，瘀阻腹痛，常配伍当归、桃仁、炮姜等同用，如生化汤。此外，伤科的跌仆损伤，外科的疮疡痈肿，也可随证配伍用之。

【食用方法】炖、泡酒、饼、煎服，用量 3 ~ 10g。

【使用注意】本品温燥，阴虚火旺者慎用；孕妇慎用。

【特点】本品辛香行散，温通血脉，既能活血祛瘀以调经，又能行气开郁而止痛，且能上行头目。常用于血瘀气滞所致的胸、胁、腹诸痛证，为治头痛之要药；也可下行血海而下调经水，故为妇科调经之要药，可用于治疗多种妇科瘀血之证。

【本草述要】

1.《日华子本草》 治一切风，一切气，一切劳损，一切血，补五劳，壮筋骨，调众脉，破癥结宿血，养新血，长肉，鼻洪，吐血及溺血，痔瘘，脑痈发背，瘰疬瘿赘，疮疖，及排脓消瘀血。

2.《医学启源》 补血，治血虚头痛。

3.《本草汇言》 上行头目，下调经水，中开郁结，血中气药。

【现代研究】

1.化学成分 含挥发油，并含生物碱（如川芎嗪）、阿魏酸等。

2.药理作用 川芎嗪能抑制血管收缩，扩张冠状动脉，增加冠脉流量，改善心肌缺氧及肠系膜微循环，并能降低心肌耗氧，抑制血小板聚集，可使孕兔离体子宫收缩加强；阿魏酸能调节免疫，抗放射损伤；并有镇痛、镇静、解痉、降血压、抗肿瘤、抑菌、平喘等作用。

姜黄　Jianghuang
《新修本草》

【基源】本品为姜科多年生草本植物姜黄 *Curcuma longa* L. 的根茎。

【别名】宝鼎香、黄姜。

【食用性能】辛、苦，温。归肝、脾经。

【食用功能】活血行气，通经止痛。

【药食用治】

1.心痛难忍 本品辛散苦泄温通，入血分能活血行瘀，入气分能行散滞气，使瘀散滞通而痛解，广泛用于血瘀气滞诸痛证。治疗心痛难忍，以姜黄一两，桂三两，为末，醋汤服一钱（《经验方》）。

2.风湿痹痛 本品辛散温通，外散风寒，内行气血，善通痹止痛，为治风湿肩臂疼痛之良药，常配羌活、防风、当归等同用。

此外，取其活血消肿止痛之功，可外用治牙痛及疮疡痈肿。

【食用方法】煎服，用量 3 ~ 10g。外用适量。

【使用注意】孕妇慎用。

【特点】本品辛散温通苦泄，能内行气血，消痈肿、破瘀血；外散风痹、通络止痛。适用于气滞血瘀引起的胸胁刺痛、心腹疼痛、痛经、闭经、外伤瘀肿作痛诸证，以及风湿痹痛等，尤以风湿肩臂痛为适宜。

【本草述要】

1.《新修本草》 主心腹结积，痓忤，下气破血，除风热，消痈肿。

2.《本草述》 治气证瘕证，胀满喘噎，胃脘痛，腹胁肩背及臂痛，痹，疝。

【现代研究】

1. 化学成分 含挥发油及姜黄素。

2. 药理作用 姜黄素有明显的降血脂作用，能增加心肌血流量，增加纤溶酶活性，抑制血小板聚集，有利胆作用，能增加胆汁的生成和分泌，并增加胆囊的收缩；姜黄煎剂及浸剂对小鼠、豚鼠及兔子宫均有兴奋作用，并有保护胃黏膜、抗溃疡、消炎、解痉、抗氧化、抑菌、抗生育等作用。

丹参 Danshen
《神农本草经》

【基源】本品为唇形科多年生草本植物丹参 *Salvia miltiorrhiza* Bge. 的根。

【别名】赤参、紫丹参。

【食用性能】苦，微寒。归心、肝经。

【食用功能】活血祛瘀止痛，凉血消痈，除烦安神。

【药食用治】

1. 寒疝腹痛 本品药性平和，能祛瘀生新，活血不伤正，广泛用于寒、瘀所致的各种疼痛。本品治疗寒疝之时，可配伍乌鸡肉、鹿角胶、人参等，如《中国药膳大全》之乌鸡白凤汤。治血脉瘀阻之胸痹心痛，脘腹疼痛。治寒疝，小腹及阴中相引痛，自汗出，欲死：以丹参一两为末，每服二钱，热酒调下（《圣惠方》）。

2. 疮疡痈肿 本品性寒，既凉血又活血，有清瘀热消痈肿之功，可用于热毒瘀阻引起的疮痈肿毒，此时可配伍黄豆、蜜、冰糖、黄酒等，如《常见慢性病食物疗养法》之丹参黄豆汁；疮痈重者，亦可配金银花、连翘等同用。

3. 心烦不眠 本品性属寒凉，入心经，既能凉血活血，又能清心除烦而安神，治疗心烦失眠时可配伍猪里脊肉等，如《中国药膳大全》之丹参烤里脊。用于温热病热入营分之心烦少寐，常配生地黄、玄参等同用，如清营汤。

【食用方法】煲、烤、煎服，用量 10 ~ 15g。活血化瘀宜酒炙用。

【使用注意】无瘀血或有出血倾向的患者慎用，孕妇慎用。不宜与藜芦同用。

【特点】本品苦能降泄，寒能凉血，主治妇女月经不调，为妇科要药。因其性偏寒凉，故对血热瘀滞者尤为适宜。主治月经不调、血滞经闭、产后瘀阻腹痛、心腹疼痛、癥瘕积聚、肢体疼痛，或热入营血引起的高热不退、神昏谵语、烦躁不寐、斑疹隐隐，以及疮痈肿痛、乳痈肿痛等证。

【本草述要】

1.《神农本草经》 主心腹邪气，肠鸣幽幽如走水，寒热积聚；破癥除瘕，止烦满，益气。

2.《日华子本草》 养神定志，通利关脉。治冷热劳，骨节疼痛，四肢不遂；排脓止痛，生肌长肉；破宿血，补新生血；安生胎，落死胎；止血崩带下，调妇人经脉不匀，血邪心烦；恶疮疥癣，瘿赘肿毒，丹毒；头痛，赤眼，热温狂闷。

【现代研究】

1.化学成分 含丹参酮、丹参素、丹参酸、苷类、氨基酸等。

2.药理作用 扩张冠状动脉，增加冠脉流量，改善心肌缺血、梗死和心脏功能，调整心律，抗凝；可抑制或减轻肝细胞变性、坏死及炎症反应，促进肝细胞再生，并有抗纤维化作用，提高机体耐缺氧能力；促进组织修复，加速骨折愈合。此外，还有增强免疫、抑菌、消炎、催眠、降血脂、抗衰老、降低血糖及抗肿瘤作用。

川牛膝　Chuanniuxi
《神农本草经》

【基源】本品为苋科多年生草本植物川牛膝（甜牛膝）*Cyathula officinalis* Kuan 的根。

【别名】甜牛膝、拐牛膝、大牛膝。

【食用性能】甘、微苦，性平。归肝、肾经。

【食用功能】逐瘀通经，通利关节，利水通淋。

【药食用治】

1.血滞经闭、痛经、产后腹痛，跌仆伤痛 本品活血祛瘀，可用于多种血瘀之证。因性善下行，长于活血通经，故尤多用于妇科、伤科瘀血凝滞之证。治瘀阻经闭、痛经、月经不调、产后腹痛，常配当归、桃仁、红花等同用；治跌打损伤、腰膝瘀痛，常配海桐皮、薏苡仁、白酒等，如《普济方》之海桐皮酒。

2.淋证，水肿，小便不利 本品性善下行，功能通淋行瘀。治诸淋涩痛，常配冬葵子、瞿麦、车前子、滑石等同用；治水肿、小便不利，常配泽泻、车前子等同用。

【食用方法】泡酒、煎服，用量6~15g。

【使用注意】活血通经、利水通淋、引火（血）下行宜生用，补肝肾、强筋骨宜酒炙用。下元不固，滑精者慎用，孕妇慎用。月经过多者忌服。

【特点】本品可治风湿关节痛和腰膝酸痛或下肢痿软无力，以及瘀阻所致月经不调、痛经、闭经、产后腹痛、跌仆伤痛等。此外，还有利尿通淋之功，可治血淋尿血、小便淋沥不快等。川牛膝偏于活血通经，用于瘀血阻滞、经脉不通等证。

【本草述要】

1.《名医别录》 除脑中痛……妇人月水不通……止白发。

2.《本草纲目》 治久疟寒热，五淋尿血，茎中痛，下痢，喉痹，口疮，齿痛，痈肿恶疮，伤折。

【现代研究】

1.化学成分 含异杯苋甾酮、5-表杯苋甾酮、苋菜甾酮、后甾酮、前杯苋甾酮等成分。

2.药理作用 兴奋子宫平滑肌，抗生育、抗着床及抗早孕；扩张血管，改善微循环，降血压，降低全血黏度、血细胞比容；消炎，镇痛，消肿；另有提高机体免疫功能、抗衰老、降低血糖等作用。

怀牛膝 Huainiuxi
《神农本草经》

【基源】本品为苋科多年生草本植物牛膝 *Achyranthes bidentata* Bl. 的根。

【别名】对节草、土牛膝。

【食用性能】苦、酸，平。归肝、肾经。

【食用功能】补肝肾，强筋骨，活血祛瘀，利水通淋，引火（血）下行。

【药食用治】

1.腰膝酸痛，下肢痿弱 本品能补肝肾、强筋骨，治肝肾亏虚之腰腿酸痛、软弱无力者，常配伍人参、鹿肉等，如《药膳》之人参鹿肉汤；亦常与杜仲、续断、补骨脂等同用。治痹痛日久，腰膝酸痛者，常配独活、桑寄生等同用，如独活寄生汤。治下肢痿软者，常配五加皮、木瓜、鸡、猪脊骨等，如《全幼心鉴》之治小儿脚痿行迟方。

2.血滞经闭，痛经、产后腹痛，跌扑伤痛 本品活血祛瘀，可用于多种血瘀之证。因性善下行，长于活血通经，故尤多用于妇科、伤科瘀血凝滞之证。治瘀阻经闭、痛经、月经不调、产后腹痛，常配当归、桃仁、红花等同用；治跌打损伤、腰膝瘀痛，常配续断、当归、乳香等同用。

3.淋证，水肿，小便不利 本品性善下行，能通淋行瘀。治诸淋涩痛，常配冬葵子、瞿麦、车前子、滑石等同用；治水肿、小便不利，常配泽泻、车前子等同用。

4.头痛，眩晕，牙龈肿痛，口舌生疮，以及吐血、衄血等 本品性善下行，能引血下行，以降上炎之火，可治火热上逆诸证。治肝阳上亢之头痛眩晕，可配代赭石、生牡蛎、生龟板等同用，如镇肝熄风汤；治胃火上炎之齿龈肿痛、口舌生疮，可配生地黄、石膏、知母等同用，如玉女煎；治气火上逆，迫血妄行之吐血、衄血，可配白茅根、栀子等同用。

【食用方法】煎服，用量6～15g。活血通经、利水通淋、引火（血）下行宜生用，补肝肾、强筋骨宜酒炙用。

【使用注意】下元不固，滑精者慎用；孕妇慎用。月经过多者忌服。

【特点】本品可治风湿关节痛和腰膝酸痛或下肢痿软无力，以及瘀阻所致月经不调、痛经、闭经、产后腹痛、跌扑伤痛等。其苦泄下行，能引血（火）下行，还可治血热上逆引起的吐血、鼻衄，虚火上炎所致之口舌生疮、咽肿疼痛，以及肝肾阴虚、肝阳上亢之眩晕头痛等。此外，还有利尿通淋之功，可治血淋尿血、小便淋沥不快等。另外，怀牛膝偏于补肝肾、强筋骨，用于肝肾不足的腰膝软弱等证。

【本草述要】

1.《神农本草经》 主寒湿痿痹，四肢拘挛，膝痛不可屈伸，逐血气，伤热火烂，堕胎。

2.《滇南本草》 散结核，攻瘰疬，退痈疽、疥癫、血风、牛皮癣、脓窠。

3.《本草备要》 酒蒸则益肝肾，强筋骨，治腰膝骨痛，足痿筋挛，阴痿失溺，久疟，下痢，伤中少气；生用则散恶血，破癥结，治心腹诸痛，淋痛尿血，经闭难产，喉痹齿痛，痈疽恶疮。

【现代研究】

1.化学成分 含皂苷，羟基促脱皮皮甾酮、牛膝甾酮，多种昆虫变态激素，以及镍、铁、铜、锰、铬等成分。

2.药理作用 兴奋子宫平滑肌，抗生育、抗着床及抗早孕；扩张血管，改善微循环，降血压，降低全血黏度、血细胞比容；消炎，镇痛，消肿；另有提高机体免疫功能、抗衰老、降低血糖等作用。

益母草　Yimucao
《神农本草经》

【基源】本品为唇形科一年或二年生草本植物益母草 *Leonurus japonicas* Houtt. 的全草。

【别名】野麻、九塔花、山麻。

【食用性能】苦、辛，微寒。归肝、心、膀胱经。

【食用功能】活血调经，利水消肿，清热解毒。

【药食用治】

1.瘀血块结腹痛，痛经闭经 本品苦泄辛散，主入血分，善活血调经、祛瘀生新，尤为妇科经产要药，故有益母之名。治血滞经闭、痛经及产后瘀滞腹痛，可用益母草配伍童子鸡、鲜月季花、冬菇等，如《华夏药膳保健顾问》之坤草童鸡；或单用本品熬膏服，或益母草一两，水、酒各半煎服（《阎东本草》）。治闭经，可用益母草、乌豆、红糖、老酒各一两，煎服，连服一周。

2.水肿，小便不利 本品既能利水消肿，又能活血化瘀，尤宜用于水瘀互阻的水肿。可单用，或配伍鸡蛋，如《食疗药膳》之益母草煮鸡蛋；水肿及小便不利重者，亦可配白茅根、泽兰等同用。

3.疮痈肿毒 本品有清热解毒消肿之功，治疮痈肿毒，多配伍蒲公英、连翘等同用。

【食用方法】炖、煮、煎服，或熬膏，入丸剂，外用适量捣敷或煎汤外洗，用量10～30g。清热泻火宜生用，止血宜炒用或炒炭用。

【使用注意】孕妇慎用。阴虚血少无瘀者不宜服。

【特点】本品辛散苦泄，功善活血祛瘀调经，为妇科经产要药，不论胎前、产后均可应用，能起到生新血、祛瘀血的作用，故可治血滞月经不调、经行不畅、小腹胀痛、月经闭阻、产后瘀阻腹痛、恶露不尽等证。另有利尿消肿之效，可治小便不利、水肿等证。

【本草述要】

1.《神农本草经》 主癥疹痒。

2.《本草拾遗》 捣苗，敷乳痈恶肿痛者；又捣苗绞汁服，主浮肿下水，兼恶毒肿。

3.《本草衍义》 治产前产后诸疾，行血养血；难产作膏服。

4.《本草蒙筌》 去死胎，安生胎，行瘀血，生新血。治小儿疳痢。

【现代研究】

1. 化学成分 含生物碱（益母草碱、水苏碱等）、黄酮类（洋芹素、槲皮素等），并含二萜类、挥发油、脂肪酸等。

2. 药理作用 本品对多种动物的子宫呈兴奋作用，使子宫收缩频率、幅度及紧张度增加；能增加冠脉流量，减慢心率，改善微循环，防治心肌梗死，抑制血栓形成；能扩张外周血管及降低血压；并有抗真菌、利尿等作用。

骨碎补　Gusuibu
《神农本草经》

【基源】本品为水龙骨科附生蕨类植物槲蕨 *Drynaria fortune*（Kunze）J.Sm. 的干燥根茎。

【别名】崖姜、岩连姜、爬岩姜、肉碎补、石碎补。

【食用性能】苦，温。归肝、肾经。

【食用功能】活血续伤，补肾强骨。

【药食用治】

1. 跌打损伤，筋骨损伤，瘀滞肿痛 本品能行血脉、续筋骨、疗伤痛，为伤科要药。内服外用均有效，尤宜于骨折筋损之证。可以骨碎补100g，杵烂，同生姜母、菜油、茹粉少许，炒敷患处（《闽东本草》）。亦可单用本品浸酒服，并外敷，亦可水煎服；或配伍狗肉、人参、黑豆等，如《嵩崖尊生》之气虚狗肉汤。病证重者可配没药、自然铜等同用。

2. 肾虚腰痛脚弱，耳鸣耳聋 本品性温入肾，能补肾阳、强筋骨、益虚损，可治肾虚诸证。治肾虚腰痛、足膝痿弱，可配猪肾同用，如《濒湖集简方》之骨碎补煨猪肾，或与补骨脂、牛膝等同用；治肾虚耳鸣、耳聋、牙痛，可配熟地黄、山茱萸、泽泻等同用；治肾虚久泻，可单用，或配补骨脂、益智仁、吴茱萸等同用。

此外，本品还可用治斑秃、白癜风等证。

【食用方法】煲、煨、煎服，用量10～15g。外用适量。

【使用注意】本品性温助阳，阴虚内热者宜慎用。本品"忌羊肉、羊血、芸薹菜"（《得配本草》）。

【特点】本品味苦行血，性温补肾，有温肾阳、强筋骨、活血续伤接骨的作用，可治肾虚腰腿疼痛、耳鸣耳聋及跌仆筋骨损伤、瘀血停积疼痛等证。

【本草述要】

1.《日华子本草》 治恶疮，蚀烂肉，杀虫。

2.《开宝本草》 主破血，止血，补伤折。

3.《本草正》 疗骨中邪毒，风热疼痛，或外感风湿，以致两足痿弱疼痛。

4.《广西中药志》 治小儿疳积。

【现代研究】

1. 化学成分 含里白烯、里白醇等多种脂溶性成分，以及柚皮苷、骨碎补双氢黄酮苷等。

2. 药理作用 降血脂，抗动脉硬化；能促进骨对钙的吸收，提高血钙和血磷水平，从而有利于骨折的愈合；有强心、镇静和镇痛作用；并对链霉素的耳毒性有一定的解毒作用。

桔梗　Jiegeng
《神农本草经》

【基源】本品为桔梗科植物桔梗 *Platycodon grandiflorum*（Jaoq.）A.DC. 的根。

【别名】符蒀、白药、利如、梗草、卢如。

【食用性能】苦、辛，平。归肺经。

【食用功能】宣肺化痰止咳，利咽消肿，排脓。

【药食用治】

1. 咳嗽痰多，胸闷不畅 本品辛散苦泄，宣开肺气而利胸膈，长于祛痰，并可止咳，为治咳嗽痰多之要药，无论寒热皆可应用。本品治疗咳嗽时，可配伍猪肾、番茄、桑叶、百部等，如《养生食疗菜谱》之百日咳腰片冻；治疗风寒咳嗽，配发散风寒、宣肺化痰之品，如杏苏散以之与紫苏、杏仁等同用；治风热犯肺的咳嗽，则宜配伍疏风清热药，如桑菊饮以之与桑叶、菊花、杏仁等同用；治痰壅气滞之胸痹、烦闷，常配宽胸利气、化痰消滞之品。

2. 咽喉肿痛，失音 本品能宣肺利咽开音，善治咽痛音哑之证，无论外感、热毒、阴虚所致，均可用之。治疗咽喉肿痛，可以桔梗适量，水一升，煎成半升，温服（《本草纲目》）。

3. 肺痈吐脓 本品能利肺排脓，常用治肺痈吐脓、咳嗽胸痛等证。可配化痰解毒之品，如临床上可配鱼腥草、冬瓜仁等以加强清肺排脓之效。

此外，本品又可宣开肺气而通二便，用治癃闭、便秘。

【食用方法】煎服，用量 3～10g；或入丸、散剂。

【使用注意】用量过大易致恶心呕吐。

【特点】本品善于开宣肺气而祛痰浊，载药上行，引经入肺。适用于风寒、风热咳嗽，痰阻气滞之咳嗽胸闷及肺痈吐脓等证。

【本草述要】

1.《名医别录》 利五脏肠胃，补血气，除寒热风痹，温中消谷、疗咽喉痛，下蛊毒。

2.《药性论》 去积气，消积聚痰涎，去肺热气促嗽逆，除腹中冷痛，主中恶及小儿惊痫。

3.《本草衍义》 治肺痈。

4.《中药形性经验鉴别法》 催乳。

【现代研究】

1.化学成分 含多种皂苷，主要为桔梗皂苷，亦含甾体、脂肪油、脂肪酸等成分。

2.药理作用 有祛痰、镇咳、消炎、抗溃疡等作用，亦有镇静、镇痛、解热、降血糖、降胆固醇、解痉等作用。

川贝母　Chuanbeimu
《神农本草经》

【基源】本品为百合科多年生草本植物川贝母 *Fritillaria cirrhosa* D.Don、暗紫贝母 *F.unibracteata* Hsiao et K.C.Hsia、甘肃贝母 *F.przewalskii* Maxim. 和梭砂贝母 *Fritillaria delavayi* Franch. 的鳞茎。

【别名】黄虻、勄、贝母、空草、贝父、药实。

【食用性能】苦、甘，微寒。归肺经。

【食用功能】清热化痰，润肺止咳，散结消肿。

【药食用治】

1.虚劳咳嗽，肺热燥咳 本品性寒能清化热痰，又味甘性润能润化燥痰，还能止咳，故尤宜于内伤久咳，阴伤肺燥、痰少咽干或痰中带血之证。治肺阴虚劳嗽，久咳有痰者，可将川贝母与粳米、白糖等同用，如《资生录》之贝母粥，此时宜可与养阴润肺化痰之品同用，如沙参、麦冬等；治肺热、肺燥咳嗽，常配梨、猪肺等，如《饮食疗法·续一》之川贝雪梨煲猪肺，或配知母以清肺润燥，化痰止咳；痰热较甚者，可与蛇胆汁配伍，如成药蛇胆川贝末（液）。本品在清化热痰的同时，还能排脓，与清热解毒消痈之品相配。

2.瘰疬、乳痈、肺痈等 本品能清化郁热，化痰散结。治痰火郁结之瘰疬，常配解毒消痈、软坚散结之品，如消瘰丸以之配玄参、牡蛎等。治热毒壅结之乳痈、肺痈，常配蒲公英、鱼腥草等以清热解毒，消肿散结。

【食用方法】粥、煲、煎服，用量 3～10g；研末服，用量 1～2g。

【使用注意】贝母不宜与乌头同用。

【特点】本品味甘性微寒兼有润肺之功，善治燥咳久嗽。

【本草述要】

1.《神农本草经》 伤寒烦热，淋沥邪气疝瘕，喉痹乳难，金疮风痉。

2.《名医别录》 疗腹中结实，心下满，洗洗恶风寒，目眩项直，咳嗽上气，止烦热渴，出汗，安五脏，利骨髓。

3.《日华子本草》 消痰，润心肺。末，和砂糖为丸含，止嗽。烧灰油调，敷人畜恶疮，敛疮口。

4.《常用中药临证指要》 有清热化痰止咳，清热散结的功效。

【现代研究】

1.化学成分 含川贝碱、川贝酮碱、贝母辛碱、梭砂贝母芬酮碱等多种生物碱。

2.药理作用 有镇咳、祛痰、平喘、降血压、抑菌及松弛平滑肌等作用。

平贝母　Pingbeimu
《神农本草经》

【基源】本品为百合科植物平贝母 *Fritillaria ussuriensis* Maxim. 的干燥鳞茎。

【别名】平贝。

【食用性能】微苦，微寒。归肺经。

【食用功能】清肺，化痰，止咳。

【药食用治】

肺热咳嗽　本品治疗因燥热伤肺致灼津成痰者，症见咯痰不利、咽喉干燥。燥痰不化，阻碍肺气的肃降，则见呛咳，故采用清热化痰、润肺止咳之法，使痰消热解，肺润咳止。常用本品配瓜蒌清热化痰、润肺止咳，配桔梗化痰利咽，天花粉清热生津，如《医学心悟》贝母瓜蒌散；或以本品配知母，如《验方新编》二母汤。治肺热咳嗽多痰咽干，配杏仁、甘草同用，如《圣济总录》贝母丸。

【食用方法】煎服，用量 3 ～ 10g；研末服，用量 1 ～ 2g。

【使用注意】贝母不宜与乌头同用。

【特点】本品常用治肺热咳嗽、痰多胸闷等证。功效与川贝相似，而力稍缓。

【本草述要】

1.《本草别说》 能散心胸郁结之气贝母，治心中气不快多愁郁者殊有功。

2.《本草经疏》 贝母，肺有热，因而生痰，或为热邪所干，喘嗽烦闷，必此主之，其主伤寒烦热者，辛寒兼苦，能解除烦热故也。

【现代研究】

1.化学成分 鳞茎含西贝母碱 –3β–D– 葡萄糖甙、贝母辛碱、西贝母碱、平贝碱甲、平贝碱乙、平贝碱丙及平贝碱甙等成分。

2.药理作用 有抗溃疡作用、中枢抑制作用，以及祛痰和降血压作用。

浙贝母 Zhebeimu
《本草正》

【基源】本品为百合科多年生草本植物浙贝母 *Fritillaria thunbergii* Miq. 的鳞茎。

【别名】大贝、象贝。

【食用性能】苦，寒。归肺经。

【食用功能】清热化痰，散结消痈。

【药食用治】

1. 风热咳嗽，痰热咳嗽 本品治疗风热咳嗽宜配发散风热药，常配桑叶、淡豆豉、杏仁等药以增其疏散风热，止咳化痰之效。本品为清化痰热之要药，治疗痰热咳嗽常配甜杏仁、冰糖等，如民间所用之浙贝杏仁露；亦可配瓜蒌、天花粉、桔梗等药以清热化痰、润肺止咳，如《医学心悟》贝母瓜蒌散。

2. 瘰疬，瘿瘤，痰核 本品能苦泄清热，开郁散结。治瘰疬、结核、瘿瘤，配玄参、牡蛎；治瘿瘤，增入海藻、昆布尤佳。

3. 痈疡疮毒，肺痈 本品治痈疡疮毒配清热、解毒药连翘、蒲公英等（《山东中草药手册》）。治肺痈，配清肺热药如鱼腥草、芦根、金荞麦等。

此外，治妊娠、小便难，饮食如故，当归贝母苦参丸主之（《金匮要略》）。

【食用方法】用量3～10g，或入丸、散剂。外用适量研末撒或调敷。

【使用注意】反乌头，不宜同用。脾胃虚寒及有湿痰者不宜用。

【特点】本品常用治痰热咳嗽、肺痈、肺痿，以及瘰疬、痈肿等证。浙贝母苦寒开泄，清火散结作用较强，以治瘰疬、痈肿见长。

【本草述要】

1.《本草从新》 去时感风痰。

2.《纲目拾遗》 解毒利痰，开宣肺气，凡肺家夹风火有痰者宜此。

3.《山东中草药手册》 清肺化痰，制酸，解毒。治感冒咳嗽、胃痛吐酸、痈毒肿痛。

【现代研究】

1. 化学成分 含浙贝母碱、去氢浙贝母碱、贝母辛碱、异浙贝母碱等。

2. 药理作用 有明显的镇咳及兴奋子宫作用。

湖北贝母 Hubeibeimu
《轩岐救正论》

【基源】本品为百合科植物湖北贝母（*Fritillaria hupehensis* Hsiao et K.C.Hsia）的干燥鳞茎。

【别名】窑贝、板贝。

【食用性能】甘、苦，微寒。归肺经。

【食用功能】润肺，止咳，化痰。

【药食用治】

1.肺虚久咳有痰者，或肺肾阴亏，虚火上炎证 症见咽喉燥痛、咳嗽气喘、手足烦热、舌红少苔、脉细数，宜配麦冬、百合以养肺阴，润肺止咳，配生地黄、熟地黄以滋肾阴，配桔梗化痰以利咽喉，合奏养阴清热、润肺化痰之功，使阴液充足，肺肾得养，虚火自降，诸症自能随之而愈，如《医方集解》中的百合固金汤。

2.肺痈，疮痈 常配蒲公英、鱼腥草等清热解毒之品；或以本品与白芷等分为末，酒调服，如《永类钤方》方。

【食用方法】用量4~9g，或研末冲服。

【使用注意】本品反乌头，不宜同用。脾胃虚寒及有湿痰者不宜用。

【特点】本品常用治肺燥咳嗽、肺痈、肺痿，以及瘰疬、痈肿等证。

【本草述要】

1.《日华子本草》 消痰，润心肺。末和沙糖丸含，止嗽。烧灰油调，敷人畜恶疮，敛疮口。

2.《本草会编》 治虚劳咳嗽，吐血咯血，肺痿肺痈，妇人乳痈、痈疽及诸郁之证。

【现代研究】

1.化学成分 主含甾体生物碱，包括贝母素甲、贝母素乙、湖贝甲素、湖贝乙素、湖贝嗪、湖贝辛、湖贝啶、湖贝苷及鄂贝辛等。

2.药理作用 有镇咳、祛痰、平喘作用，扩瞳作用及扩血管作用。

远志 Yuanzhi
《神农本草经》

【基源】本品为远志科植物远志 *Polygala tenuifolia* Willd. 或卵叶远志 *Polygala sibirica* L. 的干燥根。

【别名】棘菀、小草、细草、线儿茶、小草根。

【食用性能】苦、辛，微温。归心、肾、肺经。

【食用功能】安神益智，祛痰开窍，消散痈肿。

【药食用治】

1.失眠，健忘，惊悸 本品苦辛温，主入心肾经，既能开心气而宁心安神，又能通肾气而强志不忘，为交通心肾、宁心安神、益智强志之佳品。主治心肾不交之心神不宁、失眠健忘、惊悸不安等证，可与猪心、茯神、酸枣仁等同用，如《四川中药志》之猪心枣仁汤。

2.癫痫惊狂 本品辛行苦泄温通，既能利心窍，又能逐痰涎。故可用治痰阻心窍之癫痫抽搐、惊风发狂等证。如治癫痫昏仆、痉挛抽搐者，常与化痰息风止痉之品如半夏、天麻、全蝎等同用；若治惊风癫狂发作，则与豁痰开窍之品如石菖蒲、郁金、白矾等配伍。

3. 咳嗽痰多 本品苦温性燥，入肺经，有较好的祛痰止咳作用。可用治痰多黏稠、咳吐不爽等，单用即效，或与其他化痰止咳药如杏仁、贝母、瓜蒌、桔梗等配伍以增效。

4. 痈疽疮毒，乳痈肿痛 本品辛行苦泄通利，功擅疏通气血之壅滞而消散痈肿。治疗各种痈疽疮毒，不问寒热虚实，皆可应用，内服、外用均有疗效。内服可单用为末，黄酒送服；外用可将远志隔水蒸软，加少量黄酒捣烂敷患处。

【食用方法】炖、煎服，用量 5 ~ 15g。外用适量。

【使用注意】实火或痰热等证均当慎用，有胃炎及胃溃疡者慎用。

【特点】本品用治心肾不交之惊悸怔忡、失眠健忘等证；又有辛温通利、苦燥祛痰、化痰散结、开窍醒神的作用，适用于痰多之咳嗽及因痰湿壅塞在经络或痰阻心窍而产生的痈疽、癫痫等。

【本草述要】

1.《神农本草经》 主咳逆伤中，补不足，除邪气，利九窍，益智慧，耳目聪明，不忘，强志倍力。

2.《本草经集注》 杀天雄、附子毒。

3.《名医别录》 定心气，止惊悸，益精，去心下膈气、皮肤中热、面目黄。

4.《药性论》 治心神健忘，坚壮阳道。主梦邪。

【现代研究】

1. 化学成分 含皂苷、脂肪油、树脂、生物碱、果糖等成分。

2. 药理作用 有祛痰、镇静、催眠、抗惊厥、降压、利尿、抑菌等作用，尚有改善记忆障碍的作用。

天麻 Tianma
《神农本草经》

【基源】本品为兰科多年寄生草本植物天麻 *Gastrodia elata* Bl. 的块茎。

【别名】赤箭、鬼督邮、离母、龙皮、定风、赤箭脂、独摇芝、合离草。

【食用性能】甘，平。归肝经。

【食用功能】息风止痉，平抑肝阳，祛风通络。

【药食用治】

1. 肝风内动，惊痫抽搐 本品主入肝经，功善息风止痉，且味甘质润，药性平和。故可用治各种病因之肝风内动，惊痫抽搐，不论寒热虚实，皆可配伍应用。如治小儿急惊风，常与羚羊角、钩藤、全蝎等息风止痉药同用；用治小儿脾虚慢惊，则与人参、白术、白僵蚕等药配伍；用治小儿诸惊，可与全蝎、制南星、白僵蚕同用；若用治破伤风痉挛抽搐、角弓反张，又与天南星、白附子、防风等药配伍。

2. 眩晕，头痛 本品既息肝风，又平肝阳，为治眩晕、头痛之要药。不论虚证、实证，随不同配伍皆可应用。用治肝阳上亢之眩晕、头痛，常与川芎、茯苓、鲜鲤鱼等同用，如《中国药膳学》之天麻鱼头，或配伍钩藤、石决明、牛膝等同用；用治风痰上扰之眩晕、头痛，痰多胸闷者，常与半夏、陈皮、茯苓、白术等同用；若头风攻注，偏正头痛，头晕欲倒者，可配等量川芎为丸。

3. 风湿痹痛，肢体麻木，手足不遂 本品又能祛外风、通经络、止痛。若治风湿痹痛、关节屈伸不利者，多与白花蛇、秦艽、糯米酒等同用，如《本草纲目》之白花蛇酒；用治中风手足不遂、筋骨疼痛等，可与没药、制乌头、麝香等药配伍；用治妇人风痹，手足不遂，可与牛膝、杜仲、附子浸酒服。

【食用方法】炖、煎服，用量 3 ～ 10g。研末冲服，每次 1 ～ 1.5g。

【特点】本品味甘质润，药性平和，用治肝阳上亢之眩晕头痛，肝风内动之惊痫抽搐；又可祛外风，通经络，止痛，治疗风湿肩背作痛、肢体酸痛麻木；亦可治疗中风偏瘫等证。具有平肝阳，息肝风，且既息内风又息外风的特点。

【本草述要】

1.《神农本草经》 主恶气，久服益气力，长阴肥健。

2.《名医别录》 消痈肿，下支满，疝，下血。

3.《药性论》 治冷气顽痹，瘫缓不遂，语多恍惚，多惊失志。

4.《日华子本草》 助阳气，补五劳七伤，通血脉，开窍。

【现代研究】

1. 化学成分 含天麻苷、天麻苷元、β- 甾谷醇和胡萝卜苷、柠檬酸及其单甲酯、棕榈酸、琥珀酸和蔗糖等，尚含天麻多糖、维生素 A、多种氨基酸、微量生物碱，以及多种微量元素，如铬、锰、铁、钴、镍、铜、锌等。

2. 药理作用 有降低外周血管、脑血管和冠状血管阻力，以及降压、减慢心率的作用；天麻多糖有免疫活性。

人参 Renshen

《神农本草经》

【基源】本品为五加科多年草本植物人参 *Panax ginseng* C.A.Mey. 的根。

【别名】人衔、鬼盖、人微、土精、血参、地精。

【食用性能】甘、微苦，微温。归肺、脾、心经。

【食用功能】大补元气，补脾益肺，生津，安神益智。

【药食用治】

1. 元气虚脱证 本品能大补元气，复脉固脱，为拯危救脱之要药。适用于因大汗、大泻、大失血或大病、久病所致元气虚极欲脱，气短神疲，脉微欲绝的重危证候。单用有效，如独参汤；若气虚欲脱兼见汗出、四肢逆冷者，常配附子同用，以补气固脱、回阳救逆，如参附汤；若气虚欲脱兼见汗出口渴、舌红干燥者，常配麦冬、五味子同用，以补气养阴，敛汗固脱，如《备急千金要方》之生脉饮。

2. 脾气不足证 本品补益脾气，为补脾气之要药，可用治脾气虚弱之倦怠乏力、食少便溏等证，常配伍白术、茯苓等同用。若脾气虚弱，不能统血，导致长期失血者，本品能补气以摄血，常配伍黄芪、粳米、白糖、白术等，如《养生食疗菜谱》之人参黄芪粥。

3. 肺气亏虚证 本品补益肺气，为补肺气之要药，可用治肺气亏虚之短气喘促、懒言声微等证。常配伍鸭、蛤蚧、生姜、黄酒等，如《养生食疗菜谱》之参蛤蒸鸭；或配伍五味子、苏子、杏仁等同用，如补肺汤。

4. 津伤口渴，消渴证 本品能益气生津止渴。用治热伤气津者，常与知母、石膏同用，如白虎加人参汤；用治消渴，常配麦冬、五味子、乌梅、葛根等同用。

5. 心气虚证 本品有补益心气、安神益智之效，可改善心悸怔忡、失眠、多梦、健忘、胸闷气短等证。可单用，亦可配伍养血安神药同用，如天王补心丹。

6. 肾阳虚证 本品能益气以助阳，用治肾阳虚阳痿、宫冷不孕等证，常配伍黄芪、肉苁蓉、肉桂、益智仁、仙茅、淫羊藿、鹿肉等，如《药膳》之人参鹿肉汤；或配伍鹿茸、紫河车等补肾阳、益肾精之品。用治肾不纳气之虚喘，常配蛤蚧、五味子、胡桃肉等同用。

此外，本品还常与解表药、攻下药等祛邪药配伍，用于气虚外感或里实热结而邪实正虚之证，有扶正祛邪之效。

【食用方法】粥、蒸、煎服，用量 5～10g；挽救虚脱可用 15～30g。宜文火另煎兑服。野山参研末吞服，每次 2g，日服 2 次。

【使用注意】实证、热证而正气不虚者忌服。不宜与藜芦同用；畏五灵脂。

【特点】本品峻补元气、益气固脱，为拯危救脱要药，可挽元气耗散、体虚欲脱之危候；可补五脏之气，治疗诸脏气虚证，如心气虚心悸不寐，脾气虚倦怠乏力、食少便溏，肺气虚短气喘促、懒言声微，肾气虚腰膝酸软、遗精、滑精、遗尿等。因元气充足则脾胃运化正常，输精微，布津液，故又有生津止渴的功效，用治内热消渴及热病津伤口渴之证。其大补元气兼补五脏之气之功，又可达益气生血之效，故凡气血不足之证均可应用。此外，藉其大补元气之力，又能益气摄血、益气助阳，还用治气不摄血之出血证，以及元气不足、命门火衰之阳痿、不孕等。

【本草述要】

1.《神农本草经》 主补五脏，安精神，止惊悸，除邪气，明目，开心益智。

2.《名医别录》 疗肠胃中冷，心腹鼓痛，胸肋逆满，霍乱吐逆，调中，止消渴，通血脉，破坚积，令人不忘。

3.《药性论》 主五脏气不足，五劳七伤，虚损瘦弱，吐逆不下食，止霍乱烦闷呕哕，补五脏六腑，保中守神……消胸中痰，主肺痿吐脓及痫疾，冷气逆上，伤寒不下食，患人虚而多梦纷纭，加而用之。

4.《日华子本草》 调中治气，消食开胃。

【现代研究】

1. 化学成分 含多种人参皂苷、挥发油、氨基酸、微量元素，以及有机酸、糖类、维生素等。

2. 药理作用 抗疲劳，抗休克，促进学习记忆；提高机体免疫功能；促进蛋白质、RNA、DNA 的合成；增强下丘脑 – 垂体 – 肾上腺皮质轴及下丘脑 – 垂体 – 性腺轴功能等；增强器官和系统功能；尚有抗感染、抗过敏、抗利尿及抗肿瘤等多种作用。人参的药理活性常因机体功能状态的不同而呈双向作用。

西洋参 Xiyangshen
《本草从新》

【**基源**】本品为五加科多年生草本植物西洋参 *Panax quinquefolium* L. 的根。

【**别名**】西洋人参、洋参、西参、花旗参、广东人参。

【**食用性能**】甘、微苦，凉。归肺、胃经。

【**食用功能**】益肺降火，补气养阴，生津润燥。

【**药食用治**】

1. 肺阴虚证 本品甘微苦而凉，入肺经，善于益肺气、养肺阴、清肺火。肺阴虚火旺，失于宣发肃降，而见喘咳、痰少或痰中带血、烦倦口渴等症，可单用西洋参装胶囊服用，补肺养阴，清火生津，如《全国中成药产品集》西洋参胶囊。若阴虚肺弱日久，咳嗽痰喘、胸闷气短、口燥咽干、睡卧不安者，与罂粟壳、川贝母、五味子等配伍，滋阴补肺，止嗽定喘，即《北京市药品标准》洋参保肺丸。

2. 气阴两虚证 本品既能益气，又能养阴。外感热病或内伤不足，而致气阴两虚，症见身热多汗、口渴心烦、短气乏力等，可单用本品煎服；或配伍银耳，燕窝，如《疾病饮食疗法》之洋参雪耳炖燕窝；或配伍石斛、麦冬、知母等药，补气养阴，清热生津，如《温热经纬》王氏清暑益气汤。若内热消渴、气阴两虚者，亦可用本品配伍花粉、山药、黄芪等同用。

3. 津液亏虚证 本品具有养阴生津润燥之效。若肺胃津亏，口干舌燥者，单用即效，或与天冬、麦冬、知母、玉竹等药配伍，养阴生津之力更佳。

4. 肠热便血证 本品与龙眼肉同用，用治肠热津亏便血，有清肠润燥、生津止血之功。

【**食用方法**】炖、单煎兑服，或入丸、散剂。亦可制成口服液、冲剂、胶囊等现代剂型服用。用量 3 ~ 6g。

【**使用注意**】中阳虚衰、寒湿中阻及气郁化火者忌服。临床有口服西洋参 10g 而致过敏反应的报道，注意不可滥用。

【**特点**】西洋参以补气益阴生津为主，降火为辅，既能补气养阴，又能降火生津。本品主要治疗肺阴虚证、肺胃津亏证、肺气阴两虚证、肠热便血证。近代医家张锡纯认为，西洋参"性凉而补，凡用人参而不受人参之温补者，皆可以此代之"。

【**本草述要**】

1.《本草从新》 补肺降火，生津液，除烦渴。

2.《医学衷中参西录》 西洋参性凉而补，凡用人参而不受人参之温补者，皆可以此代之。

3.《药性考》 补阴退热，姜制益元扶正气。

【现代研究】

1. 化学成分 含皂苷类、挥发油类、氨基酸类、聚炔类、脂肪酸类、糖类、甾醇类、无机元素类、酶类、黄酮类等多种化学成分，主要活性成分是西洋参皂苷。

2. 药理作用 较为广泛。西洋参含片、胶囊、水煎液及皂苷具有抗缺氧、抗疲劳、改善和增强记忆的作用。西洋参多糖能升高白细胞、提高免疫力、抗肿瘤。西洋参皂苷具有中枢抑制、抗心律失常、抗应激、镇静，以及降血糖、降血脂的作用。

党参 Dangshen
《本草从新》

【基源】本品为桔梗科多年生草本植物党参 *Codonopsis pilosula*（Franch.）Nannf.、素花党参 *Codonopsis pilosula* Nannf. var.modesta（Nannf.）L.T.shen 或川党参 *Codonopsis tongshen* Oliv. 的根。

【别名】防党、狮头参、川党。

【食用性能】甘，平。归脾、肺经。

【食用功能】益气，养血，生津。

【药食用治】

1. 脾肺气虚证 本品性味甘平，主归脾肺二经，以补脾肺之气为主要作用。其补益脾肺之功与人参相似而力较弱，临床常用以代替古方中的人参，用治脾肺气虚之声音低微、懒言短气、四肢无力、食欲不佳，以及血虚萎黄等证。常配伍蜜黄芪、母鸡等，如《常见慢性病食物疗养法》之清蒸参芪鸡；或配伍黄芪、白术、茯苓、红枣等，如《养生食疗菜谱》之归脾桃仁脆饼。

2. 气血两虚证 本品既能补气，又能补血，常用于气虚不能生血，或血虚无以化气，而见面色苍白或萎黄、乏力、头晕、心悸之气血两虚证。此时常配伍鸡、白术、当归、熟地黄等，如《养生食疗菜谱》之香酥参归鸡；或配伍猪肚、制附子、龙眼肉、山药等，如《养生食疗菜谱》之参附蒸肚片。

3. 气津两伤证 本品有补气生津作用，可用治热伤气津之气短口渴证。

此外，本品亦常与解表药、攻下药等祛邪药配伍，用于气虚外感或里实热结而气血亏虚等邪实正虚之证，以扶正祛邪，使攻邪而不伤正。

【食用方法】蒸、饼、煎服，用量 10 ~ 30g。

【使用注意】据《药典》记载，本品不宜与藜芦同用。气滞、怒火盛者禁用（《得配本草》）。中满有火者忌之（《药笼小品》）。实证、热证禁服，正虚邪实证，不宜单独应用（《中华本草》）。

【特点】本品性味甘平，功效与人参相似，具有补脾气、补肺气、益气生津、益气生血及扶正祛邪之功，唯作用缓和，药力薄弱，可用于脾气虚、肺气虚、津伤口渴、消渴、血虚及气虚邪实之轻证；亦可加大用量代替人参使用。

【本草述要】

1.《本经逢原》 清肺。上党人参，虽无甘温峻补之功，却有甘平清肺之力，亦不似沙参之性寒专泄肺气也。

2.《本草从新》 补中益气，和脾胃除烦渴。

3.《纲目拾遗》 治肺虚，益肺气。

【现代研究】

1. 化学成分 含甾醇、党参苷、党参多糖、党参内酯、生物碱、挥发油、无机元素、氨基酸、微量元素等。

2. 药理作用 调节胃肠运动，抗溃疡；增强免疫、造血功能；强心，调节血压，抗心肌缺血；抗应激，兴奋呼吸中枢；延缓衰老、抗辐射等作用。

太子参　Taizishen
《中国药用植物志》

【基源】本品为石竹科多年生草本植物异叶假繁缕 *Pseudostellaria heterophylla*（Miq.）Pax ex Pax et Hoffm. 的块根。

【别名】孩儿参、童参。

【食用性能】味甘、微苦，平。归脾、肺经。

【食用功能】补气生津。

【药食用治】

脾肺气阴两虚证 本品甘、微苦，性略偏寒凉，属补气药中的清补之品，能补脾肺之气兼养阴生津。用治脾气虚弱、胃阴不足之食少倦怠、口干舌燥，常配苹果、糯米、山药、樱桃、天花粉等益脾气、养胃阴之品，如《养生食疗菜谱》之山药瓤苹果。治气虚津伤之肺虚燥咳，常配沙参、麦冬等养阴生津药；用治气阴两虚的心悸不眠、虚热汗多，宜与五味子、酸枣仁等敛阴安神之品同用。

【食用方法】煎服，用量 10 ~ 30g。

【使用注意】邪实正不虚者慎用。

【特点】本品性平力薄，作用平和，力量较缓，属气阴双补之品，具有益脾肺之气、补脾肺之阴、生津止渴之功，用治气阴不足之轻证，及热病后期，气阴两亏，倦怠自汗，口干少津而不受温补者，多入复方作辅助药应用。

【本草述要】

1.《中国药用植物志》 治小儿虚汗为佳。

2.《江苏药材志》 补肺阴，健脾胃。

3.《药材学》 补气、益血、生津。

4.《中药大辞典》 补肺健脾。

【现代研究】

1. 化学成分 含氨基酸、多糖、皂苷、黄酮、鞣质、香豆素、甾醇、三萜及多种微量元素等。

2. 药理作用 对淋巴细胞有明显的刺激作用，并有一定的抗缺氧、抗衰老作用。

黄芪 Huangqi
《神农本草经》

【基源】本品为豆科多年生草本植物蒙古黄芪 *Astragalus mebranceus*（Fisch.）Bge. var. *mongholicus*（Bge.）Hsiao 或膜荚黄芪 *Astragalus membranceus*（Fisch.）Bge. 的根。

【别名】戴糁、戴椹、独椹、芰草、蜀脂、百本、王孙。

【食用性能】甘，微温。归脾、肺经。

【食用功能】补气升阳，益卫固表，利水消肿，托毒生肌。

【药食用治】

1. 脾胃虚弱及中气下陷诸证 本品甘温，入脾胃经，既擅补中益气，又善升阳举陷，为补气升阳要药。用治脾气虚弱，倦怠乏力，食少便溏者，宜配伍党参、母鸡等，如《常见慢性病食物疗养法》之清蒸参芪鸡；用治中气下陷之久泻脱肛、内脏下垂等证，宜配伍党参、猪肠、黄酒、白糖等，如《常见慢性病食物疗养法》之参芪猪肠粽，或配伍鸡蛋、党参、炙甘草、红枣等，如《养生食疗菜谱》之补中益气糕。

2. 肺气虚及表虚自汗 本品入肺经，能补益肺气，益卫固表止汗。用治肺气虚弱，咳喘日久，气短神疲者，常配伍紫菀、款冬花、杏仁等同用；用治诸虚不足，身常汗出之证，常配牡蛎、麻黄根等同用，如牡蛎散；若因卫气不固，表虚自汗而易感风邪者，宜配白术、防风等同用，如玉屏风散。

3. 气虚水肿，尿少 本品既能补脾益气，又能利尿消肿，标本兼治，为治气虚水肿之要药，常与薏苡仁、赤小豆、鸡内金、金橘、糯米配伍，如《养生食疗菜谱》之黄芪内金粥，或配伍白术、茯苓等健脾利湿之品。

4. 气血亏虚，疮疡日久不愈 本品能补气托毒生肌。用治痈疽不溃，常配当归、穿山甲、皂角刺等同用，如透脓散；用治溃疡后期，疮口难敛者，常配人参、当归、肉桂等同用，如十全大补汤。

此外，本品能补气以生血，常配伍当归同用，治疗气虚血亏之面色萎黄、神倦脉虚等证，如当归补血汤；本品能补气以摄血，用治脾气虚不能统血所致的崩漏、下血等失血证，常配伍人参、白术等同用，如归脾汤；本品能补气行血以通痹滞，常配祛风湿、活血、通络药治疗气虚血滞、肢体麻木、关节痹痛、半身不遂等证，如补阳还五汤，或配伍干地龙、红花、玉米面、小麦粉、桃仁等，如《常见病的饮食疗法》之地龙桃花饼；本品能补气生津，促进津液的生成与输布而有止渴之效，用治气虚津亏的消渴证，常配山药、天花粉、葛根等同用，如玉液汤。

【食用方法】蒸、糕、粥、煎服，用量 10 ～ 15g，大剂量 30 ～ 60g。益气补中宜蜜炙用，余多生用。

【使用注意】凡表实邪盛、气滞湿阻、食积内停，阴虚阳亢、疮痈初起或溃后热毒尚盛等证均不宜用。临床报道，黄芪过量，可引起头晕、胸闷、失眠等症，或引起皮疹、瘙痒等过敏反应，重者出现过敏性休克。临床应用时应加以注意。

【特点】本品甘补温升，为补气升阳的要药，善补脾益气之功，兼能升阳举陷、利尿消肿，可用治脾气虚证，脾虚水湿失运之浮肿尿少，以及脾虚中气下陷诸证。又可补益肺气，益卫固表，故宜于脾肺气虚，卫气不固之气短神疲、气虚自汗之证。其补益力强，还有益气养血、益气摄血、益气行滞、益气生津的作用，适用于气虚血亏、气虚血脱、气滞血瘀、气津两伤的消渴，以及气血亏虚之疮疡难溃难腐，或溃久难敛诸证。

【本草述要】

1.《神农本草经》　主痈疽久败疮，排脓止痛，大风癞疾，五痔鼠瘘，补虚，小儿百病。

2.《名医别录》　主治妇人子脏风邪气，逐五脏间恶血，补丈夫虚损，五劳羸瘦，止渴，腹痛，泄痢，益气，利阴气。

3.《药性论》　治发背……主虚喘、肾衰、耳聋……疗寒热。

4.《日华子本草》　助气壮筋骨，长肉，补血，破癥瘕……瘰疬瘿赘，肠风，血崩，带下，赤白痢，产前后一切病，月候不匀，消渴，痰嗽。

【现代研究】

1. 化学成分　含苷类、多糖、黄酮、氨基酸、微量元素等。

2. 药理作用　增强机体免疫功能；增强心肌收缩力，抗心律失常，扩张冠状动脉和外周血管，降血压，降低血小板黏附力，减少血栓形成；促进机体代谢，降血脂，促进血清和肝脏蛋白质的更新；还有抗衰老、抗缺氧、抗辐射、保肝等作用。

白术　Baizhu
《神农本草经》

【基源】本品为菊科多年生草本植物白术 *Atractylodes macrocephala* koidz. 的根茎。

【别名】术、山姜、山连、山芥、天蓟、吃力伽。

【食用性能】甘、苦，温。归脾、胃经。

【食用功能】补气健脾，燥湿利水，止汗，安胎。

【药食用治】

1. 脾气虚弱　本品甘苦性温，主归脾胃经，为补气健脾的要药。用治脾虚气弱，食少便溏或泄泻，此时常配伍猪肉、槟榔、黄芪、炙甘草、猪油、猪骨等，如《养生食疗菜谱》之黄芪皱纹肉；或配人参、茯苓等同用，如四君子汤。

2. 脾虚痰饮，水肿　本品既补气健脾，又燥湿利水，为治痰饮、水肿的要药。与温阳化气、利水渗湿药配伍，用治脾虚中阳不振，痰饮内停者，此时常配伍黑鱼、制附子、茯苓等，如《养生食疗菜谱》之清蒸附片鱼；治脾虚水肿等证，常配茯苓、桂枝等同用。

3. 气虚自汗 本品益气固表止汗，作用与黄芪相似而力稍逊。用治脾肺气虚，卫气不固，表虚自汗，易感风邪者，宜配伍人参、黄芪、粳米等，如《养生食疗菜谱》之人参黄芪粥；或配伍黄芪、防风同用，如玉屏风散。

4. 脾虚胎动不安 本品具有补气健脾，促进水谷运化以安胎之功。常配伍鸭、党参、茯苓、炙甘草等，如《养生食疗菜谱》之四君蒸鸭。

【食用方法】蒸、煎服，用量 10 ~ 15g。炒用可增强补气健脾止泻作用。

【使用注意】本品性偏温燥，热病伤津及阴虚燥渴者不宜使用。

【特点】本品甘温补气，苦燥湿浊，既能补气健脾，又能燥湿、利尿，用于脾虚湿滞，症见食少、便溏或泄泻、痰饮、水肿、带下等，有标本兼顾之效。适当配伍，可用于脾虚中气下陷、脾不统血及气血两虚等证。又补脾实肌腠，固表止汗，用于卫气虚，肌表不固的自汗证。此外，本品具有安胎之效，因其长于补气健脾以助运化，又利水消肿，故临证常用于脾虚胎元失养之胎动不安，脾虚失运、湿浊中阻之妊娠恶阻，以及脾虚妊娠水肿等证。

【本草述要】

1.《神农本草经》 主风寒湿痹、死肌痉疸，止汗除热，消食。作煎饵，久服轻身，延年，不饥。

2.《名医别录》 主大风在身面，风眩头痛，目泪出，消痰水，逐皮间风水结肿，除心下急满及霍乱吐下不止，利腰脐间血，益津液，暖胃，消谷，嗜食。

3.《药性论》 破消宿食，开胃，去痰涎，除寒热，止下泄。

【现代研究】

1. 化学成分 含挥发油，油中主要有苍术酮、苍术醇、苍术醚、杜松脑、苍术内脂等，并含有果糖、菊糖、白术多糖，多种氨基酸及维生素 A 类成分等。

2. 药理作用 对肠管活动有双向调节作用，防治实验性胃溃疡，促进小肠蛋白质的合成，保肝利胆；提高细胞免疫功能；镇静、利尿、降血糖、抗菌、抗肿瘤等作用。

山药 Shanyao
《神农本草经》

【基源】本品为薯蓣科多年生缠绕性草本植物薯蓣 *Dioscorea opposita* Thunb. 的根茎。

【别名】薯蓣、山芋、署蓣。

【食用性能】甘，平。归脾、肺、肾经。

【食用功能】益气养阴，补脾肺肾，固精止带。

【药食用治】

1. 脾虚证 本品性味甘平，能补脾益气，滋养脾阴。用治脾气虚弱所致食少、便溏、消瘦乏力，常配猪肚、党参、制附子、红枣、干荔枝等，如《养生食疗菜谱》之参附蒸肚片；或配人参、茯苓等同用，如参苓白术散。用治脾虚不运，湿浊下注之妇女带下证，常配党参、白术、车前子等同用，如完带汤。

2. 肺虚证　本品既能补肺气，兼能滋肺阴。用治肺虚咳喘，宜配伍鸡、生姜、黄酒、盐等，如《常见慢性病食物疗养法》之淮山鸡，或配伍太子参、南沙参等同用。本品治疗肺阴虚亦常配伍鳝鱼、百合等，如《饮食疗法·续一》之淮山百合炖白鳝。

3. 肾虚证　本品能补肾气，兼能滋养肾阴，用治肾气虚之腰膝酸软、夜尿频多或遗尿、滑精、早泄等证，如肾气丸；用治妇女带下清稀及肾阴虚之形体消瘦、腰膝酸软、遗精等证，常配伍甲鱼、枸杞、女贞子、熟地黄等，如《补药与补品》之鳖鱼补肾汤；或配伍海参、熟地黄、山茱萸、猪肉等，如《养生食疗菜谱》之地黄海参。

4. 消渴气阴两虚证　本品既补脾肺肾之气，又补脾肺肾之阴，常配伍黄芪、天花粉、知母等同用，如玉液汤。

【食用方法】蒸、炖、煎服，用量 15 ～ 30g，大量 60 ～ 250g。研末吞服，每次 6 ～ 10g。麸炒可增强补脾止泻作用。

【使用注意】湿盛中满或有积滞者，不宜单独使用。实热邪实者慎用。

【特点】本品甘而质润善补，药性温和，善补脾之气阴，宜用于脾之气阴两虚证。又可补肺气、养肺阴，补土以生金，还能补肾气，滋肾阴以纳气，故治咳喘，不论肺虚所致，还是肺脾两虚、肺肾两虚所伤均可使用。藉其补肾气，养肾阴之功，可补后天以助养先天，对肾脾俱虚者尤宜。然其补力较缓，临床亦多入复方。此外，本品亦食亦药，富含多种营养成分，为营养调补之佳品，可作为食品长期服用。

【本草述要】

1.《神农本草经》　主伤中，补虚羸，除寒热邪气，补中，益气力，长肌肉。久服耳目聪明，轻身，不饥，延年。

2.《名医别录》　主头面游风，风头眼眩，下气，止腰痛，补虚劳羸瘦，充五脏，除烦热，强阴。

3.《日华子本草》　助五脏，强筋骨，长志，安神，主泄精、健忘。

4.《本草正》　滋精固肾。

【现代研究】

1. 化学成分　含薯蓣皂苷元、黏液质、胆碱、淀粉、糖蛋白、游离氨基酸、止杈素、维生素 C、淀粉酶等。

2. 药理作用　对实验大鼠脾虚模型有预防和治疗作用，对离体肠管运动有双向调节作用，促消化；对小鼠细胞免疫和体液免疫功能有较强的促进作用；并有降血糖、抗氧化等作用。

甘草　Gancao
《神农本草经》

【基源】本品为豆科多年生草本植物甘草 *Glycyrrhiza uralensis* Fisch.、胀果甘草

Glycyrrhiza inflata Bat. 或光果甘草 *Glycyrrhiza qlabra* L. 的根及根茎。

【别名】蜜甘、美草、蜜草、国老、灵通。

【食用性能】甘，平。归心、肺、脾、胃经。

【食用功能】补脾益气，祛痰止咳，缓急止痛，清热解毒，调和诸药。

【药食用治】

1. 心气不足之心动悸、脉结代　本品能补益心气，益气复脉，常配人参、阿胶、生地黄等同用，如炙甘草汤。

2. 脾气虚证　本品味甘，入中焦，具有补益脾气之功。因其作用缓和，宜作为辅助药用，常配伍鸭、党参、白术、茯苓等，如《养生食疗菜谱》之四君蒸鸭；亦可配伍人参、白术、黄芪等同用。

3. 咳嗽气喘　本品止咳，兼具祛痰、平喘作用，随证配伍可用治寒热虚实多种咳喘，有痰无痰均宜。常配伍粳米、百部、麻黄、苦杏仁、白糖等，如《养生食疗菜谱》之宁嗽粥。

4. 脘腹、四肢挛急疼痛　本品味甘，善于缓急止痛，对脾虚肝旺的脘腹挛急作痛或阴血不足之四肢挛急作痛，均常与白芍同用，如芍药甘草汤。随证配伍可用治血虚、血瘀、寒凝等多种原因所致的脘腹、四肢挛急作痛。常配伍人参、黄芪、茯苓、白术、熟地黄、川芎、墨鱼、母鸡等，如《良药佳馔》之十全大补汤。

5. 热毒疮疡，咽喉肿痛，药物、食物中毒　本品生用药性微寒，可清解热毒，用治热毒疮疡、咽喉肿痛等证。常配伍金银花、连翘、板蓝根、芦根等，如《江西草药》之银翘二根饮。本品对附子等多种药物及食物所致中毒，有一定的解毒作用。

6. 药性峻烈或药性不和　本品可缓和、调和药性，降低方中某些药（如附子、大黄）的毒烈之性。常配伍羊肉、制附子等，如《养生食疗菜谱》之四逆羊肉汤。

【食用方法】蒸、粥、煎服，用量 3 ~ 10g。生用性微寒，可清热解毒；蜜炙药性微温，并可增强补益心脾之气和润肺止咳作用。

【使用注意】不宜与京大戟、芫花、甘遂同用。本品有助湿壅气之弊，湿盛胀满、水肿者不宜用；大剂量久服可导致水钠潴留，引起浮肿。

【特点】本品补益脾气之力缓和，但善益心气复脉，适于心气不足所致脉结代、心动悸。既止咳，又兼祛痰平喘之功，且长于缓急止痛，可用治多种咳喘及脘腹挛急作痛之证。本品生用性微寒，能清解热毒，兼能解药毒、食毒，可用于多种热毒证及药物或河豚等食物中毒。此外，本品还有调和药性，缓和峻烈之性的作用。

【本草述要】

1.《日华子本草》　通九窍，利百脉，益精养气。

2.《本草纲目》　解小儿胎毒惊痫，除火止痛。

3.《本草从新》　生用气平，补脾胃不足，而泻心火。炙用气温，补三焦之气，而散表寒。入和剂则补益，入汗剂则解肌，入凉剂则泻邪热，入峻剂则缓正气，入润剂则养阴血，能协和诸药，使之不争。生肌止痛，通行十二经，解百药毒。故有国老之称。疗诸痈肿疮疡。

【现代研究】

1. 化学成分　主含甘草皂苷、甘草酸、甘草次酸等三萜类，以及黄酮类、多糖类、生物碱等成分。

2. 药理作用　抗溃疡、抑制胃酸分泌、缓解胃肠平滑肌痉挛及镇痛作用，促进胰液分泌、降脂、保肝；镇咳、祛痰、平喘；抗心律失常、抗菌、抗病毒、抗感染、抗过敏、解毒，有类似肾上腺皮质激素样作用；另有抗利尿等作用。

巴戟天　Bajitian
《神农本草经》

【基源】本品为茜草科多年生藤本植物巴戟天 *Morinda officinalis* How 的根。

【别名】巴戟、鸡肠风、兔子肠。

【食用性能】辛、甘，微温。归肾、肝经。

【食用功能】补肾阳，强筋骨，祛风湿。

【药食用治】

1. 肾阳虚阳痿、宫冷不孕、小便频数　本品甘温不燥，能补肾助阳，用治肾阳虚弱，命门火衰所致阳痿不育，配牛膝、淫羊藿、仙茅、枸杞子等；若配肉桂、吴茱萸、高良姜，可用治下元虚冷、宫冷不孕、月经不调、少腹冷痛；又常与桑螵蛸、益智仁、菟丝子等同用，治疗小便不禁。

2. 风湿腰膝疼痛及肾虚腰膝酸软无力　本品补肾阳、强筋骨、祛风湿，对肾阳虚兼风湿之证最为适宜，常配杜仲、羌活等同用。

【食用方法】煎服，用量 10 ～ 15g。

【使用注意】阴虚火旺及有热者不宜服。

【特点】本品甘润不燥，补益肾阳，治疗肾阳虚阳痿、不育、宫冷不孕、小便不禁；辛温之性，补肾阳、强筋骨、祛风湿、通经络，治疗风湿腰膝疼痛，又可治疗肾虚腰膝软弱无力。

【本草述要】

1.《神农本草经》　主大风邪气，阴痿不起，强筋骨，安五脏，补中增智益气。

2.《本草纲目》　血海。

3.《常用中草药手册》　补肾壮阳，强筋骨，祛风湿……治肾虚腰痛无力，痿痹瘫痪，风湿痹痛，神经衰弱，阳痿遗精，早泄，失眠；妇女不育。

【现代研究】

1. 化学成分　含糖类、黄酮类、氨基酸，尚含小量的蒽醌类及维生素 C。

2. 药理作用　有抗菌、抗感染、降压、抗抑郁、抗疲劳、抗缺氧、提高机体免疫力，以及调整内分泌功能、抗癌、促进造血功能等作用。

当归 Danggui
《神农本草经》

【基源】本品为伞形科多年生草本植物当归 *Angelica Sinensis*（Oliv.）Diels. 的根。

【别名】山蕲、薜芜、乾归、干白。

【食用性能】甘、辛，温。归肝、心、脾经。

【食用功能】补血调经，活血止痛，润肠通便。

【药食用治】

1.血虚诸证 本品甘温质润，长于补血，为补血之圣药。若血虚萎黄、心悸失眠，常配伍乌鸡、白芍、熟地黄、川芎、黄酒等，如《养生食疗菜谱》之四物炖鸡汤。若气血两虚，常配黄芪、人参补气生血，如当归补血汤、人参养荣汤。

2.血虚或兼有瘀滞之月经不调、经闭、痛经等 本品补血活血、调经止痛，常配伍其他补血调经药同用，如四物汤，既为补血之要剂，亦为妇科调经的基础方。若兼气虚者，可配人参、黄芪、鸡蛋、党参、黄芪、红枣、生姜等，如《养生食疗菜谱》之补中益气糕；若兼气滞者，可配香附、延胡索；若兼血热者，可配牡丹皮、赤芍；若血瘀经闭不通者，可配桃仁、红花；若血虚寒滞者，可配阿胶、艾叶等。

3.虚寒性腹痛、跌打损伤、痈疽疮疡、风寒痹痛等 本品辛行温通，善补血活血止痛，又能散寒。用治血虚血瘀寒凝之腹痛，常配羊肉、生姜、花椒等，如《伤寒论》之当归生姜羊肉汤；用治跌打损伤、瘀血作痛，常配乳香、没药、桃仁、红花等同用，如复元活血汤、活络效灵丹；用治疮疡初起红肿疼痛，常配金银花、赤芍等同用，如仙方活命饮；用治痈疽溃后不敛，常配黄芪、人参等同用，如十全大补汤；用治脱疽溃烂，阴血伤败，亦可配金银花等同用；若风寒痹痛，肢体麻木，常配白花蛇、羌活、天麻、糯米酒等同用，如《本草纲目》之白花蛇酒。

4.血虚肠燥便秘 本品补血以润肠通便，用治血虚肠燥便秘，常配伍肉苁蓉、牛膝、升麻等同用，如济川煎。

【食用方法】炖、糕、泡酒、煎服，用量 5 ~ 15g。一般生用，为加强活血则酒炒用。又通常补血用当归身，活血用当归尾，和血（补血活血）用全当归。

【使用注意】湿盛中满、大便泄泻者忌服。

【特点】本品为补血要药，临床广泛用于血虚诸证。如血虚心失所养之惊悸怔忡、心烦、失眠、多梦、健忘等证，以及肝失所养之眩晕、耳鸣、两目干涩、视力减退、雀盲，肢体麻木、拘急、震颤，月经愆期、量少色淡，经闭等证，均常用本品。因其既能补血，又能调经，还能活血、止痛，对血虚或血虚兼有瘀滞之月经不调、痛经、经闭腹痛等证能较全面地照顾病情，故为妇科要药。临床还广泛用于跌打损伤，胸腹胁肋瘀滞疼痛，经脉瘀滞，肢体疼痛、麻木、半身不遂，痹证，癥瘕积聚，疮痈等证。本品还能润肠通便，可用于肠燥便秘，以其长于补血，尤宜于血虚肠燥便秘证。此外，有一定的平喘作用，可用于肺气壅遏之喘咳气急者。

【本草述要】

1.《神农本草经》 主咳逆上气，温疟寒热洗洗在皮肤中，妇人漏下，绝子，诸恶疮疡金疮，煮饮之。

2.《名医别录》 温中止痛，除客血内塞，中风痉汗不出，湿痹中恶，客气虚冷，补五脏，生肌肉。

3.《本草纲目》 治头痛、心腹诸痛，润肠胃、筋骨、皮肤，治痈疽，排脓止痛，和血补血。

【现代研究】

1.化学成分 含 β- 蒎烯、α- 蒎烯、莰烯等中性油成分，对 - 甲基苯甲醇、5- 甲氧基 -2，3- 二甲苯酚等酸性油成分，以及有机酸、糖类、维生素、氨基酸等。

2.药理作用 提高机体免疫力；扩张冠状动脉，增加冠脉血流量，降低心肌氧耗量，抗心肌缺血，抗心律失常，抗血小板聚集，抗血栓形成，促进造血功能；对子宫有双向调节作用等。

熟地黄　Shudihuang
《神农本草经》

【基源】本品为玄参科多年生草本植物地黄 *Rehmannia glutinosa* Libosch. 的根茎，经加工蒸晒而成。

【别名】九地、九蒸地黄、熟苄。

【食用性能】甘，微温。归肝、肾经。

【食用功能】补血养阴，填精益髓。

【药食用治】

1.血虚诸证 本品甘温质润，补阴益精以生血，为养血补虚之要药。用治血虚萎黄、眩晕、心悸、失眠，以及月经不调、崩中漏下等证，常配伍乌鸡、当归、白芍、川芎、黄酒等，如《养生食疗菜谱》之四物炖鸡汤。

2.肝肾阴虚证 本品质润入肾，善滋补肾阴、填精益髓，为补肾阴之要药。用治肝肾阴虚之腰膝酸软、遗精、盗汗、耳鸣、耳聋及消渴等证，常配伍海参、山茱萸、山药、泽泻、茯苓、牡丹皮、猪肉等同用，如《养生食疗菜谱》之地黄海参；或配伍甲鱼、枸杞等，如《四川中药志》之鳖鱼滋肾汤。

此外，熟地黄炭能止血，可用于崩漏等血虚出血证。

【食用方法】炖、煎服，用量 10 ~ 30g。

【使用注意】本品性质黏腻，有碍消化，凡气滞痰多、脘腹胀痛、食少便溏者忌服。

【特点】本品亦为补血要药，适用于血虚诸证，补血常与当归相须为用。本品又能滋阴，长于滋肾阴，兼能养肝阴，可广泛用于肝肾阴虚诸证，为补阴要药，在滋阴剂中常居主药地位。还能补益肾精，适用于肾精亏虚所致小儿生长发育迟缓及成人早衰诸证。

【本草述要】

1.《珍珠囊》 大补血虚不足，通血脉，益气力。

2.《本草纲目》 填骨髓，长肌肉，生精血，补五脏、内伤不足，通血脉，利耳目，黑须发，男子五劳七伤，女子伤中胞漏，经候不调，胎产百病。

3.《药品化义》 凡内伤不足，苦志劳神，忧患伤血，纵欲耗精，调经胎产，皆宜用此。安五脏，和血脉，润肌肤，养心神，宁魂魄，滋补真阴，封填骨髓，为圣药也。

【现代研究】

1. 化学成分 含梓醇、地黄素、甘露醇、维生素 A 类物质、糖类及氨基酸等。

2. 药理作用 提高机体免疫功能；增强造血功能；强心，利尿，降血压，降低胆固醇；改善脑血流量，镇静，抑制甲状腺功能亢进，以及抗感染、降血糖、止血等作用。

白芍 Baishao
《神农本草经》

【基源】本品为毛茛科植物芍药 *Paeonia lactiflora* Pall. 的根。

【别名】花子、白芍药、金芍药。

【食用性能】苦、酸、甘，性微寒。归肝、脾经。

【食用功能】养血敛阴，柔肝止痛，平抑肝阳。

【药食用治】

1. 肝血亏虚及阴亏血虚之月经不调、崩漏等 本品味酸，收敛肝阴以养血，用治肝血亏虚所致面色苍白、眩晕心悸，或月经不调、崩中漏下等证，常配伍乌鸡、熟地黄、当归、川芎、黄酒等，如《养生食疗菜谱》之四物炖鸡汤。

2. 肝脾不和之胸胁脘腹疼痛或四肢挛急疼痛 本品酸敛肝阴，养血柔肝而止痛。用治血虚肝郁，胁肋疼痛，常配柴胡、当归等同用，如逍遥散；用治脾虚肝旺，腹痛泄泻，常配白术、陈皮等同用，如痛泻要方；用治阴血虚筋脉失养而致手足挛急作痛，常配甘草缓急止痛，如芍药甘草汤。

3. 肝阳上亢之头痛眩晕 本品养血敛阴、平抑肝阳，常配牛膝、代赭石等同用，如镇肝熄风汤。

此外本品敛阴，有止汗之功。用治外感风寒、营卫不和之汗出恶风及阴虚盗汗等证。

【食用方法】炖、煎服，用量 5 ~ 15g，大剂量 15 ~ 30g。平肝、敛阴多生用，养血调经多炒用或酒炒用。

【使用注意】阳衰虚寒之证不宜用。不宜与藜芦同用。

【特点】本品滋养生血之功虽远不及当归、熟地黄等药，但却是临床治疗血虚心肝失养诸证的常用之品。对血虚肝阳上亢眩晕者，兼能平抑肝阳；血虚筋脉失养而拘急疼痛者，既能补血以柔肝，又能缓急而止痛。本品有一定的止汗作用，适用于阴虚盗汗及营卫不和之表虚自汗证。

【本草述要】

1.《神农本草经》 味苦，平，主治邪气腹痛，除血痹，破坚积，寒热，疝瘕，止痛，利小便，益气。

2.《名医别录》 味酸，微寒。有小毒。主通顺血脉，缓中，散恶血，逐贼血，去水气，利膀胱、大小肠，消痈肿，时行寒热，中恶，腹痛，腰痛。

3.《日华子本草》 治风补劳，主女人一切病并产前后诸疾，通月水，退热除烦，益气，天行热疾，瘟瘴惊狂，妇人血运及肠风泻血；痔瘘、发背、疮疥，头痛，明目，目赤，胬肉。赤色者多补气，白者治血。

【现代研究】

1.化学成分 含芍药苷、牡丹酚芍药花苷、芍药内酯、苯甲酸等，尚含挥发油、脂肪油、树脂糖、淀粉、黏液质、蛋白质和三萜类成分。

2.药理作用 增加心肌血流量，扩张血管，轻度降压，抗血小板聚集和抗血栓形成；镇静，抗惊厥，镇痛，抗感染；保肝，抑制胃酸分泌；对子宫和胃肠平滑肌均有抑制作用。

生何首乌　Shengheshouwu

《开宝本草》

【基源】本品为蓼科多年生缠绕草本植物何首乌 *Polygonum multiflorum* Thunb. 的新鲜块根。

【别名】多花蓼、紫乌藤、野苗、交茎、交藤、夜合。

【食用性能】苦、甘，平。归心、肝、大肠经。

【食用功能】解毒，截疟，润肠通便。

【药食用治】

1.疟疾 本品用治疟疾日久，气血虚弱，可配人参、当归等同用。

2.痈疽瘰疬 本品可配伍金银花、夏枯草等同用。

3.老年人精血亏虚肠燥便秘 本品常配肉苁蓉、当归、火麻仁等同用。或用生首乌与胡桃仁、黑芝麻等量，与蜂蜜制成膏剂治疗便秘。

【食用方法】熬膏、煎服，用量 10 ～ 30g。

【使用注意】阳衰虚寒之证不宜用。不宜与藜芦同用。

【特点】本品生用性兼发，截疟、润肠、解毒。制用后补中兼涩，补益精血，善于补肝肾精血，常用于须发早白之症。

【本草述要】

1.《本经逢原》 生则性兼发散，主寒热疟，及痈疽背疮皆用之。

2.《本草求真》 首乌入通于肝，为阴中之阳药，故专入肝经以为益血祛风之用，其兼补肾者，亦因补肝而兼及也。

3.《**重庆堂随笔**》 内调气血，外散疮痈。功近当归，亦是血中气药。

【**现代研究**】

1. 化学成分 含蒽醌类化合物，主要成分为大黄酚和大黄素，尚含卵磷脂、粗脂肪等。

2. 药理作用 有促进肠蠕动和轻度泻下作用，还有抗氧化、抗感染、抗菌、抗病毒、抗癌、保肝、降血脂、抗动脉粥样硬化、提高记忆等作用。

制何首乌 Zhiheshouwu
《开宝本草》

【**基源**】本品为蓼科多年生缠绕草本植物何首乌 *Polygonum multiflorum* Thunb. 的新鲜块根的炮制品。

【**别名**】多花蓼、紫乌藤、野苗、交茎、交藤、夜合。

【**食用性能**】甘、苦，平。归心、肝、大肠经。

【**食用功能**】补益精血，固肾乌须。

【**药食用治**】

1. 肝肾精血亏虚之脱发 发为血之余，肝藏血，肾藏精，精血同源，若肝肾精血亏虚，则发失所养可致脱发。首乌补肝肾，益精血，对于肝肾精血亏虚之脱发临床报道多用本品治之。常配伍黑芝麻、蜜、面粉等，如《抗衰老饮食法》之何首乌芝麻糊。

2. 精血亏损而致阳事不举或不育 肾藏精，主生殖，肾精不足可导致男子阳事不举，甚则精少不育。首乌长于滋养精血，故对此证也常用之。本品常配伍鸡、盐、生姜、料酒等，如《大众药膳》之何首乌煨鸡。

【**食用方法**】糊、煨、熬膏、浸酒或入丸、散剂，用量 10～30g。

【**使用注意**】大便溏泻及湿痰较重者慎用。

【**特点**】本品制用有补血之功，主要用于血虚心肝失养之失眠、视力减退、筋脉拘急等证。既能补血，又能益精，性质温和，不燥不腻，临床常用于肝肾精亏血虚所致早衰诸证。其中，尤以延缓衰老以保持须发乌黑见长。

【**本草述要**】

1.《本草纲目》 养血益肝，固精益肾，健筋骨，乌髭发，为滋补良药，不寒不燥，功在地黄、天冬诸药之上。

2.《本草求真》 滋水补肾，黑发轻身，备极赞赏，与地黄功力相似。

3.《本草正义》 首乌，专入肝肾，补养真阴……填益精气，具有阴阳平秘作用，非如地黄之偏于阴凝可比。

【**现代研究**】

1. 化学成分 含蒽醌类衍生物，主要为大黄酚、大黄素，其次为大黄酸、大黄素甲醚和大黄酚蒽酮等；此外，还含有淀粉、粗脂肪、卵磷脂等。

2. 药理作用 降血脂，减轻动脉内膜斑块的形成和脂质沉积，从而缓解动脉粥样硬化的形成；减慢心率及增加冠脉流量，增强免疫功能，促进肾上腺皮质功能；有健脑益智、保肝作用；促进红细胞的生成；促进肠管蠕动而呈泻下作用。

北沙参　Beishashen
《本草汇言》

【基源】本品为伞形科多年生草本植物珊瑚菜 *Glehnia littoralis* Fr.Schmidt ex Miq. 的根。

【别名】海沙参、银条参、莱阳参、辽沙参。

【食用性能】甘、微苦，性微寒。归肺、胃经。

【食用功能】养阴清肺，益胃生津。

【药食用治】

1.肺阴虚证　本品甘润而偏于苦寒，能补肺阴，兼能清肺热。用治阴虚肺燥有热之干咳少痰、咳血或咽干音哑等证，常配乌龟肉、冬虫夏草等同用，如《四川中药志》之龟肉炖虫草，或配伍麦冬、南沙参、杏仁等。

2.胃阴虚证　本品能益胃阴，生津止渴，兼能清胃热。用治胃阴虚有热之口干多饮、饥不欲食、大便干结、舌苔光剥或舌红少津及胃痛、胃胀、干呕等证，可配伍麦冬、粳米、白糖等，如《养生食疗菜谱》之沙麦粥，病证重者常配石斛、玉竹、山药等同用。

【食用方法】炖、粥、煎服，用量 10 ~ 15g。

【使用注意】不宜与藜芦同用。

【特点】本品有养肺阴而润肺燥，兼清肺热的作用，并能消肿排脓，治肺中有热，两胁作痛，劳嗽咯血之肺痈和肺虚有热的咳嗽。此外，还有养胃阴、清胃热、生津止渴作用，用于热病伤阴或胃阴不足之口渴咽干、食少不饥等证。

【本草述要】

1.《本草从新》　甘苦味淡，微寒。专补肺阴，清肺火，治久咳肺痿。

2.《饮片新参》　养肺胃阴，治劳咳痰血。

3.《中药志》　养肺阴，清肺热，祛痰止咳。治虚劳发热、阴伤燥咳、口渴咽干。

【现代研究】

1.化学成分　主含生物碱、多糖、呋喃香豆素类，以及微量挥发油、佛手柑内酯。

2.药理作用　抑制免疫功能，抑制排异反应，还有解热、镇痛、强心、祛痰、升高血压等作用。

百合　Baihe
《神农本草经》

【基源】本品为多年生草本植物百合 *Lilium brownii* F.E.Brown var.*virtidulum* Baker、

卷丹 *Lilium lancifolium* Thunb. 或细叶百合 *Lilium pumilum* DC. 的干燥肉质鳞叶。

【别名】中逢花、重箱、摩罗、白百合。

【食用性能】甘，微寒。归肺、心经。

【食用功能】养阴润肺止咳，清心安神。

【药食用治】

1.肺阴虚证 本品微寒，作用平和，能补肺阴，兼能清肺热。用治阴虚肺燥有热之干咳少痰、咳血或咽干音哑等证，常配伍款冬花、麦冬、川贝母、梨等，如《中华临床药膳食疗学》之川贝秋梨膏；本品亦常配生地黄、桔梗、川贝母等同用，如百合固金汤。

2.阴虚有热之失眠心悸，百合病心肺阴虚内热证 本品能养阴清心，宁心安神。用治虚热上扰，失眠、心悸，常配伍乌龟、红枣等，如《补药和补品》之龟肉百合红枣汤，或配麦冬、酸枣仁、丹参等同用；用治神志恍惚、情绪不能自主、口苦、小便赤、脉微数等为主的百合病心肺阴虚内热证，常配生地黄、知母等同用。

此外，本品还能养胃阴、清胃热，亦可用治胃阴虚有热之胃脘疼痛证。

【食用方法】熬膏、煎服，用量10～30g。蜜炙可增强润肺作用。

【使用注意】风寒痰嗽者、中寒便溏者忌服。

【特点】本品甘能养阴补心，微寒清热，故有养阴清心安神的作用，可治热病之后，余热未清，扰乱心神之神志恍惚、虚烦不安、失眠多梦、莫名所苦者。又有养阴润燥、清肺止咳作用，用于治疗肺热久咳、劳嗽咯血者。此外，古人认为本品还有利大小便、除浮肿及消诸疮肿的作用，可用于浮肿肿胀、痈疽等证。

【本草述要】

1.《神农本草经》 主邪气腹胀，心痛，利大小便，补中益气。

2.《名医别录》 除浮肿胪胀，痞满，寒热，通身疼痛，及乳难、喉痹，止涕泪。

3.《本经逢原》 百合，补土清金，止嗽。

【现代研究】

1.化学成分 主含秋水仙碱等多种生物碱，尚含淀粉、蛋白质、脂肪、氨基酸、糖、钙、磷、铁等。

2.药理作用 止咳、祛痰、耐缺氧、强身、镇静、抗过敏、抗癌等作用。

麦冬 Maidong
《神农本草经》

【基源】本品为百合科植物麦冬 *Ophiopogon japonicus*（L.f）Ker-Gawl. 的块根。

【别名】羊韭、马韭、大麦冬、寸冬。

【食用性能】甘、微苦，寒。归心、肺、胃经。

【食用功能】养阴润肺，益胃生津，清心除烦。

【药食用治】

1.肺阴虚证 本品善养肺阴，清肺热。用治阴虚肺燥有热的鼻燥咽干、干咳痰少、咳血、咽痛音哑等证，常配粳米、冰糖等，如《南阳活人书》之麦冬粥；本品亦常配伍阿胶、石膏、桑叶等同用，如清燥救肺汤。

2. 胃阴虚证 本品味甘柔润，性偏苦寒，长于滋养胃阴、生津止渴，兼清胃热。用治热伤胃阴，口干舌燥，常配粳米、白糖等，如《养生食疗菜谱》之沙麦粥；经配伍尚可用治胃阴不足之呕吐、热邪伤津之便秘等证。

3. 心阴虚证 本品入心经，能养心阴、清心热，并略具除烦安神作用。用治心阴虚有热之心烦、失眠多梦、健忘、心悸怔忡等证，常配人参、五味子等同用，如《备急千金要方》之生脉饮；热伤心营，神烦少寐者，常配黄连、生地黄等同用，如清营汤。

【食用方法】粥、煎服，用量 10 ~ 15g。

【使用注意】脾胃虚寒泄泻者、胃有痰饮湿浊者、暴感风寒咳嗽者忌服。

【特点】本品味甘柔润、苦寒清热，善滋阴除烦热。常用于内热扰心之心烦不寐、高热口渴、发斑舌绛等证；对阴虚肺燥的干咳、燥咳等证也有疗效；还可治疗胃阴不足的口干口渴、纳呆不饥等证。此外，还可治疗阴虚肠燥，大便秘结。

【本草述要】

1.《名医别录》 虚劳客热，口干燥渴，止呕吐，愈痿蹶，强阴益精，消谷调中，保神，定肺气，安五脏，气人肥健。

2.《药性论》 止烦渴，主大小面目肢节浮肿，下水。治肺痿吐脓，主泄精。

3.《日华子本草》 治五劳七伤，安魂定魄，时疾狂热，头痛，止嗽。

【现代研究】

1. 化学成分 含多种甾体皂苷、β–谷甾醇、豆甾醇、高异黄酮类化合物、多种氨基酸、各种类型的多聚糖、维生素 A 样物质、铜、锌、铁、钾等。

2. 药理作用 升高外周白细胞，增强网状内皮系统吞噬功能，提高免疫功能，增强垂体–肾上腺皮质系统；抗心律失常，升压，增加冠脉流量，提高耐缺氧能力，保护心肌缺血，强心，抗休克，镇静；尚有降血糖、利尿、抗菌、祛痰镇咳等作用。

天冬 Tiandong
《神农本草经》

【基源】本品为百合科植物天冬 *Asparagus cochinchinensis*（Lour.）Merr. 的块根。

【别名】大当门根、天棘、明天冬。

【食用性能】甘、苦，寒。归肺、胃经。

【食用功能】养阴润肺，清火生津。

【药食用治】

1. 肺阴虚证 本品甘润苦寒之性较强，能养阴清肺润燥。用治阴虚肺燥有热之干咳痰少、咳血、咽痛音哑，以及肺阴不足，燥热内盛之咳嗽、咯痰不利等证，常配伍猪肾、百部、桑叶、鲜苇根、竹茹等，如《养生食疗菜谱》之百日咳腰片冻；亦常配麦冬、沙参、川贝母等同用。

2. 肾阴虚证 本品能滋肾阴，兼能降虚火。用治肾阴亏虚之眩晕耳鸣、腰膝酸痛，常配乌龟、黄精、五味子、红枣等，如《疾病饮食疗法》之黄精天冬龟肉汤；经配伍尚可用治阴虚火旺，骨蒸潮热，以及肾阴久亏，内热消渴证；亦可用治肺肾阴虚之咳嗽咯血。

【食用方法】炖、煎服，用量 10 ~ 15g。

【使用注意】本品甘寒滋腻之性较强，脾虚泄泻、痰湿内盛者忌用。

【特点】本品善治肺肾阴虚火旺之燥咳痰黏、劳嗽咯血，以及热病伤津烦渴、肠燥便秘等。此外，还能滋肾阴，降虚火，用治阴虚火旺的盗汗、遗精等证。

【本草述要】

1.《神农本草经》 主诸暴风湿偏痹，强骨髓，杀三虫，去伏尸。久服，轻身益气延年。

2.《名医别录》 保定肺气……冷而能补。

3.《日华子本草》 镇心，润五脏，益皮肤，悦颜色，补五劳七伤……治肺气并嗽，消痰。

【现代研究】

1. 化学成分 含天冬素（天冬酰胺）、黏液质、β- 谷甾醇及 5- 甲氧基甲基糖醛、甾体皂苷、多种氨基酸、新酮糖、寡糖及多糖等。

2. 药理作用 镇咳，祛痰，抗菌；扩张外周血管，降血压，增强心收缩力，减慢心率；升高外周白细胞数量，增强网状内皮系统吞噬能力及体液免疫功能，促进抗体生成，以及抗肿瘤等作用。

玉竹　Yuzhu
《神农本草经》

【基源】本品为百合科多年生草本植物玉竹 *Polygonatum odoratum*（Mill.）Druce 的干燥根茎。

【别名】荧、委萎、女萎、葳蕤、节地。

【食用性能】甘，性微寒。归肺、胃经。

【食用功能】养阴润肺，生津止咳。

【药食用治】

1. 肺阴虚证 本品药性甘润，能养肺阴，略能清肺热。用治阴虚肺燥有热之干咳少痰、咳血、声音嘶哑等证，常配伍鸭、北沙参、葱、生姜等，如《大众药膳》之玉参焖鸭；亦可配沙参、麦冬等同用，如沙参麦冬汤。

2. 胃阴虚证 本品能养胃阴，清胃热。用治燥伤胃阴之口干舌燥、食欲不振，常配猪肘、黄精、桑椹等同用，如《中华临床药膳食疗学》之黄精煨肘，或与麦冬、沙参等同用；用治胃热津伤之消渴证，常配石膏、知母、麦冬、天花粉等同用。

此外，本品滋阴而不恋邪，用治阴虚之体外感风热。

【食用方法】炖、煨、煎服，用量 10 ~ 15g。

【使用注意】胃有痰湿气滞者忌服。

【特点】本品药性甘润，能养阴润肺而治燥咳；又能益胃生津，并治内热消渴。此外，尚可用治阴虚外感之证。

【本草述要】

1.《神农本草经》 久服去面䵟，好颜色，润泽，轻身不老。

2.《本草拾遗》 主聪明，调血气，令人强壮。

3.《日华子本草》 除烦闷，止渴，润心肺。

【现代研究】

1. 化学成分 含甾体皂苷（铃兰苦苷、铃兰苷等）、黄酮及其糖苷（槲皮素苷等）、微量元素、氨基酸及其他含氮化合物，尚含黏液质、白屈菜酸、维生素 A 样物质。

2. 药理作用 扩张血管，抗心肌缺血，降血压，降血脂，抗动脉粥样硬化；增强免疫，抗肿瘤，抗氧化，抗衰老，降血糖；还有类似肾上腺皮质激素样作用。

黄精　Huangjing
《名医别录》

【基源】本品为百合科多年生草本植物滇黄精 *Polygonatum kingianum* Coll.et Hemsl.、黄精 *Polygonatum sibiricum* Red. 或多花黄精 *Polygonatum cyrtonema* Hua. 的干燥根茎。

【别名】黄芝、菟竹、鹿竹、米脯、野生姜。

【食用性能】甘，性平。归脾、肺、肾经。

【食用功能】滋肾润肺，补脾益气。

【药食用治】

1. 阴虚肺燥，干咳少痰及肺肾阴虚的劳嗽久咳 本品甘平，能养肺阴，益肺气，常配冰糖同用，如《闽东本草》之冰糖黄精汤；或配伍沙参、川贝母、熟地黄等同用。

2. 脾胃虚弱 本品能补益脾气，又养脾阴。用治脾脏气阴两虚之面色萎黄、困倦乏力、口干食少、大便干燥等证，可单用或配党参、山药、鸡、生姜、猪油、肉汤等同用，如《家庭药膳》之黄精烧鸡。

3. 肾精亏虚 本品能补肾益精。用治肾精亏虚之头晕耳鸣、腰膝酸软、须发早白等证，可单用本品熬膏服，或配伍鱼鳔、枸杞、女贞子等，如《中华临床药膳食疗学》之鱼鳔汤；亦可配枸杞子、何首乌等同用。

【食用方法】烧、煎服，用量 10 ~ 30g。

【使用注意】本品性质黏腻，易助湿滞气，凡脾虚湿阻、痰湿壅滞、气滞腹满者慎用。

【特点】本品有滋阴润肺、补肾益精及补脾气、益脾阴的作用，可治肺虚燥咳，肾虚精亏的腰酸、头晕，脾胃气虚之倦怠无力、食欲不振等脏腑虚损的劳伤病。

【本草述要】

1.《本经逢原》 黄精，宽中益气，使五脏调和，肌肉充盛，骨髓强坚，皆是补阴之功。

2.《本草便读》 黄精，为滋腻之品，久服令人不饥。若脾虚有湿者，不宜服之，恐其腻膈也。此药味甘如饴，性平质润，为补养脾阴之正品。

3.《食疗本草》 黄精，凡生时有一硕，熟有三四斗。蒸之若生，则刺人咽喉。暴使干，不尔朽坏。根叶花实皆可食之，但相对者是，不对者名偏精。

【现代研究】

1. 化学成分 含黄精多糖、低聚糖、黏液质、淀粉及多种氨基酸（囊丝黄精还含多种蒽醌类化合物）等。

2. 药理作用 提高机体免疫功能，促进 DNA、RNA 及蛋白质的合成，抗衰老；抗结核，抗菌；增加冠脉血流量，抗冠状动脉粥样硬化，降血压、降血脂、降血糖等作用。

刺五加　Ciwujia
《神农本草经》

【基源】本品为五加科植物刺五加 *Acanthopanax senticosus*（Rupr.et Maxim.）Harms 的干燥根及根茎或茎。

【别名】刺拐棒、老虎镣子、刺木棒、坎拐棒子。

【食用性能】微苦、辛，性温。归脾、肾、心经。

【食用功能】补肾强腰，益气安神，活血通络。

【药食用治】

1. 风湿痹痛，腰膝酸痛 本品功善祛风湿，又能补肝肾、强筋骨，可用于风湿痹痛、筋骨拘挛、腰膝酸痛等症，对肝肾不足有风湿者最为适用，可单用浸酒服，也可与羌活、秦艽、威灵仙等配伍应用。

2. 肝肾不足之腰膝酸痛、脚膝痿弱无力、小儿行迟等症 本品又能温补肝肾、强筋健骨，可用治肝肾不足所致腰膝酸疼、下肢痿弱及小儿行迟等症，在临床应用上常与牛膝、木瓜、续断等药同用。

3. 水肿，小便不利 本品又能利水消肿，治水肿、小便不利，常配合茯苓皮、大腹皮、生姜皮、地骨皮等药同用。

【食用方法】内服：煎汤，或入丸、散，泡酒，用量 6-15g；外用：适量，研末调敷，或鲜品捣敷。

【使用注意】阴虚火旺者慎服。

【特点】本品主入脾肾心经，功善补肾强腰、益气安神、活血通络，为治风湿痹痛、腰膝酸痛之代表药，而且补中有活、补而不滞。本品具有补虚扶弱的功效，可用于预防或治疗体质虚弱之证候，滋补强壮，延年益寿。本品虽利水，却不伤正气，是治疗小便不利的常用之品。

【本草述要】

1.《神农本草经》 久服可以轻身、延年益寿。

2.《本草纲目》 刺五加，以五叶交加者良，故名五加，又名五花。五加治风湿、壮筋骨，其功良深，宁得一把五加，不用金玉满车。

3.《名医别录》 补中，益精，坚筋骨，强意志。

【现代研究】

1.化学成分 主含多种苷类成分，如刺五加苷、紫丁香苷、鹅掌楸苷等；香豆素类成分，如异嗪皮啶等；木脂素类成分，如芝麻脂素等。还含有糖类、脂肪酸及醌类等。

2.药理作用 具有广泛的生物学活性，有增强免疫力、抗血小板聚集和血栓形成、抗心肌缺血、扩张血管、抗衰老、抗有害应激、抗菌、抗病毒、抗肿瘤、抗氧化、抗感染、镇静等功效，还可治疗心脑血管疾病、糖尿病、神经衰弱等症。

第六章　茎木类食用中药 ▷▷▷▷

　　茎木类食用中药是以植物茎木入药，且具有食用性的药材的总称。药用部位主要包括木本植物的茎，以及少数草本植物的藤、枝、梗等。

　　茎木类食用中药虽然大多可全年采收，但一般宜在花前期或初见花时采收，此时是植物类食用中药地上部分生长最旺盛，其茎木生长最繁茂的时期，茎木的老嫩程度适宜，有效成分含量往往最高，不仅质量最好，产量也高。如有的宜春末夏初采收（桑枝），有的宜夏秋时采集（首乌藤），有的以秋季采挖较宜（石斛）。

　　"轻清升浮为阳，重浊沉降为阴。"（《本草备要》）一般来讲，质地疏松、药味淡薄之品可能体现出升浮之性；而质地坚实、药味浓厚之品，可能体现出沉降之性。其中藤茎类食用中药具有善走络脉、通经活络之效，临床上常用以治疗经络闭阻、络脉不通及筋脉拘挛之证，如桑枝、首乌藤等，具有祛风通络之功。茎木类食用药物可具有祛风除湿、通经活络、滋阴除热、益胃生津、清化热痰、除烦止呕、养心安神等功效，凡风湿痹阻、经气不利、升降失常、热扰津伤、邪扰神明所致之疾，其应用涉及内、外、妇、儿等多科疾病，可独味单方，也可与其他药物配伍共用。只要辨证得当，配方合理，效如桴鼓。

　　茎木类食用药物可水调服、米饮服下、姜汁调下、汤调下、酒调下。此类药物有效成分容易析出，烹饪时当用武火速炒。

桑枝　Sangzhi
《本草图经》

【基源】本品为桑科植物桑 *Morus alba* L. 的干燥嫩枝。

【别名】桑条。

【食用性能】微苦，平。归肝经。

【食用功能】祛风湿，通经络，行水气。

【药食用治】

1. 风湿痹痛　本品性平，祛风湿而善达四肢经络，通利关节，痹证新久、寒热均可应用，尤宜于风湿热痹，肩臂、关节酸痛麻木者。治风热痹痛、筋骨酸痛、四肢麻木，可单用煎服，或一味熬膏。如《普济本事方》单用煎服治风热痹痛，《景岳全书》一味熬膏治筋骨酸痛、四肢麻木。但因单用力弱，多随寒热新久之不同，配伍其他药物，如桂枝、威灵仙、鸡血藤等。若与柳枝、杉枝、槐枝等配伍外洗，可治风毒攻手足疼痛、

皮肤不仁 (《圣惠方》)。

2.水肿脚气　本品兼能行水消肿，可用治水肿脚气，如单品炒香水煎即可 (《本事方》)。

3.风疹瘙痒　本品祛风通络，可散风邪、行气血，以治白癜风、皮疹瘙痒。

4.消渴　本品可有生津利水之效，用于消渴，可单用煎服；用于水肿，可与赤小豆合用。

【食用方法】煎、凉拌、炒食、作馅、入煲、制饼、做糕、煮粥、入菜、入酒，或冲汤代茶饮，用量 5 ~ 9g。平肝、清肝明目，宜用白菊花；疏散风热，宜用黄菊花。

【特点】本品性平，善达四肢经络，通利关节，宜于风湿痹痛见筋脉拘挛、关节屈伸不利者，其作用偏上，尤善治上肢痹痛，故以肩臂关节拘挛疼痛用之效佳。又兼能行水消肿、祛风止痒，用治水肿脚气、白癜风、皮疹瘙痒等证。

【本草述要】

1.《本草图经》《近效方》云：疗遍体风痒干燥，脚气风气，四肢拘挛，上气，眼晕，肺气嗽，消食，利小便，久服轻身，聪明耳目，令人光泽，兼疗口干。

2.《本草备要》利关节，养津液，行水祛风。

3.《本草撮要》桑枝，功专去风湿拘挛，得桂枝治肩臂痹痛；得槐枝、柳枝、桃枝洗遍身痒。

【现代研究】

1.化学成分　主含黄酮类成分，如桑酮、桑素、桑色烯、环桑索、环桑色烯素等；尚含鞣质，游离的蔗糖、果糖、水苏糖、葡萄糖、麦芽糖、棉子糖、阿拉伯糖、木糖等。

2.药理作用　有较强的抗感染活性，可提高人体淋巴细胞转化率，具有增强免疫的作用。

竹茹　Zhuru
《本草经集注》

【基源】本品为禾本科植物青竿竹 *Bambusa tuldoides* Munro、大头典竹 *Sinocalamus beecheyanus*（Munro）McClure var.*pubescens* P.F.Li 或淡竹 *Phyllostachys nigra*（Lodd.）Munro var.*henonis*（Mitf）Stapf Ex Rendle 茎的中间层。

【别名】竹皮、青竹茹、淡竹皮茹、淡竹茹、麻巴、竹二青。

【食用性能】甘，微寒。归肺、胃、心、胆经。

【食用功能】清化热痰，除烦止呕。

【药食用治】

1.痰热咳嗽，心烦不寐　本品甘寒性润，善清化热痰。用治百日咳属肺热燥咳者，可将本品与天冬、百部、紫菀、款冬花、桔梗，以及猪肾、番茄、琼脂、白糖等做成百日咳腰片冻 (《养生食疗菜谱》)。若治肺热咳嗽、痰黄稠者，常配其他清热化痰止咳之品，如瓜蒌、桑白皮等。治痰火内扰，胸闷痰多、心烦不寐者，常以本品清化热痰为主，再配以枳实、半夏、茯苓等化痰除湿安神之品，以奏清化热痰、安神除烦之效。阴虚痰火所致虚烦不眠者，又当配养阴宁心之品，如《千金方》以之与麦冬、小麦、大枣等同用。

2. 胃热呕吐，妊娠恶阻 本品能清热降逆止呕，为治胃热呕逆之要药，常配其他清胃止呕之品，如《千金要方》竹茹芦根茶，将本品与芦根、生姜三味水煎，代茶饮用；如《医宗金鉴》橘茹饮，将竹茹与橘皮、柿饼、生姜同煮，代茶饮服，较上方清热之力稍逊，但行气作用较优。若胆热犯胃，口苦胸闷、呕吐呃逆、口燥咽干者，将本品与乌梅、甘草煎煮取汁，代茶频饮，如《圣济总录》之竹茹饮；若胃虚有热，而致呕吐哕逆者，宜配益气和胃降逆之品，如《金匮要略》以之配橘皮、生姜同用。治胎热之妊娠恶阻，呕逆不食，常配清热泻火、化痰和胃之品如黄芩、枇杷叶、橘皮、半夏等同用。属痰饮恶阻，呕吐不食，可与燥湿化痰、降逆止呕之品同用，如《济阴纲目》以之配茯苓、半夏、陈皮同用。

3. 小儿惊痫 本品性寒清热，可清热息风，治疗小儿惊痫，如竹茹同醋同煎（《子母秘录》）。

4. 血热出血 本品具有凉血止血之功，可用于吐血、衄血、尿血、崩漏等属血热妄行者，可单用亦可与其他清热凉血止血药配伍。如《世医得效方》单用本品治疗小便出血。治齿龈间血出不止，竹茹用与醋同煮，取汁含之（《千金方》）。

【食用方法】煎、煮、熬、泡酒，用量 6 ~ 10g。生用清化热痰，姜汁炙用止呕。

【使用注意】胃寒呕吐及伤食呕吐者忌服（《本草经疏》）。

【特点】本品甘寒性滑，寒能清热，滑能利痰，善清肺胃之热而化痰止呕、开郁除烦，可治痰热咳嗽，痰黄黏稠，痰火内郁引起的心烦不眠，或胃热呕吐、痰热呕逆、虚热呕哕及妊娠呕吐等多种吐逆之证，为治热咳、郁烦及多种呕吐的常用食用中药。

【本草述要】

1.《汤液本草》 主呕哕，温气寒热，吐血，崩中，溢筋。

2.《医学入门·本草》 治虚烦不眠，伤寒劳复，阴筋肿缩腹痛，妊娠因惊心痛，小儿痫口噤，体热。

3.《本草汇言》 竹茹，清热化痰，下气止呃之药也。如前古治肺热热甚，咳逆上气，呕哕寒热及血溢崩中诸证。此药甘寒而降，善除阳明一切火热痰气为疾，用之立安，如诸病非因胃热者勿用。

【现代研究】

1. 化学成分 主含 cAMP 磷酸二酯酶抑制物 2，5- 二甲氧基 – 对苯醌、对羟基苯甲醛、丁香醛等。

2. 药理作用 有止咳祛痰和止吐作用，竹茹粉体外对白色葡萄球菌、枯草杆菌、大肠杆菌、伤寒杆菌均有较强的抑制作用，此外还有增高血糖作用。

首乌藤　Shouwuteng
《何首乌录》

【基源】本品为蓼科植物何首乌 *Polygonum multiflorum* Thunb. 的藤茎。

【别名】夜交藤。

【食用性能】甘，平。归心、肝经

【食用功能】养心安神，祛风通络。

【药食用治】

1. 心神不宁，失眠多梦　本品味甘，入心肝经，为兼能补养阴血的养心安神药。主治阴虚血少之心神不宁、失眠多梦，常与其他养心安神药如酸枣仁、柏子仁等同用。若治阴虚阳亢，彻夜不寐者，则须与滋养阴血、潜阳安神之品伍用，如《医醇賸义》以之与生地黄、白芍、珍珠等同用。

2. 血虚身痛，风湿痹痛　本品能养血祛风，通经活络止痛。用治血虚肢体酸痛、肌肤麻木不仁者，每与补血活血、通经活络之品如当归、川芎、鸡血藤等同用；若治风湿痹痛，常与祛风湿止痹痛药如桑寄生、独活、秦艽等配伍。

3. 皮肤痒疹　本品还有祛风止痒之功。治疗风疹疥癣等皮肤瘙痒症，单用本品煎汤洗浴即效。或与祛风止痒之品如蛇床子、地肤子、蝉蜕、浮萍等同用以增效。

【食用方法】煎、煮、熬、泡酒，用量 9 ~ 15g。外用适量。

【使用注意】有报道服食首乌藤可致变态反应，主要表现为皮疹、瘙痒、皮肤刺痛、恶寒发热等。

【特点】本品药性平和，善补阴血、养心神，又养血止痛、通经活络，是治血虚身痛、风湿痹痛常用食用中药。

【本草述要】

1.《本草纲目》　风疮疥癣作痒，煎汤洗浴，甚效。

2.《本草从新》　补中气，行经络，通血脉，治劳伤。

3.《本草正义》　治夜少安寐。

【现代研究】

1. 化学成分　主含蒽醌类，其中主要成分为大黄素、大黄酚、大黄素甲醚等；尚含黄酮类、二苯乙烯苷类成分等。

2. 药理作用　有镇静、催眠作用，与戊巴比妥钠合用有明显的协同作用；其醇提取物能抑制实验性大鼠高脂血症；对实验性动脉粥样硬化有一定防治作用；并能促进免疫功能。

石斛　Shihu
《神农本草经论》

【基源】本品为兰科植物金钗石斛 *Dendrobium nobile* Lindl.、鼓槌石斛 *Dendrobium chrysotoxum* Lindl. 或流苏石斛 *Dendrobium fimbriatum* Hook. 的栽培品及其同属植物近似种的新鲜或干燥茎。

【别名】林兰、禁生、杜兰、石蓬、金钗花、千年润、黄草、吊兰花、悬竹、千年竹。

【食用性能】甘，微寒。归胃、肾经。

【食用功能】滋阴除热，益胃生津，明目强腰。

【药食用治】

1. 热病津伤，阴虚发热 本品既滋肾阴，又退虚热。可单用，如鲜石斛30g水煮取汁，加粳米50g，冰糖适量入砂锅内煮粥（《常见病食疗食补大全》）；亦可与其他药物配伍，

如用治阴虚内热，虚热不退，常与养阴退虚热之品如生地黄、麦冬、青蒿、白薇等配伍同用。因其具有滋阴、除热、生津之功，亦可用治热病伤阴，低热烦渴、舌红少苔，常与滋阴降火、清热生津之品配伍，如《时病论》清热保津法，将其与天花粉、鲜生地黄、麦冬等同用。

2. 胃阴不足，口燥咽干 本品养阴生津，为治胃阴虚证之要药。胃阴亏虚，口燥咽干、舌红少津，可单用水煎，代茶徐饮（《中国药膳大辞典》）。还可与其他药物同用，如本品加谷芽水煎取汁，加白蜜拌匀饮服（《中国食疗大全》）；或与其他养阴生津之品同用，如用治肺胃阴虚，外感风热之生津茶（《慈禧光绪医方选议》），将本品与菊花、麦冬、鲜芦根、桑叶、竹茹、鲜藕、黄梨等水煮取汁，代茶频饮，共奏解表清热、生津止渴之效，亦作素体阴虚者预防感冒之保健佳品；用治暑热伤及气津之二根西瓜盅，以之与西瓜、芦根、梨、鲜荔枝、山楂糕、莲子、银耳、白糖等合用，以清热解暑、生津止渴、开胃和中《中国食疗雪·养生食疗菜谱》。

3. 肾虚目暗，痿痹 本品有养肝明目、强筋健骨之功，可治肝肾亏虚之视物昏花、羞明流泪，以及肾虚腰膝无力等。如取鲜石斛加枸杞子、羊肝一具，炖煮饮汤食肝（《中国食疗大全》）。如治疗内障目暗、视物昏花之石斛夜光丸（《原机启微》），治疗阴虚体弱致腰膝酸软、体倦乏力之石斛山药酒（《民间验方》），治疗腰膝酸痛、阳痿滑泄、腿脚虚肿之牛膝肉桂酒（《圣济总录》），其中皆以本品补肾明目、强筋骨。

【食用方法】煎、煮、熬、泡酒或代茶饮，用量10~15g，鲜品15~30g。鲜石斛清热生津力强，热津伤者宜之；干石斛用于胃虚夹热伤阴者为宜。

【使用注意】本品有敛邪助湿之弊，故温热病不宜早用；湿温尚未化燥者、脾胃虚寒者忌服。

【特点】本品善于养阴益胃、清热生津，可治热邪伤津或阴虚津亏引起的虚热不退及舌光无苔、少津等胃阴不足证。又有补肝肾、强筋骨及明目的作用，可治肾虚痿痹、腰脚软弱和肝肾不足之目暗不明、视力减退，以及内障、雀目等证。

【本草述要】

1.《神农本草经》 主伤中，除痹，下气，补五脏虚劳羸瘦，强阴，久服厚肠胃。

2.《本草纲目拾遗》 清胃除虚热，生津，已劳损。

3.《本草再新》 清胃火，除心中烦渴。疗肾经虚热，安神定惊。

【现代研究】

1. 化学成分　含石斛碱、石斛胺、石斛次碱等生物碱，以及 β- 谷甾醇、黏液质、淀粉等。

2. 药理作用　水煎剂口服，能促进胃液分泌，帮助消化；能使肠蠕动亢进而有通便作用，过量则使肠麻痹。家兔灌服本品浓缩液后，显示抗衰老作用。还有止痛退热、引起实验动物中等度血糖过高等作用。

第七章　皮类食用中药 ▷▷▷

　　皮类食用中药是以木本植物的外皮入药，且具有食用性的药材的总称，通常是指来源于裸子植物或被子植物（其中主要是双子叶植物）的茎干、枝和根的形成层以外的部分。皮类药物由外向内包括周皮和皮层、初生和次生韧皮部等部分。药用部位主要包括木本植物茎干的皮（肉桂、杜仲），少数为根皮（牡丹皮、地骨皮、五加皮、桑白皮）或枝皮。也有皮部入药比较广泛者，如厚朴，其干皮、根皮及枝皮皆可入药。

　　皮类食用药物中，以树皮（包括茎干皮和枝皮）为入药部位者（厚朴、杜仲等），一般在清明至夏至（4～6月）间剥取。此时植物生长旺盛，不仅树皮中运输、贮存的营养物质较多，其药材质量较佳，而且因树木枝干内汁液丰富，皮层水分增加，形成层细胞分裂迅速，其皮也容易剥离。但肉桂则宜在8～10月间剥皮，此时不仅桂皮中芳香油含量高，药材质量好，而且是其树皮容易剥离的时期。值得注意的是，皮类食用中药大多来源于乔木，其生长期较长，成材缓慢，药用部位又只占全树的很少部分，因此，应尽量避免伐树取皮或环剥树皮，造成树木枯死的掠夺式方法。最好每次只纵剥1/3的树皮，以利保护药源。

　　皮类食用药物中，以根皮为入药部位者（牡丹皮、地骨皮、桑白皮等），一般宜在深秋苗萎或叶枯之后，或早春枝叶萌发前采收，即以农历二、八月采集为佳。正如陶弘景所言："春初津润始萌，未充枝叶，势力淳浓也。至秋枝叶干枯，津润归流于下也。大抵春宁宜早，秋宁宜晚。"早春时节（农历二月），植物根或根茎之皮尚处于休眠状态，新芽未萌，营养物质未被茎叶消耗；深秋（农历八月）以后，多数植物地上部分停止生长或开始枯萎，精微物质贮存于地下之根或根茎，故其根皮有效成分含量高。此时采集的药材，不仅质量好，而且产量亦高。值得注意的是，虽然根皮类药材在早春或深秋都可采集，但比较而言，多数药还是以深秋采集更为适宜，因为根或根茎在冬春休眠期间，也会或多或少地消耗部分养料，以维持其生命。

　　《本草备要》曰："轻清升浮为阳，重浊沉降为阴。"一般来讲，质地疏松、药味淡薄之品可能体现出升浮之性；而质地坚实、药味浓厚之品，可能体现出沉降之性。其中具有芳香之性者，往往体现出"辛温通散"的药性特点，而具有行气活血、通络散寒、祛风除湿等功能，临床上常用以治疗气血郁阻、经气不利、风湿闭阻之证，如牡丹皮、五加皮、厚朴、肉桂等，具有活血、祛风湿、行气、温经散寒、通脉等功能。此外，部分皮类食用中药善下行利水，用治水肿、小便不利等皮肤水肿病证，如五加皮、桑白皮。总体而言，皮类食用中药具有清热凉血、活血行气、退虚热、祛风除湿、温经通脉、补肝肾、强筋骨、利水消肿等功能，凡实火虚热、气血郁滞、经络闭阻、筋骨不健、水肿胀满所致之疾，其应用涉及内、外、妇、儿、骨伤等多科疾病，可独味单方，也可与其他药物配伍共用，只要辨证得当，配方合理，效如桴鼓。

皮类药物可水调服、米饮服下、汤调下、酒调下。此类药物有效成分容易析出，烹饪时当用武火速炒。

牡丹皮 Mudanpi
《神农本草经》

【基源】本品为毛茛科植物牡丹 *Paeonia suffruticosa* Andr. 的根皮。

【别名】丹皮、粉丹皮、木芍药、条丹皮、洛阳花、牡丹根皮、丹根。

【食用性能】苦、辛，微寒。归心、肝、肾经。

【食用功能】清热凉血，活血散瘀，清退虚热。

【药食用治】

1.温毒发斑，血热吐衄 本品苦辛寒，入心肝血分，能清解营分、血分邪热，又能辛散血中瘀滞，并有凉血而不留瘀、活血而不妄行的特点，故尤常用于温热病热入血分，症见身热夜甚、发斑发疹、吐血、衄血等。如用治胎前衄血，取本品加黄芩、蒲黄、白芍、侧柏叶共为细末，米糊为丸，空心白汤饮服（《秘传内府经验女科》）。常配伍其他清热凉血、解毒、止血之品同用，如水牛角、生地黄、茜草根等药，既可增强清泄血中邪热之力，又可避免凉血止血药寒凝留瘀之弊。

2.血滞经闭，跌打伤痛 本品辛行苦泄，具有活血化瘀之功，可广泛用于月经不调、血瘀经闭、癥瘕积聚及跌打损伤等多种瘀血病证，又因其性偏寒，故对血瘀而有热者尤为适宜。如用治经水不调，取本品加红花、干荷叶、当归、炒蒲黄，各等分为细末，酒煎温服（《素问病机气宜保命集》）。如用治小儿癖瘕，症见胁下结块、时痛时止之牡丹粥（《圣济总录》），使之与决明子、漏芦煎汤取汁，再与猪肝、粳米等煮作粥。如用治金疮内漏，血不出者，单味牡丹皮为散《千金方》。如用治月经不调而兼肝郁化火者，常配伍活血调经之品，如《妇人良方》将其与栀子、当归、芍药等同用。若用治跌打瘀血肿痛，可与其他活血疗伤药同用。

3.痈肿疮毒 本品清热凉血，并善散瘀消痈，故常用治火毒壅盛，血热瘀滞之疮痈肿痛等证。可单用，亦可与清热解毒、消痈散结之品同用。如用治下部生疮，已决洞者，牡丹皮研粉冲服（《补缺肘后方》）。亦可用治瘀热互结之肠痈初起，如《金匮要略》即以本品与大黄、桃仁同用。

4.温病伤阴，阴虚发热 本品还能入肝肾二经清退虚热。对温热病后期，余邪未尽，阴液已伤，骨蒸无汗，夜热早凉或低热不退等症，常与补阴药及退虚热药合用，如《温病条辨》将其与鳖甲、青蒿、知母等药配伍使用；肝肾阴亏之五心烦热、潮热盗汗，可与地黄、知母等药同用。亦可治肝肾阴虚，将本品与三生面、火腿、抓酥面、猪肉、熟地黄、山茱萸、山药等制成疗耳聋煎饼《养生食疗菜谱》。

此外，尚有丹皮酚制剂，可用以治疗急慢性湿疹、皮肤瘙痒症、神经性皮炎、乙型肝炎、高血压病、血小板减少性紫癜及胆碱能性荨麻疹等。

【食用方法】煎、煮粥、熬、泡酒，用量6～12g。清热凉血宜生用，活血祛瘀宜酒炙用。

【使用注意】月经过多及孕妇不宜用，血虚有寒者不宜用。

【特点】本品苦寒能清血分邪热，性辛散能除血中瘀滞，并有凉血而不留瘀、活血而不妄行的特点，故常用治温热病热入血分证及血热妄行所致的各种出血证。因其活血化瘀、通经之功，广泛用于妇女经闭、月经不调、痛经，腹内癥块及跌打损伤等多种瘀血病证；因其性偏于微寒，故较宜于瘀而有热之证；又能入肝肾以退虚热，可用治温病后期邪伏阴分及阴虚内热证。

【本草述要】

1.《神农本草经》 主寒热，中风瘛疭、痉、惊痫邪气，除癥坚瘀血留舍肠胃，安五脏，疗痈疮。

2.《珍珠囊》 治肠胃积血、衄血、吐血，无汗骨蒸。

3.《本草纲目》 和血，生血，凉血。治血中伏火，除烦热。

【现代研究】

1. 化学成分 含牡丹酚、牡丹酚苷、牡丹酚原苷、牡丹酚新苷，并含芍药苷、氧化芍药苷、苯甲酰芍药苷、没食子酸、挥发油、植物甾醇、苯甲酸、蔗糖、葡萄糖等。

2. 药理作用 对痢疾杆菌、伤寒杆菌等多种致病菌，致病性皮肤真菌及流感病毒均有抑制作用；有抗感染、抗过敏作用；能抑制血小板聚集，有抗动脉粥样硬化的作用；尚能显著降低心输出量，增加冠脉血流量，并有降低血压的作用；对神经系统有镇静、镇痛、解痉、解热等作用；此外还具有保肝、利尿、抗溃疡、抗氧化、清除自由基及抗早孕等作用。

地骨皮 Digupi
《神农本草经》

【基源】本品为茄科植物枸杞 *Lycium chinense* Mill. 或宁夏枸杞 *Lycium barbarum* L. 的根皮。

【别名】杞根、地骨、地辅、地节、枸杞根、苟起根、枸杞根皮、山杞子根、甜齿牙根、红耳堕根、山枸杞根、狗奶子根皮、红榴根皮、狗地芽皮。

【食用性能】甘、微苦，寒。归肝、肾、肺经。

【食用功能】退虚热，清肺火，凉血。

【药食用治】

1. 阴虚发热，骨蒸盗汗 本品甘寒清润，能清肝肾之虚热，除有汗之骨蒸，为退虚热、疗骨蒸之佳品，如用治骨蒸内热之地骨皮露（《中药成方配本》），将地骨皮单品蒸气吊成露，以清热解烦；或将地骨皮水煎去渣取汁，加粳米煮粥之地骨皮粥（《本草纲目》)。亦常与补阴药配伍同用，以收标本兼治之效，如《千金要方》之地骨皮饮，将本品与麦冬、小麦同煮，至麦熟为度，去渣取汁，代茶频饮；如《圣济总录》之地骨爆两样，爆炒羊肝、羊肉至熟，烹入地骨皮、陈皮、神曲煎煮所得之浓汁及其他调味品。

2. 肾精不足证　本品善入肾经，用治肾精亏虚证，常与补肾填精之品相伍，以除阴虚生热之弊。如《景岳全书》之法制黑豆，将本品与补肾益精血之山茱萸、桑椹、熟地黄、补骨脂、菟丝子、旱莲草等配伍，共煎煮取药汁，以之煎煮黑豆，至药液干涸，常服之。

3. 肺热咳喘　本品甘寒，善清泄肺热，除肺中伏火，故多用治肺火郁结，肺失清肃，气逆不降之咳嗽气喘、皮肤蒸热等症，如《养生食疗菜谱》之百部炖团鱼，取团鱼与本品及百部、生地黄、知母、猪骨等炖煮，调入生姜、葱、黄酒，发挥滋阴清热、润肺止咳之功；亦可与清肺止咳之品配伍，如《小儿药证直诀》将其与桑白皮、甘草等同用；若肺热咳喘而痰多者，则宜再加入清化热痰之品，如瓜蒌仁、桔梗、竹茹等。

4. 血热吐衄　本品甘寒入血分，能清热凉血，又兼止血之效，常用治血热妄行的吐血、衄血、咯血、尿血等症。可单用，亦可与相应的凉血止血药如白茅根、侧柏叶等同用，以增强疗效。如用治血淋之地骨酒（《本草纲目》卷三十六引《简便方》名见《仙拈集》卷二），用新地骨皮洗净，捣自然汁（无汁则以水煎汁），每服加酒少许。

5. 消渴　本品于清热除蒸之中，又兼能生津止渴，可用治阴虚内热消渴，常与清热、养阴药同用。如用治虚劳口中苦渴、骨节烦热，地骨皮与麦冬、小麦同用（《千金方》)。用治消渴多饮、身体消瘦之地骨皮粥（《食医心镜》），将地骨皮与桑白皮、麦冬同煮，去渣取汁，再与面粉共煮为稀粥。

【食用方法】煎、煮、熬、泡酒，用量 9 ~ 15g。

【使用注意】外感风寒发热不宜用，脾虚便溏者不宜用。

【特点】本品无苦燥伤阴、甘润滋腻之弊，为退热除蒸佳品，常用治阴虚火旺所致的骨蒸潮热、消渴及虚火牙痛等证。能清泄肺热，故可用于肺中伏热，肺失清肃，气逆不降之咳嗽或气喘，然其作用缓和，须与其他清肺止咳平喘药同用。兼能清热凉血，可用治血热妄行所致的吐血、衄血、咳血、血淋及妇女崩漏、月经先期而量多等证。然其止血之力较为缓和，故宜与凉血止血之品同用。

【本草述要】

1.《神农本草经》　主五内邪气，热中消渴，周痹。

2.《珍珠囊》　解骨蒸肌热，消渴，风湿痹，坚筋骨，凉血。

3.《汤液本草》　泻肾火，降肺中伏火，去胞中火，退热，补正气。

【现代研究】

1. 化学成分　含桂皮酸和多量酚类物质、甜菜碱，尚分离到 β- 谷甾醇、亚油酸、亚麻酸和卅一酸等。此外，从地骨皮中还分得降压生物碱苦柯碱 A（又名地骨皮甲素）及枸杞素 A 和 B。

2. 药理作用　有较强的解热、降血糖和降血脂作用；能明显降低血压，且能使其心率减慢；有免疫调节作用，又有抗微生物作用，其对伤寒杆菌、福氏痢疾杆菌及流感病毒均有较强的抑制作用；尚能提高痛阈，对物理性、化学性疼痛有明显的抑制作用。此外，100%地骨皮注射液对离体子宫有显著兴奋作用。

五加皮　Wujiapi
《神农本草经》

【基源】本品为五加科植物细柱五加 *Acanthopanax gracilistylus* W.W.Smith 的根皮。

【别名】南五加皮、刺五加、刺五甲、五谷皮、红五加皮。

【食用性能】辛、苦，温。归肝、肾经。

【食用功能】祛风湿，补肝肾，强筋骨，利水。

【药食用治】

1. 风湿痹痛，四肢拘挛　本品辛能散风，苦能燥湿，温能祛寒，且兼补益之功，为强壮性祛风湿药，尤宜于老人及久病体虚者。治风湿痿痹，可单用制酒，如五加皮酒，将五加皮切细，以清酒一斗渍十日，温服（《太平圣惠方》）；或配伍补肝肾、强筋骨、活血通络之品，如《本草纲目》五加皮酒，以之与牛膝、当归等同煮去渣取汁，再与糯米、曲酿酒；《沈氏尊生书》用其同木瓜、松节配伍。五加皮与杜仲为末制酒糊丸用治腰痛《卫生家宝方》。用治风湿痹痛之五加皮醪《中华药膳大全》，五加皮煎煮取汁，再与糯米烧煮，待冷加酒曲适量，拌匀发酵制成酒酿。

2. 肝肾不足，筋骨痿软，小儿行迟　本品有温补之效，能补肝肾、强筋骨，常用于肝肾不足之筋骨痿软、腰痛脚弱者，常与补益肝肾之品同用，如《卫生家宝》以之配杜仲、牛膝等。对于小儿先天不足，筋骨痿弱行迟者，可将粳米煮粥，取本品为末调入粥中制成五加皮粥，或治小儿脚痿行迟方中，以之与木瓜、牛膝、鸡、猪脊骨炖煮（《全幼心鉴》）；《保婴撮要》将本品与牛膝、木瓜等同用；《医学纲目》取五加皮为末，粥饮调。用治肾虚脱发之玉柱杖粥（《医便》），将本品与熟地黄汤煮取汁，与枸杞子、麦片共熬粥，粥成撒入槐角、补骨脂、胡桃肉药末，具有填精益肾、乌须黑发之效。

3. 水肿，脚气　本品能温肾而除湿利水。用治水肿、小便不利，每与利水消肿药同用，以加强利水之功，如五加皮、薏苡仁同煮饮服（《中国食疗大全》），或以之配茯苓皮、大腹皮、生姜皮、地骨皮《太平惠民和剂局方》；若风寒湿壅滞之脚气肿痛，《瑞竹堂经验方》将五加皮与远志同用。

4. 跌打骨损　本品补肝肾、强筋骨，外用尚可治疗损骨跌仆。如将鸡肉同五加皮共捣为糊，搨在伤处，一炷香时，解下后，再与栀子、五加皮以酒煎成膏贴之（梅氏《验方新编》）。

【食用方法】煎汤、煮粥、入酒，用量 5 ~ 10g；研末入丸散服。

【使用注意】阴虚火旺者慎服。

【特点】本品辛能散风、温能祛寒、苦能燥湿，且兼补益之功，为强壮性祛风湿药，可治腰膝疼痛、筋脉拘挛之风湿痹证，尤宜于老人及久病体虚者。藉其温补之效，能补肝肾、强筋骨，又常用于肝肾不足，筋骨痿软者。又温肾而除湿利水，可治水肿、小便不利及脚气等证。

【本草述要】

1.《神农本草经》 主心腹疝气腹痛，益气，疗躄，小儿不能行，疽疮阴蚀。

2.《名医别录》 主男子阴痿，囊下湿，小便余沥，女人阴痒及腰脊痛，两脚疼痹风弱，五缓，虚羸，补中益精，坚筋骨，强志意，久服轻身耐老。

3.《本草思辨录》 五加皮，宜下焦风湿之缓证。若风湿搏于肌肤，则非其所司。古方多浸酒、酿酒及酒调末服之，以行药势。

【现代研究】

1.化学成分 主含苯丙醇苷类成分，如紫丁香苷，刺五加苷 B_1 及无梗五加苷 A、B、C、D、K_2、K_3 等；萜类成分，如 16α-羟基-（一）-贝壳松-19-酸、左旋对映贝壳松烯酸；还含多糖、脂肪酸及挥发油等。

2.药理作用 有抗感染、镇痛、镇静作用，能提高血清抗体的浓度，促进单核巨噬细胞的吞噬功能，有抗应激作用，能促进核酸的合成、降低血糖，有性激素样作用，并能抗肿瘤、抗诱变、抗溃疡，且有一定的抗排异作用。

厚朴 Houpo
《神农本草经》

【基源】本品为木兰科植物厚朴 *Magnolia officinalis* Rehd.et Wils. 或凹叶厚朴 *Magnolia officinalis* Rehd.et Wils.*var. biloba* Rehd.et Wils. 的干皮、根皮及枝皮。

【别名】川朴、紫油厚朴、厚皮、重皮、赤朴、烈朴。

【食用性能】苦、辛，温。归脾、胃、肺、大肠经。

【食用功能】燥湿消痰，下气除满。

【药食用治】

1.湿阻中焦，脘腹胀满 本品苦燥辛行，既能燥湿，又能行气，故为治湿阻、气滞胀满的要药，常与其他燥湿行气药配伍，以加强消除胀满之功。如《博济方》之平胃茶，以水煎煮厚朴、苍术、陈皮、生姜至水沸，再泡甘草、花茶饮用，用治湿阻脾胃所致脘腹胀满、不思饮食、口淡无味等症。

2.食积不化，气滞胀满 本品可下气宽中，为行气消胀要药。可单用，如用治久患气胀心闷，饮食不得，因食不调，厚朴蘸姜汁炙，待焦黑捣筛如面，以陈米饮调下（《斗门方》）。常与泻下攻积之品配伍以消积导滞，如用治食积不化之六和茶（《全国中成药处方集》），使之与藿香、杏仁、半夏、木瓜、苍术、人参、茶叶同用；再如《古今医方集成》之甘露茶，将行气除满之厚朴与山楂、谷芽、神曲、橘皮、枳壳、乌药等消食化积行气之品配伍，辅之陈茶叶，共研细末，代茶温饮，以消食开胃，行气导滞。

3.热结便秘 本品善入大肠经通导大肠气机，用治热结便秘以苦寒攻逐药物为主，辅以本品，以达峻下热结、消积导滞之效，如《金匮要略》之厚朴三物茶，厚朴与枳实、大黄、花茶泡服，用治腹满痛、大便难解。重者，可用其配大黄、芒硝、枳实

（《伤寒论》）。

4. 脾胃虚寒，气机升降失常　本品亦可用治虚证之气机失调，如《鲍氏小儿方》之厚朴姜茶，使之与生姜、花茶冲服，用治脾胃虚寒，泄泻清水。

5. 喘咳　本品能燥湿化痰，下气平喘。若痰饮阻肺，咳喘胸闷者，可与化痰降气之品配伍，如《太平惠民和剂局方》以其与苏子、陈皮、半夏等同用。若寒饮化热，胸闷气喘，喉间痰声辘辘，烦躁不安者，宜配清肺平喘之品，如麻黄、石膏、杏仁等。若宿有喘病，因外感风寒而发者，当配散寒解表之品，如桂枝、杏仁等。

6. 梅核气　本品燥湿消痰，下气宽中，可用治七情郁滞，痰气互结，咽中如有物阻，咽之不下，吐之不出的梅核气，可与橘络、党参、红茶合用，达理气开郁，化痰散结之效，如橘朴茶（《江西中医药》）；亦可配伍其他化痰行气之品，如《金匮要略》以之配伍半夏、茯苓、苏叶、生姜等。

【食用方法】煎汤、煮粥或代茶饮，用量 3 ~ 10g；或入丸、散。

【使用注意】本品辛苦温燥，易耗气伤阴，故气虚津亏者及孕妇慎用。

【特点】本品辛能行散，苦而泄降，苦温燥湿，又下气除胀满，为消除胀满的要药，且苦辛散结通降，消积导滞，适用于湿阻中焦，脘腹胀满、食积气滞、腹胀便秘等证。又消痰涎、降肺气、平喘咳，可治痰湿内阻，咳逆喘促。此外，七情郁结，痰气互阻，咽中如有物阻，咽之不下，吐之不出的梅核气证，亦可取本品燥湿消痰、下气宽中之效。

【本草述要】

1.《神农本草经》　主中风伤寒，头痛，寒热，惊悸，气血痹，死肌，去三虫。"

2.《名医别录》　主温中，益气，消痰下气。疗霍乱及腹痛，胀满，胃中冷逆，胸中呕逆不止，泄痢，淋露。除惊，去留热，止烦满，厚肠胃。

3.《本草纲目》（引王好古语）主肺气胀满，膨而喘咳。

【现代研究】

1. 化学成分　含挥发油约 1%，油中主要含 $\beta-$桉叶醇、和厚朴酚、和厚朴新酚等。此外，还含有少量的木兰箭毒碱、厚朴碱及鞣质等。

2. 药理作用　具有抑制肠管平滑肌、镇痛、抗溃疡、中枢抑制、降血压、抑制血小板聚集、保护肝脏、抗炎、抗病原微生物、抗肿瘤等作用。

肉桂　Rougui
《神农本草经》

【基源】本品为樟科植物肉桂 *Cinnamomum cassia* Presl 的树皮。

【别名】菌桂、牡桂、桂、大桂、筒桂、辣桂、玉桂、紫桂、桂皮。

【食用性能】辛，甘，大热。归脾、肾、心、肝经。

【食用功能】补火助阳，散寒止痛，温经通脉。

【药食用治】

1. 阳气亏虚　本品辛甘大热，能补火助阳、益阳消阴，可温补肾阳、温运脾阳和温助心阳，为补火助阳之要药。可单用，如《万病回春》桂肝丸，以肉桂为末与雄鸡肝一具，等分捣烂为丸，用治小儿下元虚冷，睡中遗尿。如《药粥疗法》引《粥谱》之桂浆粥，将肉桂煎取浓汁，再用粳米煮粥，调入桂汁及红糖，可补阳气，暖脾胃，散寒止痛，用治肾阳不足之畏寒肢冷，脾阳不振之脘腹冷痛，以及寒湿腰痛、风寒湿痹、妇人虚寒性痛经等。亦常与温补阳气之品配伍同用，如用治肾阳不足，命门火衰之畏寒肢冷、腰膝冷痛、夜尿频多、阳痿宫寒、滑精早泄等，多与温补肾阳药物配伍，以增强其温肾助阳的作用，如《景岳全书》以本品与鹿角胶、附子等同用。若治脾肾阳虚的肢冷、食少神疲、便溏，常与温补脾肾药物配伍，如《三因方》以本品与附子、人参、白术等同用。若治心阳不足之心悸气短、胸闷不舒，常与人参、黄芪等温阳补气药物配伍。

2. 脾胃虚寒，脘腹冷痛 本品辛热散寒以止痛，善去痼冷沉寒。治寒邪内侵或脾胃虚寒的脘腹冷痛，可单用，如以肉桂为末，以酒一盏，煎至半盏服，可用治九种心痛（《圣惠方》）；如《医学入门》之肉桂酒，用肉桂研末，温酒调服，治感寒身体疼痛。或与温里散寒药物配伍，以增强散寒止痛的作用，如《太平圣惠方》之荜茇粥将肉桂与荜茇、胡椒、干姜、粟米等同用，用治寒邪内阻所致之脘腹冷痛；或《太平惠民和剂局方》以本品与干姜、高良姜、荜茇等同用，治伤寒积冷，脏腑虚弱之心腹疼痛、胁肋胀痛等。用治脾胃虚寒，胃脘冷痛之丁香鸭（《大众药膳》），将鸭子与肉桂、丁香、草豆蔻等炖煮，共奏温阳补虚、消食和胃之功。如《保健药膳》之桂皮山楂饮，以之与山楂肉糖同煮，滤汁放入红糖调服，以温胃散寒、消食导滞，用治因寒气与食积阻滞于胃而引起的胃脘闷满作痛。

3. 胸阳不振，胸痹心痛 本品甘温助阳、散寒止痛，如用治胸阳不振、寒邪内侵的胸痹心痛，常与散寒止痛药物配伍，如《寿世保元》以本品与附子、干姜、川椒等同用。

4. 阴疽，流注 本品温阳散寒、温经通脉、止痛，用治阳虚寒凝，血滞痰阻的阴疽、流注等，可与温经通阳、散寒行滞的药物配伍，以加强温阳散瘀的作用，如《外科全生集》以本品与鹿角胶、白芥子、麻黄等同用。

5. 寒疝腹痛 本品辛甘温热，善入肝经，可暖肝散寒止痛，用治寒疝腹痛常与行气止痛之品配伍，如《清太医院配方》五香酒料，将肉桂与干姜、大小茴香、丁香、木香青皮等合用，以绢袋包裹入烧酒中浸泡，饮服，以暖肝散寒止痛，温中理气行滞。

6. 寒凝血瘀疼痛证 本品能温通血脉，促进血行，消散瘀滞，常与活血化瘀通络之品配伍，治疗诸寒凝血瘀疼痛证，如《中药制剂汇编》红花当归酒，藉本品辛散温通，助红花、当归、赤芍活血化瘀之功，上药共研磨浸酒，饮服，用治跌打扭伤，或瘀血所致之经闭、腹痛，尤善寒邪凝滞者；再如《太平圣惠方》桃仁粥，在桃仁、生地黄、生姜加米酒绞汁煮粥的基础上，调入肉桂末，以助温通之力。

7. 风寒湿痹 本品辛散温通，可与祛风湿、补肝肾之品配伍，多以助其经舒脉通，血运气行，用治风寒湿痹，或寒邪偏甚之痛痹，如《千金方》以本品与独活、桑寄生、杜仲等同用。

8. 气血亏虚，肝肾不足 籍本品温通之性，在补气益血方中加入少量肉桂，能获鼓舞气血生长之效；而在补益肝肾方中，亦能发挥温肾化气助补之力。如《良药佳馔》之十全大补汤，将人参、黄芪、白术、熟地黄、当归等十味补气养血之品裹袋，与鸭肉、鸡肉、猪肚煮汤，食肉饮汤，用治久病体虚气血不足者。如《中国传统性医学》之肉桂肥鸽，将本品与鸽子肉一起，隔水炖熟，去肉桂渣，饮汤食肉，具有补益肝肾、强筋壮骨之效，可用治肝肾不足之证。用治须发早白，将本品与制何首乌、茯苓、牛膝、当归、枸杞、菟丝子、补骨脂、鸡蛋合用，并调入大茴香、茶叶、葱、生姜、盐、白糖、酱油，制成七宝美髯丹，以益肝肾、乌须发、壮筋骨（《本草纲目》卷十八引《积善堂经验方》）。

9. 虚阳上浮 本品大热入肝肾，能使下元虚衰，上浮之虚阳引回故里，又称其能引火归元，如用治元阳亏虚，虚阳上浮的面赤、咽痛、心悸、失眠、脉微弱者，常与山茱萸、五味子等同用。

【**食用方法**】煎、熬、煮粥、泡酒，用量 2 ~ 5g，宜后下或焗服。研末冲服，每次 1 ~ 2g。外用：研末调敷或浸酒涂擦。

【**使用注意**】阴虚火旺，内有实热，血热妄行及孕妇忌用；畏赤石脂。

【**特点**】本品为补命火、壮元阳之要药。常用于治疗肾阳不足，命门火衰之阳痿、滑精、宫寒不孕，以及虚寒性脘腹痛、泄泻、痛经等证。此外，本品能温运阳气，有鼓舞气血生长之功，与黄芪、当归等补气血之品同用，且可减轻补药滋腻之性。

【**本草述要**】

1.《神农本草经》 主上气咳逆结气，喉痹吐吸，利关节，补中益气。

2.《汤液本草》 补命门不足，益火消阴。

3.《本草求真》 大补命门相火，益阳治阴。凡沉寒痼冷、营卫风寒、阳虚自汗、腹中冷痛、咳逆结气、脾虚恶食、湿盛泄泻、血脉不通、死胎不下、目赤肿痛，因寒因滞而得者，用此治无不效。

【**现代研究**】

1. 化学成分 含挥发油（桂皮油）1.98% ~ 2.06%，主要成分为桂皮醛，占52.92% ~ 61.20%；尚含有肉桂醇、肉桂醇醋酸酯、肉桂酸、醋酸苯丙脂、香豆素、黏液质、鞣质等。

2. 药理作用 有扩张血管、促进血循环、增强冠脉及脑血流量、使血管阻力下降等作用；在体外，其甲醇提取物及桂皮醛有抗血小板凝集、抗凝血酶作用。桂皮油、桂皮醛、肉桂酸钠具有镇静、镇痛、解热、抗惊厥等作用；桂皮油对胃黏膜有缓和的刺激作用，并通过刺激嗅觉反射性地促进胃机能，能促进肠运动，使消化道分泌增加、增强消化机能，排除消化道积气，缓解胃肠痉挛性疼痛，其水提物、醚提物对动物实验性胃溃疡的形成有抑制作用；桂皮油可引起子宫充血；肉桂酸具有使人肺腺癌细胞逆转的作用；肇庆产肉桂降糖作用明显；桂皮油对革兰阴性菌及阳性菌有抑制作用，对多种致病性真菌有一定的抑制作用。

桑白皮　Sangbaipi
《神农本草经》

【基源】本品为桑科植物桑 *Morus alba* L. 的根皮。

【别名】桑根白皮、白桑皮、桑根皮。

【食用性能】苦、甘，寒。归肺、脾经。

【食用功能】泻肺平喘，利水消肿。

【药食用治】

1. 咳喘　本品性寒，能清泻肺火兼泻肺中水气而定嗽平喘，凡肺中火热或水气为患，均可用之，尤善清泄肺热。用治肺热阴虚燥咳，可与阿胶、糯米、红糖合用制成阿胶白皮粥《养生食疗菜谱》，以滋阴补血，润燥清肺；如与杏、猪肺炖煮之南杏桑白煲猪肺，共奏润肺补肺，止咳平喘之功（《饮食疗法》）。若用治肺热壅盛咳喘，痰稠而黄，可与清降肺火之地骨皮同用（《小儿药证直诀》），也可与其他清化热痰之品黄芩、栀子、贝母等同用。水饮停肺，胀满喘急，常配伍宣降肺气，利水逐饮之药同用，如麻黄、葶苈子等。

2. 水肿　本品能泻降肺气，通调水道，而利水消肿，尤宜用于水肿实证。肺气不宣，水气不行的水肿喘急，小便不利，用此泻肺行水消肿，可与和脾养胃之青粱米同用，如《医学入门》之桑白皮饮。《世医得效方》之乌鲤鱼汤，将乌鲤鱼与利水消肿、健脾行气之桑白皮、赤小豆、白术、陈皮同煮，用于肥胖而四肢浮肿明显者。脾虚不运，水湿无制而致面目肌肤浮肿或腰以下肿、胀满喘急、小便不利者，常配利水行气之品，如《中藏经》以本品配茯苓皮、大腹皮、陈皮等同用。

此外，本品还有清肝降压及止血之功，可治肝阳上亢，肝火偏旺之高血压及衄血、咯血。

【食用方法】煎、煮、熬，用量 5～15g。泻肺利水、平肝清火宜生用，肺虚咳嗽宜蜜炙用。

【使用注意】肺虚无火者及肺寒咳嗽者忌用。

【特点】本品能清肺泻火，兼泄肺中水气，故有止咳平喘作用，可用治肺热咳喘、痰多之证。此外，本品上泻肺气以肃降，下通水道，有利水、退肿的作用，可用于水肿、脚气的小便不利、浮肿胀满等。

【本草述要】

1.《名医别录》　去肺中水气，唾血，热渴，水肿腹满胪胀，利水道。

2.《药性论》　治肺气喘满，水气浮肿，主伤绝，利水道，消水气，虚劳客热，头痛，内补不足。

3.《本草纲目》　桑白皮，长于利小水，乃实则泻其子也。故肺中有水气及肺火有余者宜之。

【现代研究】

1. 化学成分 含多种黄酮类衍生物，如桑皮素、桑皮色烯素、桑根皮素等；香豆素类成分，如伞形花内酯，东莨菪素等；还含有作用类似乙酰胆碱的降压成分，以及桑皮呋喃 A 等。

2. 药理作用 有轻度止咳作用，并能利尿，使尿量及钠、钾、氯化物排出量均增加；煎剂及其乙醇、乙醚、甲醇的提取物，有不同程度的降压作用；对神经系统有镇静、安定、抗惊厥、镇痛、降温作用；对肠和子宫有兴奋作用；煎剂对金黄色葡萄球菌、伤寒杆菌、痢疾杆菌有抑制作用；对子宫颈癌 JTC28、肺癌细胞有抑制作用；近年研究表明，还能抗艾滋病毒。

杜仲 Duzhong
《神农本草经》

【基源】本品为杜仲科植物杜仲 *Eucommia ulmoides* Oliv. 的树皮。

【别名】思仙、思仲、木绵、檰、石思仙、扯丝皮、丝连皮、玉丝皮、丝棉皮。

【食用性能】甘，温。归肝、肾经。

【食用功能】补肝肾，强筋骨，安胎。

【药食用治】

1. 肝肾不足，筋骨不健 本品既能补肝肾，又长于强筋骨，故以治肝肾亏虚之腰膝酸痛、下肢痿软见长，单用即有效，或与其他补肝肾、强筋骨之品同用。如《不知医必要》单用本品，水、酒各半煎服，《太平惠民和剂局方》以之与胡桃肉、补骨脂配伍同用，皆治肾虚腰痛脚软；如杜仲腰花（《华夏药膳保健顾问》），将本品熬成浓，灾入炒熟的猪肾中，具有补肾益精、健骨强体之效，用治肾精亏虚之腰痛膝软、阳痿遗精、耳鸣眩晕等症。如《增补内经拾遗方论》之煮料豆，以本品配伍补肝肾之何首乌、牛膝、枸杞子，益精血之熟地黄、当归、白芍、川芎，同黑豆煮透，晒干去药，取黑豆常服，用治精血不足、须发早白、头晕心悸等症。

2. 风湿久痹 藉本品补肝肾、强筋骨之功，尚可用治风湿日久，肝肾亏虚之腰膝冷痛、肢节屈伸不利、痿软无力。常与祛风湿、补肝肾、强筋骨药同用，如《圣济总录》之牛膝酒，使之与牛膝、肉桂等同用，浸酒，以补肾温阳、祛风除湿，用治肾气虚冷，复感寒湿为痹。用治肝肾亏虚、气血不足所致痹证之独活壮骨鸡，将杜仲、独活、牛膝、防风等品研粉拌入适量调料，纳入鸡腹内，再油煎、汤煮。《太平圣惠方》之牛膝复方酒，将杜仲与牛膝、丹参、生地黄、石斛捣碎后加白酒浸泡，用治血脉瘀滞、肝肾不足所致痹证。

3. 肝肾亏虚，胎动不安，胎漏下血，或滑胎 本品能补益肝肾、调理冲任、固经安胎，故可用治肝肾亏虚，冲任不固之胎动不安、胎漏下血或滑胎。单用即效，如《本草权度》记载，将猪肾一枚洗净切片，椒盐腌去腥水，拌入杜仲末，再以荷叶包裹，煨熟后食用；还可将本品与大枣水煎取浓汁，加糯米煮粥（《中国食疗大全》）。亦可与续断、菟丝子、桑寄生等其他补肝肾、安胎之品同用，如杜仲（姜汁浸）、川续断（酒渍）等量为末，枣肉煮烂，杵和为丸如梧桐子大，空心米饮下（《普济方》）。此外，治疗劳伤所致之胎动不安，本品亦可与活血、养血、安胎之当归、川芎、阿胶、菟丝子等品配伍。

此外，本品现代临床用于高血压病，有较好的降血压作用。因其长于补肝肾，故尤宜于高血压病有肝肾不足表现者，单用或入复方应用。

【食用方法】煎、煮、熬、泡酒，用量 10 ～ 15g。

【使用注意】炒用破坏其胶质，有利于有效成分煎出，故比生用效果好。本品为温补之品，阴虚火旺者慎用。

【特点】本品甘温化阳，补肝肾、强筋骨、强腰膝，为治疗肾虚腰痛及妇女经期腰痛之要药；又能补肝肾、固冲任，治疗肝肾不足、冲任不固之胎动不安。近年来本品又可单用或入复方治疗高血压病，肾虚型尤宜。此外，古方中虽将本品广泛配伍用于肾虚所致的多种证候，但阳痿不举、遗精滑泄、遗尿尿频等其他肾阳虚证使用本品，除可补肾阳以治本之外，别无所长，故多在复方中作辅助药使用。

【本草述要】

1.《神农本草经》 主腰脊痛，补中，益精气，坚筋骨，强志，除阴下痒湿，小便余沥。

2.《日华子本草》 治肾劳，腰脊挛。入药炙用。

3.《本草汇言》 方氏《直指》云：凡下焦之虚，非杜仲不补；下焦之湿，非杜仲不利；足胫之酸，非杜仲不去；腰膝之疼，非杜仲不除。然色紫而燥，质绵而韧，气温而补，补肝益肾，诚为要剂。

【现代研究】

1.化学成分 含杜仲胶、杜仲苷、杜仲醇、酚类、生物碱、果胶、咖啡酸、酒石酸、绿原酸、有机酸、脂肪、黄酮类、醛糖、鞣质、多种游离氨基酸、多种微量元素及维生素 C 等。

2.药理作用 有增强机体免疫功能，对细胞免疫显示双相调整作用；能使离体子宫自主收缩减弱，并拮抗子宫收缩剂（乙酰胆碱、垂体后叶素）而达解痉的作用；对家兔离体心脏有明显加强作用；有明显的降压作用，并能减少胆固醇的吸收；可使肝糖原含量和血糖含量显著升高；能延长戊巴比妥钠的睡眠时间，并能使实验动物反应迟钝，嗜睡；还有增强动物肾上腺皮质功能，以及镇痛、利尿作用。

第八章 叶类食用中药 ▷▷▷▷

叶类食用中药是以植物叶入药，且具有食用性的药材的总称。药用部位主要包括只以叶片入药（艾叶、番泻叶、罗布麻等），或以带有幼枝的叶片入药（侧柏叶、紫苏等）。

叶类食用中药应在植物已生长成熟，全枝满叶时采集。此时植物生长至极盛，叶中有效成分含量最高，药力雄厚，应及时采集。但有少数药材例外。张寿颐认为，"桑叶，以老而经霜者为佳，欲其气之全，力之厚也，故入药用冬桑叶，亦曰霜桑叶"。故桑叶多在深秋或初冬经霜后采集。

《本草备要》曰："轻清升浮为阳，重浊沉降为阴。"一般来讲，叶类药物具有质轻之性，质轻气香升散，多为升浮之品，可体现出辛而发散祛风、行气活血之效，如紫苏之发散行气，桑叶之疏散风热，荷叶之活血散瘀，淫羊藿之祛风湿，银杏叶之活血通络，苦丁茶之散风热、利头目等。总体而言，叶类食用药物可散可敛、可补可泻，具有多样化的作用特点，如发散祛风除湿、行气活血通络、清热生津除烦、清肺润燥止咳、敛肺化痰平喘、平肝清肝明目、补气生津、补肝肾、强筋骨，以及利尿、泻下、止血、消暑等功效。故凡表邪外感、热伤气津、浊气内蕴、气血郁滞及肝肾亏虚等所致之疾，其应用涉及内、外、妇、儿、骨伤多科疾病，可独味单方，也可与其他药物配伍共用，只要辨证得当，配方合理，效如桴鼓。

叶类药物可水调服、嚼咽、蒸汁服、捣汁服、米饮服下、蜜调下、汤调下、酒调下。此类药物有效成分容易析出，烹饪时当用武火速炒。

紫苏 Zisu
《名医别录》

【基源】本品为唇形科植物紫苏 *Perilla frutescens*（L.）Britt. 的叶（或带嫩枝）。

【别名】苏、苏叶、紫菜。

【食用性能】辛，温。归肺、脾、胃经。

【食用功能】发散风寒，行气宽中。

【药食用治】

1. 风寒感冒 本品辛散性温，祛风散寒、发汗解表之力较为缓和，单用即效，亦常与其他发散风寒之品合用，如《惠直堂经验方》将本品与荆芥、茶叶、生姜煎汤，兑入溶解后的红糖中，饮服；《本草汇言》之姜糖苏叶饮以本品与生姜切细丝后沸水浸泡，再入红糖拌匀，趁热服；《惠直堂经验方》之五神汤以之与荆芥、茶叶、生姜、红糖同煮。因其外能解表散寒，内能行气宽中，且略兼化痰止咳之功，故风寒感冒而兼气滞之胸脘满闷、恶心呕逆，或咳喘痰多者较为适宜，每与理气宽中或化痰止咳之品同用，如《太平惠民和剂局方》以之配伍香附、陈皮等。

2. 脾胃气滞，胸闷呕吐　本品味辛能行，能行气以宽中除胀、和胃止呕，兼有理气安胎之功，可用治中焦气机郁滞之胸脘胀满、恶心呕吐。偏寒者，常与温中止呕的砂仁、丁香同用；偏热者，常与清胃止呕的黄连、芦根同用；若胎气上逆，胸闷呕吐，胎动不安者，常与理气安胎的砂仁、陈皮同用。用治七情郁结，痰凝气滞之梅核气证，《金匮要略》以之与半夏、厚朴、茯苓等同用。

3. 出血　本品尚有止血之功，如《斗门方》以紫苏煮汁，浓缩成膏，加炒赤豆末为丸，治"诸失血病"。《永类钤方》以嫩紫苏叶、桑叶同捣外敷伤口，治疗损伤出血。《奇效良方》以苏叶与黄芪、生地黄等同用，治下虚上盛，嗽血衄血及肺损咯血等证。

4. 肥胖浮肿　籍本品开宣肺气之功，亦可用治肥胖见有浮肿、喘急、小便涩、大便难等症。如《古今医统大全》之鲤鱼汤，在茯苓、猪苓、泽泻利水渗湿的基础上，配伍宣降肺气之杏仁、紫苏，煮取药汁，再与鱼汤合煮，以奏利水渗湿、宣肺化水之效。

此外，紫苏叶能解鱼蟹毒，对于进食鱼蟹中毒而致腹痛吐泻者，能和中解毒。可单用本品煎汤服，或配伍生姜、陈皮、藿香等药，如可紫苏、生姜等量煎汤饮服（《中国药膳学》）。

【食用方法】煎、熬、煮粥或代茶饮，用量 5 ~ 10g。

【使用注意】阴虚、气虚及温热病者慎服，不宜久煎。

【特点】本品解表重在解肌，无过汗伤人之虞，药性温和不偏，又辛香透达气机，可外散风寒，内行脾肺滞气，尤宜于风寒表证而兼湿阻气滞者。长于理气，能和胃止呕，兼有理气安胎之功，可用治中焦气机郁滞之胸脘胀满、恶心呕吐及妊娠气滞诸证，乃理气安胎良药。

【本草述要】

1.《名医别录》　主下气，除寒中。

2.《滇南本草》　发汗，解伤风头痛，消痰，定吼喘。

3.《本草纲目》　行气宽中，消痰利肺，和血，温中，止痛，定喘，安胎。

【现代研究】

1. 化学成分　含挥发油，其中主要为紫苏醛、左旋柠檬烯及少量 a-蒎烯等。

2. 药理作用　苏叶煎剂有缓和的解热作用；有促进消化液分泌，增进胃肠蠕动作用；能减少支气管分泌，缓解支气管痉挛。水煎剂对大肠杆菌、痢疾杆菌、葡萄球菌均有抑制作用。紫苏能缩短血凝时间、血浆复钙时间和凝血活酶时间。紫苏油可使血糖上升。

桑叶 Sangye
《神农本草经》

【基源】本品为桑科植物桑 *Morus alba* L. 的叶。

【别名】冬桑叶、霜桑叶、铁扇子、蚕叶。

【食用性能】甘、苦，寒。归肺、肝经。

【食用功能】疏散风热，清肺润燥，平抑肝阳，清肝明目。

【药食用治】

1. 风热表证，温病初起　本品甘寒，疏散风热作用虽较为缓和，但能清肺热、润肺燥，故常用于风热表证，或温病初起，温热犯肺，发热、咽痒、咳嗽等症，常与其他疏散风热之品同用，如《温病条辨》以之与菊花相须为用，并配伍连翘、薄荷、桔梗等药；或与菊花、竹叶、白茅根、薄荷同煮之桑菊薄竹饮（《广东凉茶验方》）。《保健药膳》之桑叶菊花饮，使之与菊花、薄荷、甘草混合后用滚水冲泡，代茶频服，对风热型感冒，药力甚久，效果更佳。

2. 肺热咳嗽，燥热咳嗽　本品苦寒清泄肺热，甘寒凉润肺燥，故可用于肺热或燥热伤肺，咳嗽痰少、色黄而黏稠，或干咳少痰、咽痒等症。如本品与杏仁、沙参、贝母、梨皮同煎煮，调入冰糖代茶饮（《常见病的饮食疗法》）。复方中，轻者可配杏仁、沙参、贝母等同用（《温病条辨》）；重者可与生石膏、麦冬、阿胶等同用（《医门法律》）。

3. 肝阳上亢，眩晕　本品苦寒，兼入肝经，有平抑肝阳之效，故可用治肝阳上亢之头痛眩晕、头重脚轻、烦躁易怒者，常用之代茶饮。如可将本品与菊花、枸杞子、决明子同用，煎汤取汁，常服（《山东中草药手册》）。

4. 目赤昏花　本品既能疏散风热，又苦寒入肝而能清泄肝热，且甘润益阴以明目，故常用治风热上攻、肝火上炎所致的目赤、涩痛、多泪，可配伍菊花、蝉蜕、夏枯草、决明子等疏散风热、清肝明目之品。若肝肾精血不足，目失所养，眼目昏花，视物不清，常配伍滋补精血之黑芝麻。若肝热引起的头昏、头痛，本品亦可与菊花、石决明、夏枯草等清肝药同用。

5. 疮痈，水火烫伤　本品可外用，如用治疮痈不敛，可以经霜黄桑叶，为末敷之（《仁斋直指方》）。用治火烧及汤泡疮，取经霜桑叶，焙干，烧存性，为细末，香油调敷或干敷（《医学正传》）。

此外，本品尚能凉血止血，还可用治血热妄行之咳血、吐血、衄血，宜与其他凉血止血药同用。

【食用方法】煎、熬、煮粥或代茶饮，用量 5～10g；或入丸散。外用煎水洗眼。桑叶蜜制能增强润肺止咳的作用，故肺燥咳嗽多用蜜制桑叶。

【特点】本品甘寒质轻，轻清疏散，长于凉散风热，虽疏散风热作用较为缓和，但能清肺凉润肺燥，可治风热感冒或温病初起兼温热犯肺者，以及肺热燥咳等证。既能疏散风热，又苦寒入肝经而清泄肝热，且甘润益阴以明目，故常用治风热上攻、肝火上炎所致的目赤、涩痛、多泪等症。常用作代茶饮。

【本草述要】

1.《神农本草经》 除寒热，出汗。

2.《本草纲目》 治劳热咳嗽，明目，长发。

3.《本草从新》 滋燥，凉血，止血。

【现代研究】

1.化学成分 含脱皮甾酮、芦丁、桑苷、槲皮素、异槲皮苷、东莨菪素、东莨菪苷等。

2.药理作用 鲜桑叶煎剂体外试验对金黄色葡萄球菌、乙型溶血性链球菌等多种致病菌有抑制作用，煎剂有抑制钩端螺旋体的作用。对多种原因引起的动物高血糖症均有降糖作用，所含脱皮甾酮能促进葡萄糖转化为糖原，但不影响正常动物的血糖水平，脱皮激素还能降低血脂水平。对人体能促进蛋白质合成，排除体内胆固醇，降低血脂。

淡竹叶 Danzhuye
《本草纲目》

【基源】本品为禾本科植物淡竹叶 *Lophatherum gracile* Brongn. 的茎叶。

【别名】碎骨子、山鸡米、金鸡米、迷身草、竹叶门冬青、金竹叶、长竹叶、山冬、地竹、淡竹米、林下竹。

【食用性能】苦、甘、淡，寒。归心、小肠、肺、胃经。

【食用功能】清热生津，清心除烦，利尿。

【药食用治】

1.温热病气分热证，表热烦渴 本品清泄气分实热的作用类似竹叶，亦用于温热病邪入气分之高热、汗出、烦渴等症及表热烦渴。其临床应用亦类似竹叶，许多古方中用竹叶者，近代多用淡竹叶替代之，如《养老奉亲书》竹叶粥方。因本品略有清泄胃热之功，对胃热津伤所致的口渴，亦可使用。

2.心火亢盛证，心热下移小肠之热淋 本品上清心火、下利小便之功亦类似竹叶，也可用于心火亢盛，症见心胸烦热、舌尖红赤、口舌生疮，或心热下移小肠的小便赤涩、尿道灼痛等症，其临床应用亦类似竹叶。

3.食积化热，热扰心神 本品可清热泻火、除烦利尿，可用治小儿伤食或疳积所致之多汗易惊、睡卧不安、手足心热等。如现代常用中成药小儿七星茶（《家庭医生》），使之与薏苡仁、山楂、麦芽、钩藤、蝉蜕、甘草（或灯心）等配伍同用，以健脾益胃、消食导滞、安神定志，用治食积化热、疳积发热、热扰心神之证。

【食用方法】煎汤、煮粥或代茶饮，用量 5 ~ 15g。

【使用注意】虚寒证忌用。

【特点】本品甘辛性寒，入胃经，能清泄气分实热，并有一定的解热作用，故宜于温热病邪入于气分的高热、汗出、烦渴等症。淡竹叶上清心火，下利小便，可使心与小肠之热从小便排出，故可用治心火亢盛之心胸烦热、舌尖红赤、口舌生疮，或心热下移小肠的小便赤涩、尿道灼痛等症。

【本草述要】

1.《本草纲目》 去烦热，利小便，清心。

2.《生草药性备要》 消痰止渴，除上焦火，明眼目，利小便，治白浊，退热，散痔疮毒。

3.《本草再新》 清心火，利小便，除烦止渴，小儿痘毒。外症恶毒。

【现代研究】

1. 化学成分 含芦竹素、白茅素等三萜类，以及β-谷甾醇、菜油甾醇、酚类、有机酸、氨基酸、糖类等成分。

2. 药理作用 水浸膏对实验动物有退热作用；利尿作用虽弱，但能明显增加尿中氯化物的排出量；水煎剂体外实验对金黄色葡萄球菌、溶血性链球菌有抑制作用；还有解热、升高血糖和抗肿瘤等作用。

荷叶　Heye
《神农本草经》

【基源】本品为睡莲科植物莲 *Nelumbo nucifera* Gaertn. 的干燥叶。

【别名】蕸。

【食用性能】苦、微涩，平。归心、肝、脾经。

【食用功能】消暑利湿，散瘀止血。

【药食用治】

1. 暑热伤气，暑湿泄泻 本品味苦，可清泄暑热湿邪，用治暑温身热多汗、头目不清、烦闷不舒之暑热伤气轻证。如与鲜冬瓜同煮，加少许盐之荷叶冬瓜汤（《饮食疗法》），可清热祛暑、利尿除湿；或《温病条辨》清络饮，将鲜荷叶与西瓜翠衣、鲜扁豆花、丝瓜皮等同用。还可用治暑湿泄泻及脾虚清阳下陷的泄泻等证。如治秋时晚发之伏暑，并治湿温初起，荷叶为引，与连翘、瓜蒌壳、陈皮、茯苓等同用（《时病论》）。

2. 下痢赤白 本品功可清暑利湿而止痢，如用治暑湿下痢赤白，可将荷叶烧研，赤红痢蜜饮下，白痢砂糖饮下（《本草纲目》）。

3. 出血证 本品味涩，可收敛止血，又可散瘀，用治各种出血证。如《妇人良方》将生荷叶、生艾叶、生柏叶、生地黄同用，用治阳乘于阴，以致吐血衄血者。

此外，本品现多用于减肥降脂产品中，如《华夏药膳保健顾问》荷叶减肥茶，以本品与山楂、薏苡仁、橘皮等共研细末，代茶饮服，具有降脂减肥、消食导滞、行气利水之效。

【食用方法】煎、煮、熬，用量 6 ~ 10g，鲜品 15 ~ 30g；外用适量，捣敷，研末掺或煎水洗。

【使用注意】本品升散消耗，虚者忌用（《本草从新》），故凡上焦邪盛，治宜清降者，以及气虚不能摄血之失血证忌用（《随息居饮食谱》）。

【特点】本品功善清暑利湿，所治之病证大都与暑湿内伤有关，如暑湿困阻中焦之食欲不振、脘腹胀满等，温热病湿温之头晕胸闷、身热烦渴、汗多溺短、身重如裹等，以及暑湿为患所致之泄泻下痢。又可收敛止血，可用治子宫出血、吐血。

【本草述要】

1.《医林纂要》 荷叶，功略同于藕及莲心，而多入肝分，平热、去湿，以行清气，以青入肝也。然苦涩之味，实以泻心肝而清金固水，故能去瘀、保精、除妄热、平气血也。

2.《本草拾遗》 主血胀腹痛，产后胞衣不下，酒煮服之；又主食野菌毒，水煮服之。

3.《本草纲目》 生发元气，裨助脾胃，涩精浊，散瘀血，清水肿、痈肿，发痘疮。治吐血、咯血、衄血、下血、溺血、血淋、崩中、产后恶血、损伤败血。

【现代研究】

1. 化学成分 含莲碱、荷叶碱、原荷叶碱、亚美罂粟碱、前荷叶碱、N-去甲基荷叶碱、D-N-甲基乌药碱、番荔枝碱、鹅掌楸碱、槲皮素、异槲皮苷、莲苷、酒石酸、柠檬酸、苹果酸、葡萄糖酸、草酸、琥珀酸、鞣质等；还含抗有丝分裂作用的碱性成分。

2. 药理作用 具有调脂、减肥、抗氧化、抑菌等作用；生物碱成分具有抗病毒、抗感染、抗过敏作用；总生物碱对平滑肌有解痉作用和抗有丝分裂的作用，对胰脂肪酶有抑制作用；提取物有抑制 HIV 增殖的作用。

番泻叶　Fanxieye
《饮片新参》

【基源】本品为豆科植物狭叶番泻 *Cassia angustifolia* Vah 或尖叶番泻 *Cassia acutifolia* Delile 的小叶。

【别名】旃那叶、泻叶、泡竹叶。

【食用性能】苦，寒。归大肠经。

【食用功能】泻下通便。

【药食用治】

热结便秘 本品苦寒通泄之性与大黄相似，既能泻下导滞，又能清导实热，是一味使用方便、疗效可靠的泻下之品。主要适用于热结便秘，亦可用于习惯性便秘及老年便秘，可单味泡服，如番泻叶茶（《中国药学大辞典》）；也可与枳实、厚朴等配伍，以增强泻下导滞作用。

【食用方法】煎、煮、熬、代茶饮，用量 2～6g，宜后下。小剂量可起缓泻作用，大剂量则可攻下。

【使用注意】妇女哺乳期、月经期及孕妇忌用；服量不宜过大，过量则有恶心、呕吐、腹痛等副作用，一般配木香、藿香等行气和中药品同用，可减少此弊。

【特点】本品苦寒通降之性与大黄相似，亦有较强的泻下导滞、清导实热作用，可用于热结便秘、胃肠积滞证，但临床不如大黄常用。目前大多单味小剂量泡服，取其缓下通便之效，用治习惯性便秘，因味较大黄适口，且不易引起继发性便秘，故较大黄为多用。对产后、手术后的便秘患者，亦较大黄常用。此外，现代还用于急性胃及十二指肠出血、急性胰腺炎、急性机械性肠梗阻、胆囊炎、细菌性痢疾等有热积或实热内盛者。

【本草述要】

1.《饮片新参》 泄热，利肠腑，通大便。

2.《现代实用中药》 少用为苦味健胃药，能促进消化；服适量能起缓下作用；欲其大泻则服 4 ~ 6 公分，作浸剂，约数小时即起效用而泄泻。

【现代研究】

1. 化学成分 主含番泻苷、芦荟大黄素葡萄糖苷、大黄酸葡萄糖苷等。

2. 药理作用 浸剂在胃肠吸收后，在体内转变成有效活性成分，经血液循环达大肠，引起大肠推进性运动而致泻；对大肠杆菌、痢疾杆菌等多种细菌有抑制作用；粉剂口服可增加血小板和纤维蛋白原，能缩短凝血时间、复钙时间及血块收缩时间，有助止血。

侧柏叶　Cebaiye
《名医别录》

【基源】本品为柏科植物侧柏 *Platycladus orientalis* (L.) Franco 的枝梢及叶。

【别名】柏叶、扁柏叶、丛柏叶。

【食用性能】苦、涩，寒。归肺、肝、脾经。

【食用功能】凉血止血，化痰止咳。

【药食用治】

1. 血热出血证 本品苦涩性寒，善清血热，兼能收敛止血，为治各种出血病证之佳品，尤以治疗血热出血病证为宜。单用有效，如将本品洗净捣汁，拌入粳米粥中徐服（《常见病食疗食补大全》）；或配其他凉血止血之品，如《校注妇人良方》以之与荷叶、地黄等同用。

2. 肺热咳嗽 本品苦寒清泄，长于清肺热、化痰止咳。适用于肺热咳嗽痰多者，可单味使用，如侧柏叶、红枣，煎浓汤，取汁，代茶饮（《中国药膳大辞典》）；或配贝母、瓜蒌等清热化痰药同用。

3. 风湿痹痛 本品具有较好的祛风湿、止痹痛作用，《本草汇言》称侧柏叶为"去风湿之药"，并指出"凡历节风痹周身走注，痛极不能转动者，煮汁饮之即定"。如《本草纲目》柏叶酒，以侧柏叶煮汁，用曲米酿酒饮，治疗风痹历节作痛；《本草切要》以之与羌活、防风等煎服，治疗历节风痛，痛如虎咬，走注周身，不能转侧。

此外，本品研末调涂或制成酊剂外搽可治水火烫伤。

【食用方法】煎汤，用量 10 ~ 15g；外用适量。止血多炒炭用，化痰止咳宜生用。

【使用注意】久服、多服，易致胃脘不适及食欲不振。

【特点】苦能燥湿、涩能收敛、寒能清热，既能凉血止血，又能清血分湿热，善治吐血、咯血、衄血、崩漏、血痢、尿血等，尤以血热者为宜，并能使因血热脱落的须眉重生、阴虚有热的须发早白变黑。藉其药性苦寒，能祛风湿、止痹痛，对风湿热痹、历节风痛尤为适宜。此外，本品尚有清肺热、化痰止咳的作用，对肺热咳嗽有痰者尤宜。

【本草述要】

1.《名医别录》 主吐血、衄血、痢血、崩中、赤白，轻身，益气。令人耐风寒，去湿痹。

2.《景岳全书》 善清血凉血，止吐血衄血、痢血尿血、崩中赤白，去湿热湿痹、骨节疼痛。捣烂可傅火丹，散疔腮肿痛热毒及汤火伤，止痛灭瘢。炙捣可敷冻疮。烧汁涂发，可润而使黑。

3.《医林纂要》 泄肺逆，泻心火，平肝热，清血分之热。

【现代研究】

1.化学成分 含挥发油，油中主要成分为 α- 侧柏酮、侧柏烯、小茴香酮等；尚含黄酮类、鞣质、脂肪类成分，以及钾、钠、氮、磷、钙、镁、锰和锌等元素。

2.药理作用 煎剂能明显缩短出血时间及凝血时间，其止血有效成分为槲皮素和鞣质；尚有镇咳、祛痰、平喘、镇静等作用；体外实验表明，本品对金黄色葡萄球菌、卡他球菌、痢疾杆菌、伤寒杆菌、白喉杆菌、流感病毒、疱疹病毒等均有抑制作用。

淫羊藿 Yinyanghuo
《神农本草经》

【基源】本品为小檗科植物淫羊藿 *Epimedium brevicornum* Maxim.、箭叶淫羊藿 *Epimedium sagittatum*（Sieb.et Zucc.）Maxim.、柔毛淫羊藿 *Epimedium Pubescens* Maxim. 或朝鲜淫羊藿 *Epimedium koreanum* Nakai 的地上部分。

【别名】刚前、仙灵脾、仙灵毗、黄连祖、放杖草、弃杖草、三叉风、桂鱼风、铁铧口、铁耙头、鲫鱼风、羊藿叶、羊角风、三角莲、乏力草、千两金、干鸡筋、鸡爪莲、三枝九叶草、牛角花、铜丝草、铁打杵、三叉骨、肺经草、铁菱角。

【食用性能】辛、甘，温。归肾、肝经。

【食用功能】补肾壮阳，强筋骨，祛风湿。

【药食用治】

1.肾阳虚衰，阳痿不育，宫寒不孕，遗尿尿频 本品味辛甘、性温燥烈，长于补肾壮阳起痿，常用于肾阳虚衰之阳痿不育，可单用浸酒服；或与补益肾精之品同用，使阳得阴助，方能生化无穷，如与鹿骨、枸杞子、熟地黄、益智仁、菟丝子、鹿肉同煮，并调入葱、胡椒、盐之人参鹿肉汤（《药膳》），可填精补肾，大补元阳。若肾阳虚衰之尿频遗尿，可与菟丝子、金樱子、狗脊、女贞子及猪肥肉、笋、面包、鸡蛋、慈菇，调入盐、黑芝麻、花椒、粉、葱等制成菟丝鸡饼（《养生食疗菜谱》），共奏补肾阳、强腰膝、固精缩尿之功。用治女子宫寒不孕，可与其他补肾助阳、暖宫助孕、固脬缩尿之品如鹿茸、紫河车、补骨脂、巴戟天、桑螵蛸、山茱萸等同用。

2. 风湿痹痛 本品味辛能散，性温散寒，具有祛风湿的功效，用治风湿痹痛，可与祛风湿之羌活、海桐皮同用。因其既能祛风湿，又能补肾阳、强筋骨，故对久患风湿，累及肝肾，筋骨不健，或素体肾阳不足，筋骨不健之人又患风湿痹证者，尤为适宜。

此外，本品还能降血压，也可用于高血压患者有肾阳虚表现者。

【食用方法】煎、煮、熬、泡酒，用量 5 ~ 15g。

【使用注意】阴虚火旺者不宜服。

【特点】本品补肾阳、强筋骨、祛风湿，用治阳痿遗精、筋骨痿软、风湿痹痛、麻木拘挛；辛温燥烈，善于补益肾阳，用治肾阳虚衰证及肾气不固之小便频数。

【本草述要】

1.《神农本草经》 主阴痿绝伤，茎中痛。利小便，益气力，强志。

2.《日华子本草》 治一切冷风劳气，补腰膝，强心力，丈夫绝阳不起，女子绝阴无子，筋骨挛急，四肢不任，老人昏耄，中年健忘。

3.《医学入门》 补肾虚，助阳。治偏风手足不遂，四肢皮肤不仁。

【现代研究】

1. 化学成分 主含淫羊藿总黄酮、淫羊藿苷、甾醇、多糖、生物碱、挥发油、维生素 E 等成分；此外，尚含鞣质、脂肪酸等。

2. 药理作用 能增强下丘脑 – 垂体 – 性腺轴及肾上腺皮质轴、胸腺轴等内分泌系统的分泌功能，促进阳虚动物的核酸、蛋白质合成，调节细胞代谢，明显增强动物体重及耐冻时间，并具有雄性激素样作用；能提高机体免疫功能，特别是对肾虚患者免疫功能低下有改善作用；能扩张外周血管，改善微循环，增加血流量，降低外周阻力，增加冠脉流量；对脊髓灰质炎病毒及其他肠道病毒有抑制作用；此外，还具有抗缺氧、镇静、抗惊厥、降压、降血脂、降血糖、抗衰老及镇咳、祛痰、平喘等作用。

罗布麻 Luobuma

《陕西中草药》

【基源】本品为夹竹桃科植物罗布麻 *Apocynum venetum* L. 的叶。

【别名】吉吉麻、羊肚拉角、红花草、野茶、泽漆麻、茶叶花、红麻、披针叶茶叶花、小花野麻、野茶叶、草本夹竹桃、小花罗布麻、红柳子、泽漆棵、盐柳、野柳树。

【食用性能】甘、苦，凉。有小毒。归肝经。

【食用功能】平肝潜阳，清热，利尿。

【药食用治】

1. 眩晕头痛，失眠 本品善入肝经而具清热平肝、利水降压之效，用治肝阳上亢之头痛、眩晕、烦躁失眠等症，如单味代茶饮之罗布麻茶（《新疆中草药手册》）。

2. 水肿，小便不利　本品可渗利水湿、通利小便，用治水肿常单用，如用治肝硬化腹水，浮肿，以罗布麻开水冲泡当茶喝（《新疆中草药手册》）。

3. 气滞腹胀　本品可消壅滞、行气化，可治气滞胀满之证。如用治肝炎腹胀，以罗布麻配伍延胡索、丁香、木香等行气之品，研末服（《新疆中草药手册》）。

【食用方法】煎、煮、熬或代茶饮，用量 3 ~ 15g。

【使用注意】脾虚慢惊者慎用。不宜过量或长期服用，以免中毒。罗布麻叶制剂内服可出现恶心、呕吐、腹泻、上腹不适，也可出现心动过缓。吸罗布麻纸烟时可出现头晕、呛咳、恶心、失眠等。

【特点】本品味苦性凉，专入肝经。功可平肝潜阳，能清泄肝火、平抑肝阳，有降而不伤正，泻而不伤阴之特点，适用于肝阳上亢、肝火上炎证之头痛眩晕、心悸失眠、肢体麻木等症。又能清湿热、消壅滞、行气化、利小便，有清热祛湿、利尿消肿之功，适用于水肿、小便不利。本品作用缓和，以泡服为宜，不宜煎煮，以免降低疗效。

【本草述要】

1.《江苏植药志》　乳汁可愈合伤口。

2.《中国药植图鉴》　嫩叶，蒸炒揉制后代茶，有清凉去火，防止头晕和强心的功用。

3.《陕西中草药》　清凉泻火，强心利尿，降血压。治心脏病、高血压、神经衰弱、肾炎浮肿。

【现代研究】

1. 化学成分　根含加拿大麻苷、毒毛旋花子苷元及 K-毒毛旋花子次苷-B。叶含芸香苷、儿茶素、蒽醌、谷氨酸、丙氨酸、缬氨酸、氯化钾等，还含槲皮素和异槲皮苷。全草含新异芸香苷。

2. 药理作用　具有降压、降血脂、强心、利尿、延缓衰老、镇静、催眠、抗惊厥、抗突变及抑制流感病毒等作用；对实验性心血管机能不足有治疗作用，可明显扩张血管，防止心肌及冠状血管硬化，增加心脏糖原再合成；可提高机体免疫功能，抗辐射。

银杏叶 Yinxingye
《品汇精要》

【基源】银杏叶为银杏科植物银杏（白果树、公孙树）*Ginkgo biloba* L. 的干燥叶。

【别名】飞蛾叶、鸭脚子。

【食用性能】甘、苦、涩，平。有小毒。归心、肺经。

【食用功能】活血化瘀，通络止痛，敛肺平喘，化浊降脂。

【药食用治】

1. 瘀血阻络，胸痹心痛　本品功善活血化瘀、通络止痛、化浊降脂，常用治瘀血阻络之胸痹心痛，可单品代茶饮；或配伍其他药物，如五味银叶红枣蜜（《常见慢性病食物疗养法》），将本品与五味子、红枣、蜜、白糖合用，长期服用以养五脏，通血脉；或提取物制成现代制剂使用。还可用治中风偏瘫、肢体麻木、半身不遂。

2.肺虚咳喘 本品又可入肺经而敛肺平喘，可用治肺气虚或肺肾两虚的虚喘，但较之白果药力为缓，但银杏叶提取物银杏内酯尤善治疗过敏性气喘。

【食用方法】煎、煮、熬，用量 3 ~ 9g；或用提取物作片剂。外用：适量，捣敷或搽；或煎水洗。

【使用注意】有实邪者忌用，禁忌与鱼同食。有小毒，过量服用可引起食欲减退、恶心、稀便、腹胀、口干、头痛、头晕、耳鸣、血压下降，以及阵发性痉挛、神经麻痹等。

【特点】本品善活血化瘀、通络止痛、化浊降脂，多用于治疗心脑血管疾病。但银杏叶的有效成分必须经过提纯后才可获得，故多以银杏叶为主要原料，提取其主要成分制成现代剂型较为多见，如片剂、注射剂等，可用于治疗动脉硬化及高血压病所致的冠状动脉供血不足、心绞痛、心肌梗死、脑血栓、脑血管痉挛及血清胆固醇过高等病症。

近年来，各国药学界和化学界的科学家对银杏叶做了分析研究，发现叶中的成分极为复杂，药用价值十分丰富，并已成为食品和饮料的新原料，如日本用银杏叶粉调入咖啡、巧克力糖及口香糖，制成银杏叶咖啡、银杏叶巧克力糖和银杏叶口香糖。

【本草述要】

1.《品汇精要》 为末和面作饼，煨熟食之，止泻痢。

2.《中药志》 敛肺气，平喘咳，止带浊。治痰喘咳嗽、白带白浊。

3. 苏医《中草药手册》 治象皮腿。

【现代研究】

1.化学成分 含异鼠李素、山柰酚、山柰酚 –3– 鼠李葡萄糖苷、槲皮素、芸香苷、槲皮苷，白果双黄酮、异白果双黄酮，以及白果苦内酯 A、B、C，儿茶精、表儿茶精、没食子儿茶精等鞣质类成分。

2.药理作用 具有保护毛细血管通透性、扩张冠状动脉、恢复动脉血管弹性、降低血清胆固醇、增加冠状动脉血流量、改善心脑血管循环作用；对平滑肌有解痉作用，可对抗徐缓激肽、组织胺及氯化钡引起的痉挛，其乙醇提取物能拮抗组织胺和乙酰胆碱的致痉作用，其作用强度与罂粟碱相似，但较持久；能降低血黏度、清除自由基，对绿脓杆菌、金黄色葡萄球菌、痢疾杆菌有抑菌作用；尚有抗肿瘤和促进造血细胞增殖分化等作用。

人参叶 Renshenye

《增订伪药条辨》

【基源】本品为五加科植物人参 *Panax ginseng* C.A.Mey. 的干燥叶。

【别名】人参苗、参叶。

【食用性能】苦、甘，寒。归肺、胃经。

【食用功能】补气，生津，清热，祛暑。

【药食用治】

1. 热病或暑热伤津之口渴、咽干 本品乃甘寒之品，可清热解暑、生津止渴，适用于暑热烦躁、津伤口渴、头目不清、四肢倦乏等症，单用力弱，常配其他清热益气、养阴生津之品，以增强解热生津之力。如用治温热有汗、风热化火、热病伤津，人参叶配以石斛、连翘、天花粉等以补气养阴，清热生津（《时病论》）。

2. 胃阴不足，消渴 本品味甘补气养阴，又性寒清热，可治胃热阴伤之口干，常配芦根、茅根、麦冬等，以清热生津。用治消渴属热炽阴伤者，可配天花粉、天冬等，以清火生津止渴；属气阴两伤者，可配生黄芪、麦冬、五味子等，以益气养阴止渴。

3. 肺燥干咳 本品善入肺经，功可清肺生津，用治温燥伤肺之干咳，单用力缓，常配知母、贝母、桑叶等，共奏清燥润肺止咳之效。

4. 虚火牙痛 本品能清热养阴，可治虚火牙痛，常配生地黄、麦冬、生牛膝等，以滋阴降虚火而止痛。

【食用方法】煎、熬、煮粥、泡酒或代茶饮，用量 5 ~ 10g。

【使用注意】邪实正不虚者忌用。不宜与黎芦同用。

【特点】本品味甘苦性寒，属清补之品，功善补气益肺、清热生津。常用于治疗热病津伤口渴之证，但药力稍缓，多配伍使用。

【本草述要】

1.《纲目拾遗》 百草本性，大率补者多在根，叶则枝节之余气，不可以言补也。参叶虽禀参之余气，究其力，止能行皮毛四肢，性带表散，与参力远甚，唯可施于生津润燥，益肺和肝之用。今一概用作培补元气，起废救危，何不察之甚。

2.《药性考》 清肺，生津，止渴。

3.《纲目拾遗》 补中带表，大能生胃津，祛暑气，降虚火，利四肢头目；醉后食之，解酲。

【现代研究】

1. 化学成分 含多种三萜皂苷类成分，如人参皂苷 Rb_1、Rb_2、Rc、Re、Rf 等，20（R）人参皂苷 Tg_2、Rh_2，20- 葡萄糖人参皂苷 Rf，20（R）原人参二醇，20（R）原人参三醇等；含黄酮尖成分，如山奈酚、三叶豆苷、人参黄酮苷等；挥发油中约有 32 种成分，主要有 9，12，15 二十二碳三烯醇、棕榈酸、亚麻酸甲酸、甘油等；还含天冬氨酸、苏氨酸、丝氨酸、谷氨酸等氨基酸，半乳糖、葡萄糖、鼠李糖、阿拉伯糖、木糖等多糖，以及钠、镁、钙、铝、铅、匐、钴、镍、钼、硼、锌、铁、锰、铜等无机元素和多种过氧化物同工酶。

2. 药理作用 能显著提高免疫功能；能提高学习记忆力，增加脑内 RNA 含量和全脑去甲肾上腺素含量；可使冠脉血流量明显增加、耗氧量减少、心肌收缩力明显增强、心率减慢，降低血压，改善心功能及心肌缺血作用，提高耐缺氧能力；能抑制血小板聚集，可明显抑制血瘀大鼠的血栓形成，降低其血细胞比容，增加血淤动物红细胞流动性；有抗疲劳作用，对高温、低温、烫伤和微波辐射的应激条件下的机体具有保护作用。有作用；尚有抗感染、抑制病毒复制、使血清总蛋白含量及胎盘功能明显改善、抗肿瘤等作用。

杜仲叶　Duzhongye
《中华本草》

【基源】本品为杜仲科植物杜仲 *Eucommia ulmoides* Oliv. 的干燥叶。

【食用性能】辛，性温。归肝、肾经。

【食用功能】补肝肾，强筋骨。

【药食用治】

1. 肝肾不足，筋骨痿软　本品具有较好的补肝肾、强筋骨之功，可用治肝肾亏虚之头晕目眩、腰膝酸痛、筋骨痿软等症，可单用，亦可与其他补肝肾、强筋骨之品如桑寄生、菟丝子等同用。

2. 肝阳上亢，眩晕头痛　本品能补肝肾，可用以治疗肝阳上亢，眩晕头痛，可单用制茶，亦可与其他平肝滋阴药物配伍。

此外，本品常用以副食品添加剂。

【食用方法】煎、熬、煮粥或代茶饮，用量 10 ~ 15g。

【使用注意】本品为温补之品，阴虚火旺者慎用。

【特点】杜仲叶与杜仲皮皆具有较好的补肝肾、强筋骨之功，用治肝肾不足之筋骨痿软，尤善治肾虚腰痛。其与杜仲有相同的有效成分和药理作用，可代替杜仲使用，且来源更丰富，成本更低。目前，经加工制成降压药或降压茶及滋补保健饮料等。

【现代研究】

1. 化学成分　含都桷子苷酸、鹅掌楸苷、松脂酚双葡萄糖苷、杜仲醇、1- 脱氧杜仲醇、儿茶酚、反式 -4- 羟基环己烷 -1- 羧酸、酒石酸、延胡索酸、哈帕苷乙酸酯、筋骨草苷、葡萄筋骨草苷、桃叶珊瑚苷、绿原酸、生物碱、多糖、鞣质、内酯、香豆素、树脂、蛋白质、杜仲胶等；又含以 2- 乙基呋喃基丙烯醛为主的挥发性成分，其中包括 7 个醇、3 个醛、4 个酮、2 个酯、18 个烃及 1 个酚；氨基酸有谷氨酸、丝氨酸、脯氨酸、甘氨酸、丙氨酸等；还含有以亚油酸为主的脂肪酸和以钙为主的无机元素等。

2. 药理作用　具有镇静、镇痛、抗感染、抗冻、抗脂质过氧化等作用；有明显的降血压、增加冠脉血流量作用；可抑制子宫兴奋性而缓解痉挛以达安胎的作用；可增强机体免疫功能，对细胞免疫显示双相的调节作用；还可使肝糖原含量显著增高，使血糖含量升高。

苦丁茶　Kudingcha
《本经逢原》

【基源】本品为冬青科植物枸骨 *Ilex cornuta* Lindl.ex Paxt.、大叶冬青 *Ilex latifolia*

Thunb. 或苦丁茶冬青 *Ilex kudingcha* C.J.Tseng 的嫩叶。

【别名】毛叶黄牛木、黄浆果、土茶、茶盖、角刺茶、枸骨叶、大叶茶。

【食用性能】甘、苦，寒。归肝、肺、胃经。

【食用功能】散风热，清头目，除烦渴。

【药食用治】

1. 风热头痛，齿痛，目赤　本品具有疏散风热之功，又苦寒清利头目，可用治风热外感，上扰清窍之头痛，以及风热上攻之目赤肿痛。常单味煎煮代茶饮。

2. 热病烦渴　本品味甘能补，可生津除烦渴；又性寒清热，可用治热病津伤口渴之证。亦常单味煎汤代茶饮。

【食用方法】煎、煮、熬或代茶饮，用量 3 ~ 9g。外用：适量，煎水熏洗，或涂搽。

【使用注意】脾胃虚寒者慎服。外感表证未解者，妇女经期、产后皆都不宜饮用。

【特点】苦丁茶是我国一种传统的纯天然保健饮料佳品。目前，对苦丁茶的研究多集中在加工成品茶和茶饮料等营养保健方面，现已成功研制出了袋泡苦丁茶、苦丁茶冲剂、苦丁茶含片、复合型苦丁茶等多种保健食品。其成品茶清香有苦味、而后甘凉，具有清咽利喉、清热消暑、明目益智、生津止渴、利尿强心、降压减肥、抑癌防癌、抗衰老等多种功效，素有"保健茶""美容茶""减肥茶""降压茶""益寿茶"等美称。对心脑血管疾病患者头晕、头痛、胸闷、乏力、失眠等症状均有较好的防治作用，因此备受中老年人的青睐。

【本草述要】

1.《本草纲目》　煮饮，止渴、明目、除烦，消痰利水，通小肠，治淋，止头痛，烦热，噙咽，清上膈，利咽喉。

2.《本草纲目》　苦、平，无毒。南人取作茗，煮饮，止渴明目，消炎利便，通肠。

3.《本草再新》　消食化痰，除烦止渴，利二便，去油腻。

4.《本草求原》　清肺脾，止痢，清头目。

5.《中国医学大辞典》　散肝风，清头目，治耳鸣、耳聋、盯耳流脓，活血脉，凉子宫。

6.《四川中药志》　清热散风，除烦解渴。治头痛、齿痛、耳鸣、目赤及食滞有痰。

7.《茶经》　苦甘入阴，延性养年。

【现代研究】

1. 化学成分　含有苦丁皂苷、多种氨基酸、熊果酸、β- 香树脂醇、羽扇豆醇、蒲公英赛醇、熊果醇和 β- 谷甾醇、维生素 C、多酚类、黄酮类、咖啡碱、蛋白质，以及锌、锰、铷等微量元素成分。

2. 药理作用　能双向调节机体代谢，增强人体免疫功能，明显降低高脂血症患者的血清总胆固醇、甘油三酯及低密度蛋白，降压，增加冠状动脉血流量，增加心肌供血，抗动脉粥样硬化；还具有抑菌、消炎作用，其叶煮水外洗可防治红眼病及粉刺、暗疮、痱子等皮肤病。

第九章　花类食用中药 ▷▷▷▷

　　花类食用中药是以植物花入药，且具有食用性的药材的总称。药用部位主要是完整的单花，包括未开放的花蕾（金银花、丁香、槐米）和已开放的花（菊花、红花），或花的某一部分如雄蕊、花柱（番红花）、柱头、花粉（蒲黄）和整个花序等。

　　花类食用中药有的在含苞待放时采收（金银花、丁香、槐米），有的在花初开时采收（玫瑰花），有的在花盛开时采收（菊花）。对花期较长，花朵陆续开放的植物，应分批采摘，以保证质量。花类食用中药一般不宜在花完全盛开后采收；开放过久几近衰败的花朵，不仅影响药材的颜色、气味，而且有效成分的含量也会显著减少。有些中药如花粉类不宜迟收，过期则花粉会自然脱落，影响产量。在已知的植物花中，有77%能直接药用，8%的花经加工后也能药用。花类药物中比较普遍的含有苷类物质和相应的分解酶，其中的花色苷会因酶的作用而使花变色脱瓣。运用多种有效的方法对花药进行炮制，可以起到破坏或抑制某些酶的活性的作用，是保证花类药物质量稳定、疗效确切的重要措施。

　　《本草备要》曰："轻清升浮为阳，重浊沉降为阴。"一般来讲，花类药物具有质轻之性，质轻气香能升发阳气，多为升浮药，临床上用之得当可成逆流挽舟之势，如菊花、红花等，而具有解表、行气、活血等功能。"花落多科"，花类药物具有疏散风热、疏肝理气、芳香行气、活血化瘀、养心安神、平肝息风、滋阴养血、清热解毒、燥湿杀虫等功效，凡气郁不舒、升降失常、浊气内滞、血运失畅所致之疾，其应用涉及内、外、妇、儿、骨伤、五官等多科疾病，可独味单方，也可与其他药物配伍共用，只要辨证得当，配方合理，效如桴鼓。

　　花类药物可水调服、嚼咽、蒸汁服、捣汁服、米饮服下、乳汁送下、蜜调下、醋和下、汤调下、酒调下。此类药物有效成分容易析出，烹饪时当用武火速炒。

菊花　Juhua
《神农本草经》

【基源】本品为菊科植物菊 *Chrysanthemum morifolium* Ramat. 的干燥头状花序。

【别名】节华、傅延年、真菊、金精。

【食用性能】辛、甘、苦，微寒。归肺、肝经。

【食用功能】清肝明目，平肝养阴，疏散风热，清热解毒。

【药食用治】

1. 目赤昏花 本品苦寒清泄入肝经，能清泻肝火以明目，可用治肝火上炎所致目赤肿痛，常泡水代茶饮，可与决明子、夏枯草等同用以清肝明目；本品辛散又可疏散肝经风热，用治肝经风热上攻所致目赤肿痛，常与薄荷、蔓荆子等同用；若与枸杞子、猪肝、女贞子等同用，滋补肝肾以益阴明目，可治肝肾不足之目暗昏花，如养肝明目汤（《实用食疗方精选》）；治精血不足之目暗不明、头昏头痛者，可与当归身、圆眼肉、枸杞子等同用以补血益精而明目，如归圆杞菊酒（《摄生秘剖》）。

2. 白发 本品甘寒入肝经，养肝阴，能乌须黑发、延年美容，《神农本草经》认为其"久服利气血，轻身耐老延年"。与黑豆、制首乌、枸杞子、熟地黄等同用，可补肝肾，乌须发，如煮料豆（《增补内经拾遗方论》）；采用甘菊的苗、叶、花、根茎各等份，研末，以酒服或为丸常服，如王子乔变白增年方，可黑发延龄。

3. 雀斑，黄褐斑 本品味辛疏散，入肝经，与玫瑰花、红花、鸡冠花等配用，行气解郁、凉血活血、疏风解毒，可用治肝气郁结，情志不舒之胸中郁闷、面上雀斑、黄褐斑，如玫瑰五花糕（《赵炳南临床经验集》）。

4. 肝阳上亢 本品性寒入肝经，可清肝热、平肝阳，常用治肝阳上亢，头痛眩晕，可与绿茶、槐花等同用，以平肝清热，如菊花绿茶饮（《药膳食谱集锦》）；若肝胆火盛者而头晕头痛，可与龙胆草、醋柴胡、生地黄同用，如平肝清热茶（《慈禧光绪医方选议》）。

5. 风热感冒，温病初起 本品味辛疏散，微寒清热，质轻气清，功善疏散肺经风热。治外感风热之头痛、目赤及温病初起者，每与桑叶相须为用，以增疏散风热之力，如桑菊薄竹饮（《广东凉茶验方》）、桑菊浙贝茶（《中华临床药膳食疗学》）。

6. 饮酒过量 本品尚可解酒，用于饮酒过量，常与葛花或葛根煎汤同用。

7. 疮痈肿毒 本品苦寒，能清热解毒，用治疮痈肿毒，可与蒲公英、金银花等同用。

【食用方法】煎汤、凉拌、炒食、作馅、入煲、制饼、做糕、煮粥、入菜、入酒，或冲汤代茶饮，用量 5 ~ 9g。平肝、清肝明目宜用白菊花，疏散风热宜用黄菊花。

【使用注意】忌与芹菜同食。菊花性凉，气虚胃寒，食少便溏者慎服。

【特点】本品质轻辛散，疏散风热，味苦入肝，长于清肝热，兼养肝阴以明目，平肝阳，又能清热解毒。菊花历来为延年美容、乌须黑发的佳品。《神农本草经》认为其"久服利气血，轻身耐老延年"。本品既可作药用，又为常用保健食品，可以多种烹饪方式食用，可鲜食、干食、生食、熟食、蒸食、煮食、炒食、调食。常见的食疗方有菊花粥、菊花酒、菊花茶等。多用于白发雀斑、目赤昏花、头晕头痛、风热感冒，均有很好的效果。

【本草述要】

1.《神农本草经》 主诸风头眩、肿痛，目欲脱，泪出，皮肤死肌，恶风湿痹，利血气。

2.《本草拾遗》 味苦。染髭发令黑，和巨胜、茯苓蜜丸，主风眩变白，不老，益颜色。又灵宝方茯苓合为丸以成，炼松脂和，每服如鸡子一丸，令人好颜色不老，主头眩。

3.《用药心法》 去翳膜，明目。

4.《本草蒙筌》 驱头风止头痛晕眩，清头脑第一；养眼血收眼泪翳膜，明眼目无双。变老人皓白成乌，同地黄酿酒；解醉汉昏迷易醒，共葛花煎汤。

5.《本草纲目拾遗》 专入阳分。治诸风头眩，解酒毒疗肿……黄茶菊：明目祛风，搜肝气，治头晕目眩，益血润容，入血分；白茶菊：通肺气，止咳逆，清三焦郁火，疗肌热，入气分。

【现代研究】

1. 化学成分 含挥发油，油中为龙脑、樟脑、菊油环酮等，此外，尚含有菊苷、腺嘌呤、胆碱、黄酮、水苏碱、菊色素、微量维生素 A、维生素 B1、维生素 E、多种氨基酸、刺槐素及铁、锌、铜、硒等微量元素等。

2. 药理作用 有抗衰老、抗氧化作用，对自由基有很强的清除作用，其煎剂给小鼠灌胃，能增强小鼠血中谷胱甘肽过氧化物酶活性，降低过氧化物酯质的含量，延缓动物衰老；对金黄色葡萄球菌、多种致病性杆菌及皮肤真菌均有一定的抗菌作用，对流感病毒 PR3 和钩端螺旋体也有抑制作用。其制剂有扩张冠状动脉、增加冠脉血流量、减轻心肌缺血状态作用，也可加强心肌收缩力，提高心肌耗氧量；并具有降压、缩短凝血时间、解热、抗感染、镇静、抗疟作用。

野菊花 Yejuhua

《本草正》

【基源】本品为菊科植物野菊 Chrysanthemum indicum L. 的干燥头状花序。

【别名】山菊花、苦薏。

【食用性能】苦、辛，微寒。归肝、心经。

【食用功能】清热解毒，清肝平肝。

【药食用治】

1. 痈疽疔疖，咽喉肿痛 本品辛散苦降、清热解毒，其力胜于菊花，为外科疗痈常用之品，尤善治疔毒。可沸水冲泡代茶饮，如野菊花茶（《百病中医自我疗养丛书》），用于乳痈红肿热痛，扪之坚实等。

2. 目赤肿痛，头痛眩晕 本品苦寒，清泻肝火，味辛兼散，用治风火上攻或肝火上炎之目赤肿痛、头痛眩晕，常与决明子、菊花等同用。本品又可平抑肝阳，用治肝阳上亢之头痛眩晕，可与山楂、昆布等同用。

【食用方法】煎汤，或泡茶饮，用量 5 ~ 9g。

【特点】菊花一药，主要分白菊花、黄菊花和野菊花三种。黄、白两菊都有疏散风热、平肝明目、清热解毒的功效。白菊花味甘，清热之力稍弱，长于平肝明目，常可作为明目之保健食品，在药膳、药物中均有很好的应用；黄菊花味苦，泄热之力较强，长于疏散风热；野菊花味甚苦，清热解毒功用突出。

【本草述要】

1.《本草纲目》 治痈肿疔毒，瘰疬眼瘜。

2.《本草汇言》 破血疏肝，解疔散毒。主妇人腹内宿血，解天行火毒丹疔。洗疮疥，又能去风杀虫。

3.《本草求真》 风痛毒疔肿、瘰疬、眼目热痛、妇人瘀血等证，无不得此则治。

【现代研究】

1. 化学成分 含挥发油、刺槐素 -7- 鼠李糖葡萄糖苷、野菊花内酯、苦味素、维生素 A 及 B$_1$、木犀黄酮苷、菊色素、香豆素类及多糖等。

2. 药理作用 煎剂有抗病原微生物的作用，对金黄色葡萄球菌、白喉杆菌、痢疾杆菌、流感病毒、疱疹病毒及钩端螺旋体均有抑制作用，高浓度时对多种皮肤真菌也有不同程度的抑制作用；有显著的抗感染作用，但其所含抗感染成分及机理不同，其挥发油对化学性致炎因子引起的炎症作用强，其水提取物则对异性蛋白致炎因子引起的炎症作用较好；有明显的降压和保护心肌缺血作用，能促进白细胞的吞噬能力。

金银花　Jinyinhua
《新修本草》

【基源】本品为忍冬科植物忍冬 *Lonicera japonica* Thunb. 的干燥花蕾或带初开的花。

【别名】银花、忍冬花、双花、二宝花。

【食用性能】甘，寒。归肺、心、胃经。

【食用功能】清热解毒，疏散风热，凉血止痢。

【药食用治】

1. 痈肿疔疮 本品甘寒，清热解毒，散痈消肿，为治一切痈肿疔疮阳证的要药。治痈疮、肺痈、肠痈等，可与甘草配用，如金银花酒（《医方集解》）；与蒲公英以黄酒泡服，用治乳痈红肿热痛，扪之坚实者，如蒲金酒（《药酒验方选》）；治热毒壅盛之咽喉肿痛，可与薄荷、胖大海等同用，如消炎茶（《吉林省中药栽培与技术》）；治痄腮肿痛，常与板蓝根同用，清热解毒，疏风消肿，如板蓝银花茶《中国药茶》。

2. 外感风热，温病初起 本品甘寒，芳香轻清疏散，善疏散风热，透热达表。用治风热感冒，发热微恶风寒、咽干口渴，可与茶叶、白糖泡水饮用，如银花茶（《疾病的食疗与验方》）；与连翘、板蓝根、芦根等同用，疏散风热，清热解毒，可用于热入营血，舌绛神昏、心烦少寐（流行性乙型脑炎，流行性脑膜炎），如银翘二根饮《江西草药》；温病初起见发热咳嗽、咽喉肿痛，可与粳米煮成粥食用，如金银花粥（《实用药膳学》）；银花煎汁以蜂蜜调匀饮用，又可预防流感。

3. 暑热证 本品甘寒芳香，善清解暑热之邪，用治暑温证之身热口渴、头目不清等症，可用鲜品与西瓜翠衣、鲜扁豆花、鲜荷叶边等同用，如清络饮（《温病条辨》）；以本品制成金银花露，常服可防治夏季暑热证，用治暑热烦渴、咽喉肿痛；与菊花、山楂煎汁加入蜂蜜制成双花饮，为夏季防暑清热之佳品；金银花熬汁加冰糖后冰镇，可作为夏令常服的保健饮料。

4.热毒血痢　本品甘寒，清热解毒凉血而止痢。常用于热毒血痢便脓血者，单用浓煎即效；亦可与莲子肉、白糖煮，清热解毒、健脾止泻，如金银花莲子粥。

【食用方法】煎汤、煮粥、入酒，或泡茶饮，用量6～15g。疏散风热、清泄里热以生品为佳，炒炭宜用于热毒血痢。

【使用注意】脾胃虚寒及气虚疮疡脓清者忌用。

【特点】金银花甘寒，质轻清芬，能清能散，以清热解毒、清气分热及表热为主，是表里两清之品，又善清解血中热毒，故亦是气血两清药。凡温病发热，不论卫气营血，皆可应用。经蒸馏制得的露剂，多用于暑热烦渴其解热毒作用，可作为夏令常服的保健饮料的原料。

【本草述要】

1.《本草拾遗》　主热毒，血痢，水痢。浓煎服之。

2.《本草纲目》　一切风湿气，及诸肿毒、痈疽、疥癣、杨梅诸恶疮，散热解毒。

3.《滇南本草》　清热，解诸疮、痈疽发背、无名肿毒、丹瘤、瘰疬。

4.《医学入门》　止消渴要药也。

5.《重庆堂随笔》　清络中风火实热，解温疫秽恶浊邪。

【现代研究】

1.化学成分　含挥发油、木犀草素、肌醇、黄酮类、皂苷、鞣质等。分离出绿原酸和异绿原酸，是金银花抗菌作用的主要有效成分。

2.药理作用　具有广谱抗菌作用，对金黄色葡萄球菌、痢疾杆菌等致病菌有较强的抑制作用，对钩端螺旋体、流感病毒及致病霉菌等多种病原微生物亦有抑制作用；有明显抗感染及解热作用，有一定降低胆固醇作用及抗早孕作用；能促进白细胞的吞噬作用；水及醇浸液对肉瘤180及艾氏腹水癌有明显的细胞毒性作用；其提取物口服，还可刺激胃肠蠕动、胃液及胆汁分泌增加。此外，绿原酸还能轻微增强肾上腺素及去甲肾上腺素对猫和大鼠的升压作用。

厚朴花　Houpohua
《饮片新参》

【基源】本品为木兰科植物厚朴 *Magnolia officinalis* Rehd.et Wils. 或凹叶厚朴 *Magnolia officinalis* Rehd.et Wils.var.*biloba* Rehd.et Wils. 的干燥花蕾。

【别名】调羹花。

【食用性能】辛、微苦，温。归脾、胃、肺经。

【食用功能】行气宽中，开郁化湿。

【药食用治】

1.胸脘胀闷，食欲不振　本品辛行入脾胃经，理气宽中，芳香苦燥化脾胃湿浊，功似厚朴而力缓，可用治脾胃湿阻气滞所致胸腹胀满疼痛、食欲不振、纳谷不香、苔腻，常与藿香、佩兰等配用。

2. 感冒咳嗽 本品辛散入肺经，理气宽胸理膈，可用治感冒咳嗽，如厚朴花茶。

3. 梅核气 本品辛行苦泄、降气开郁、化痰宽中，可用治梅核气，单用水煎服即可（《浙江药用植物志》）。

【食用方法】煎汤、泡茶饮，用量 3 ~ 9g。

【使用注意】阴虚液燥者忌用（《饮片新参》）

【特点】本品宽中理气，常用治胸闷，其芳香苦燥化脾胃湿浊，功似厚朴而力缓，化脾胃湿浊，宽胸理膈，降逆理气，而无耗气破气之弊。

【本草述要】

1.《饮片新参》 宽中理气，治胸闷，化脾胃湿浊。

2.《四川中药志》 宽胸理膈，降逆理气。

3.《全国中草药汇编》 治感冒咳嗽，胸闷不适。

【现代研究】

1. 化学成分 含厚朴酚、厚朴酚及樟脑等。

2. 药理作用 麻醉猫、兔静脉注射或肌内注射厚朴花的酊剂水溶物都具有降血压作用，并使心率加快。

丁香 Dingxiang
《雷公炮炙论》

【基源】本品为桃金娘科植物丁香 *Eugenia caryophllata* Thunb. 的干燥花蕾。

【别名】公丁香、支解香、丁子香、雄丁香。

【食用性能】辛，温。归脾、胃、肺、肾经。

【食用功能】温中降逆，散寒止痛，温肾助阳。

【药食用治】

1. 呃逆，呕吐 本品性味辛温芳香，功长温中散寒、降逆止呕止呃，为治胃寒呕逆之要药。治脾胃虚寒之胃脘疼痛、呕呃，常与肉桂、草豆蔻、鸭子配用，以温中助阳、降逆和胃，如丁香鸭（《大众药膳》）；治胃寒呕吐，可与生姜、陈皮、白糖等同用，如丁香姜茶、丁香陈皮茶（《中国药膳大观》）；若消化不良、呕酸、鼓闷胀饱者，可与槟榔、陈皮、肉豆蔻等同用，如五香槟榔（《六科准绳》）。

2. 脘腹冷痛 本品味辛性温，温中散寒止痛，治胃寒食滞，常与神曲同用，温中理气、消食导滞，如丁香神曲茶《简易中医疗法》；治胃寒腹痛、腹胀、吐泻，可以丁香煮黄酒，如丁香煮酒（《千金翼方》），或与生姜制成丁香姜糖（《摘元方》）服用；用治脾胃气滞证及寒凝肝郁疝气痛，阴暑身痛呕恶，常与砂仁、藿香、官桂、大茴香等配用，醒脾健胃、散寒止痛，如五香酒料《清太医院配方》。

3. 吐乳 本品辛温，温中散寒止痛，可用于小儿胃寒吐乳，常与陈皮、人乳同用，如丁香陈皮人乳煎（《中国药膳学》）；治小儿疳积瘦弱，食入即吐，可与姜汁冲服牛奶，如香姜牛奶（《卫生易简方》），以补益、降逆气、止呕吐。

4. 口气　本品辛香而善治口臭，常以本品 1 ~ 2 粒含口中，时时含之而治（《本草衍义补遗》）。

5. 心痛不止　本品辛温，散寒止痛。与桂心同为末，以热酒调服，可治心痛不止（《太平圣惠方》）。

6. 肾虚阳痿，腰膝酸软　本品味辛性温，入肾经，有温肾助阳起痿之功，可与肉桂、淫羊藿等同用。

此外，本品提取的丁香油少量滴入龋齿腔，可减轻牙痛。

【食用方法】煎汤、煮粥、入酒、制糖、炖服，或代茶饮，用量 1 ~ 3g；研末服，每次 0.5 ~ 1g。

【使用注意】热证及阴虚内热者忌用。畏郁金。

【特点】本品味辛性温，气味芳香，既可作药用，又可作为调味剂，乃药食兼用之品。是一味理想的暖胃药，凡是因寒邪引起的胃痛、呕吐、呃逆、腹痛、泄泻、疝气痛，以及妇女寒性痛经等，均有很好的效果。

【本草述要】

1.《日华子本草》　治口气，反胃。

2.《药性论》　治冷气腹痛。

3.《本草汇言》　治胸痹、阴痛，暖阴户。

4.《本草逢原》　温胃进食，止呕定泻虚冷下痢白沫之要药。

5.《本草正》　温中快气。治上焦呃逆，除胃寒泻痢、七情五郁。

【现代研究】

1. 化学成分　含挥发油即丁香油，油的主要成分为丁香油酚（占 80% ~ 90%）、乙酰丁香油酚、$\beta-$ 石竹烯，以及甲基正戊基酮、水杨酸甲酯、葎草烯等。

2. 药理作用　可缓解腹部气胀，使胃黏液分泌显著增加而酸度不增强，增强消化能力，减轻恶心呕吐；丁香油可消毒龋齿腔，破坏其神经，从而减轻牙痛；丁香水或醇提取液在体外对猪蛔虫有麻痹或杀死作用，丁香油较煎剂为优；丁香乙醚浸出液、水浸液及煎剂对许兰黄癣菌、白色念珠菌等多种致病性真菌均有抑制作用，对葡萄球菌、链球菌及白喉、变形、绿脓、大肠、痢疾、伤寒等杆菌均有抑制作用。

玫瑰花　Meiguihua
《食物本草》

【基源】本品为蔷薇科植物玫瑰 *Rosa rugosa* Thunb. 的干燥花蕾。

【别名】徘徊花、湖花、刺玫花。

【食用性能】甘、微苦，温。归肝、脾经。

【食用功能】疏肝解郁，活血止痛。

【药食用治】

1. 肝胃气痛　本品芳香行气、疏肝解郁、醒脾和胃、行气止痛，用治肝郁犯胃之胸胁脘腹胀痛、呕恶食少，将玫瑰花阴干，冲汤代茶服，如玫瑰茶（《本草纲目拾遗》），或以鲜玫瑰花、冰糖以白酒泡服，和血散瘀、理气解郁，如玫瑰露酒（《全国中药成药处方集》）；以本品烤羊心，补心安神、行气开郁，还可用治肝郁气滞、心血不足之心神不宁，如玫瑰花烤羊心（《饮膳正要》）。

2. 月经不调，经前乳房胀痛　本品芳香，善疏解肝郁、调经解郁胀，治肝气郁滞之月经不调、经前乳房胀痛，可与月季花、红茶同用，泡水代茶饮，以理气活血、调经止痛，如二花调经茶（民间验方）。

3. 跌打损伤　本品苦泄温通，活血散瘀以止血，治跌打损伤、瘀肿疼痛，可与红花、桂心等泡酒服用，以活血祛瘀、温经通络。

4. 吐血咯血　本品疏肝解郁、和血散瘀，用治肝郁吐血，配白冰糖制膏，不时服之，如玫瑰膏（《饲鹤亭集方》）；治肺病咳嗽吐血，以本品鲜品捣汁炖冰糖服，和血理气止血，如玫瑰炖冰糖（《泉州本草》）。

5. 痈肿疮毒　本品活血止痛，治乳痈，配母丁香以无灰酒煎服，或单用，以陈酒煎（《百草镜》）；治肿毒初起，以本品焙为末，好酒和服（《百草镜》）。

6. 肥胖　本品疏肝解郁、行气活血，用治血瘀湿滞之肥胖，常与茉莉花、代代花、川芎、荷叶配用，活血理气、化湿消脂，如三花减肥茶（《中成药研究》）。

7. 雀斑，黄褐斑　本品疏肝行气解郁、和血活血，用治肝气郁结、情志不舒之胸中郁闷，面上雀斑、黄褐斑，与红花，鸡冠花等同用，如玫瑰五花糕（《赵炳南临床经验集》）。

8. 新久风痹　本品活血止痛，用治新久风痹，常与红花、全当归同用，以好酒和服（《百草镜》），亦可与白槿花、大红月季花等同用，以酒煮食，如风痹药酒（《救生苦海》）。

此外，本品阴干煎服还可用治噤口痢。

【食用方法】煎汤、作馅、熏茶、制酱、制膏、制糖、制露、入酒、蜜渍、冲汤代茶饮，也可提取玫瑰油。用量 2 ~ 6g。

【特点】本品味甘微苦性温，主入肝、脾经，具有气香舒肝之功，善治肝郁之证，常可调治肝郁所致妇女各种色斑、乳胀等，因此在药膳、饮食中经常应用。可以多种烹饪方式食用，可做馅、熏茶、制酱、制膏、制糖、制露、入酒、蜜渍、泡茶，如玫瑰糕、玫瑰糖等，均有很好的效果，是药食兼用之佳品。

【本草述要】

1.《本草纲目拾遗》　气香性温，味甘微苦，入脾、肝经，和血行血，理气，治风痹、噤口痢、乳痈、肿毒初起、肝胃气痛。

2.《本草分经》　气味甘平，香而不散。肝病用之多效。蒸露尤佳。

3.《本草正义》　玫瑰花，香气最浓，清而不浊，和而不猛，柔肝醒胃，流气活血，宣通窒滞而绝无辛温刚燥之弊。断推气分药之中，最有捷效而最为驯良者，芳香诸品，殆无其匹。

4.《少林拳经》 玫瑰花能治跌打损伤。

【现代研究】

1. 化学成分 含挥发油，油中主要成分为香茅醇、牻牛儿醇、橙花醇、丁香油酚、苯乙醇等；尚含槲皮苷、鞣质、脂肪油、有机酸等。

2. 药理作用 对大鼠具有促进胆汁分泌、利胆的作用；对实验性动物心肌缺血有一定的保护作用，缩小心肌梗死范围；具有抗衰老、增强免疫功能的作用；小鼠试验表明，以吐酒石口服法，玫瑰花水煎剂能解除口服锑剂的毒性。

槐花 Huaihua
《日华子本草》

【基源】本品为豆科植物槐 *Sophora japonica* L. 的干燥花及花蕾。

【别名】槐蕊、槐花米。

【食用性能】苦，微寒。归肝、大肠经。

【食用功能】凉血止血，清泻肝火。

【药食用治】

1. 血热出血证 本品味苦性寒，功善凉血止血，可用于血热妄行之各种出血证。因其主归大肠，苦降下行，尤善清泄大肠火热而止血，故对大肠热盛所致的便血、痔血尤为适宜，常与柏叶、荆芥穗等同用，如槐花散（《普济本事方》）；血淋者，单用以酒送服，清热凉血，止血通淋，如槐花散《滇南本草》；血崩者，与百草霜同用，温酒调下，如槐花散（《良朋汇集》）；吐血不止者，本品火烧存性，入麝香少许，如槐香散（《圣济总录》）；衄血不止者，与乌贼骨各等分为末吹鼻（《世医得效方》）。

2. 肝火头痛目赤 本品苦寒入肝经，长于清泻肝火，宜于肝火上炎所致目赤、头胀头痛、眩晕等，可单味煎汤代茶饮，或与菊花、绿茶等配用，以平肝清热，明目止痛，如菊花绿茶饮（《药膳食谱集锦》）。

3. 须发早白 本品苦寒，凉血以生发、乌发，用于血虚发热之须发早白、少白头及脱发等，常与何首乌、旱莲草、枸杞子等同用，明目补脑，发白还黑，如乌须延年豆（《集验良方》）。

4. 痈肿疮毒 本品苦寒清热凉血，可与核桃仁同用，以酒煎服（《医方摘要》），疗疮肿毒，一切痈疽发背，不问已成未成，但先焮痛者均可用之。

【食用方法】煎服、入酒、冲汤代茶饮，用量 10 ~ 15g。清热泻火宜生用，止血宜炒用或炒炭用。

【使用注意】酒服能催生堕胎（《药性解》）。胃虚食少及孕妇勿服（《本经逢原》）。

【特点】本品功善凉血止血，尤多用于大肠热盛所致的便血、痔血。槐花无收涩之性，其止血功在大肠，故以治便血、痔漏下血为主。本品且长于清肝，可泡水代茶饮，用于高血压，常与菊花、决明子、绿茶同用，是常用的保健食品。

【本草述要】

1.《本草备要》　入肝、大肠血分而凉血，治风热目赤、赤白泻痢、五痔肠风、吐崩诸血。

2.《药品化义》　槐花味苦，苦能直下，且味厚而沉，主清肠红下血，痔疮肿痛，脏毒淋沥，此凉血之功能独在大肠也，大肠与肺为表里，能疏皮肤风热，是泄肺金之气也。

3.《神农本草经》　五内邪气热，止涎唾，补绝伤，治五痔，火疮，妇人乳瘕，子脏急痛。久服明目、益气、头不白。

4.《名医别录》　久服明目、益气、头不白延年。

5.《景岳全书》　凉大肠，杀疳虫，治痈疽疮毒、阴疮湿痒痔漏，解杨梅恶疮、下疳伏毒，大有神效。

【现代研究】

1.化学成分　主含黄酮，其主要成分为芦丁（花蕾中含量多，开放后含量少）、槲皮素；尚含槐花皂苷Ⅰ、Ⅱ、Ⅲ等多种皂苷及白桦脂醇、植物凝集素、鞣质等。

2.药理作用　能缩短凝血时间，炒炭后作用增强；槐花所含的芦丁，能降低毛细血管通透性，增加毛细血管的抵抗力，改善血管壁的脆性；还可扩张冠状动脉，增强心肌收缩力，减慢心率，降低血压，预防动脉硬化；对堇色毛癣菌、许兰黄癣菌、羊毛状小芽孢癣菌、星状奴卡菌等真菌有不同程度的抑制作用；具有抗感染作用，可抑制皮肤和关节过敏性炎症；所含的芦丁有解痉、抗溃疡、抗辐射、预防冻伤作用；尚具有祛痰止咳、平喘、抗过敏、降血脂、利胆、利尿等作用。

蒲黄　Puhuang
《神农本草经》

【基源】本品为香蒲科植物水烛香蒲 *Typha angustifolia* L.、东方香蒲 *Typha orientalis* Presl 或同属植物的花粉。

【别名】蒲花、蒲棒花粉、蒲草黄、蒲厘花粉。

【食用性能】甘，平。归肝、心包经。

【食用功能】止血，化瘀，利尿。

【药食用治】

1.各种出血证　本品甘平，长于收敛止血，兼能活血行瘀，有止血而不留瘀的特点，对出血证无论寒热皆可选用，尤宜于出血属实夹瘀者。治疗吐血、衄血、咯血、尿血、崩漏等，可单用冲服，亦可配伍其他止血药同用。如治鼻衄经久不止，与石榴花同用，和研为散服《圣惠方》。

2.瘀血诸痛　本品有化瘀止痛之功，用于瘀滞胸痛、胃脘疼痛，以及产后瘀阻腹痛、痛经等证，尤为妇科常用。治产后血不下，可单用煎煮顿服（《梅师集验方》）；瘀滞胸痛者，可单用生品；高脂血症者，可配山楂、泽泻，活血化瘀降脂。

3. 血淋　本品有化瘀止血、利尿通淋之功。用于热结膀胱，血淋涩痛，如《圣济总录》蒲黄散以之与郁金同用为散，粟米饮调下。

4. 重舌，口疮，聤耳流脓，耳中出血，阴下湿痒　本品甘平，活血行瘀。治舌胀满口，不能出声，小儿重舌，口中生疮，外用频掺（《本事方》），或与白鱼等同用，外敷，如蒲黄散（《圣惠方》）；聤耳流脓，耳中出血，以之掺入（《圣惠方》）；阴蚀，阴下湿痒，以之外敷（《千金方》）。

【食用方法】煎服，用量 3 ~ 10g；布包煎。外用适量，研末外掺或调敷。止血多炒用，化瘀多生用。

【使用注意】孕妇慎服。妊娠不可生用（《品汇精要》）。

【特点】本品性平无寒热之偏，既能止血，又善活血，治出血诸证，无论寒热及有无瘀血皆可选用，而以属实夹瘀者尤为适宜。且能祛瘀止痛，用于瘀血诸痛。

【本草述要】

1.《本草纲目》　凉血，活血，止心腹诸痛。

2.《本草汇言》　蒲黄，血分行血止血之药也，主诸家失血。至于治血之方，血之上者可清，血之下者可利，血之滞者可行，血之行者可止。凡生用则性凉，行血而兼消；炒用则味涩，调血而兼止也。

3.《药品化义》　蒲黄，专入脾经。若诸失血久者，炒用之以助补脾之药，摄血归源，使不妄行。又取体轻行滞，味甘和血，上治吐血咯血，下治肠红崩漏。但为收功之药，在失血之初，用之无益。若生用亦能凉血消肿。

【现代研究】

1. 化学成分　主要成分为黄酮类，如异鼠李素、槲皮素等；甾类如香蒲甾醇、β-谷甾醇等；尚含有脂肪油、蛋白质、生物碱及氨基酸等。

2. 药理作用　水浸液、煎剂或 50％乙醇浸液均有显著而持久的促进凝血作用；能降低血压，扩张大血管，减轻心脏负荷，增加冠脉血流量，改善微循环，提高机体耐缺氧能力，对实验性心肌损伤有保护作用，有抗梗死作用，减轻心肌缺血性病变；有显著降血脂作用，能够降低血液胆固醇和甘油三酯等的含量，改变血脂成分；对离体子宫有兴奋性作用，有引产作用；具有抗菌作用，在试管内对牛型结核杆菌有抑制生长作用，对肠道有增加蠕动作用，水煎醇沉液具有免疫抑制功能；还具有抗感染、利胆、利尿、镇痛、平喘及抗缺血再灌注损伤等作用。

红花　Honghua
《新修本草》

【基源】本品为菊科植物红花 *Carthamus tinctorius* L. 的花。

【别名】红蓝花、草红花、刺红花。

【食用性能】辛，温。归心、肝经。

【食用功能】活血通经，祛瘀止痛。

【药食用治】

1. 血滞经闭、痛经、产后瘀滞腹痛等证　本品辛散温通，专入血分，为活血祛瘀、通经止痛之要药，是妇产科血瘀病证的常用药。治瘀血经闭腹痛，与当归、赤芍等配用，如红花当归酒（《中药制剂汇编》）；治瘀血阻滞之痛经，可与山楂同用酒泡服，如红花山楂酒《百病饮食自疗》；产后血晕烦闷，可与紫葛、芍药等同用，如红蓝花汤（《普济方》）；月经不调而有血虚、血瘀者，可与丹参、糯米同用，如红花糯米粥（《实用药膳学》）。

2. 癥瘕积聚，心腹瘀痛　本品能活血祛瘀而消癥，通畅血脉，消肿止痛。可单用酒煎服，如红蓝花酒（《金匮要略》）。现代多以本品为主，可用治缺血性脑血管病、冠心病等。

3. 跌打损伤，瘀滞肿痛　本品善通利血脉，消肿止痛，为治疗跌打损伤、瘀滞肿痛之要药，如复元活血汤。近代有以红花注射液肌注，治多形性红斑者；以红花注射液静滴，治脑血栓及血栓闭塞性脉管炎，用治血栓闭塞性脉管炎也可配当归、赤芍、乳香、没药等同用。

4. 瘀滞斑疹、色斑　本品能活血通脉以化滞消斑，可用于瘀热郁滞之斑疹色暗，如《麻科活人书》当归红花饮。肝气郁结，情志不舒之胸中郁闷，面上雀斑、黄褐斑者，与玫瑰花、鸡冠花、凌霄花等同用，行气解郁、凉血活血，如玫瑰五花糕《赵炳南临床经验集》。经脉瘀阻，肝经郁热之皮肤色素病变者，可与真珍珠粉、平菇、豆腐等同用，养血活血、滋润肌肤、泽丽容颜、祛斑美容，如真珠拌平菇（《家庭中医食疗法》）。

5. 中风后遗症　本品辛行，通利血脉，可与黄芪、地龙、赤芍、当归等同用，以益气活血通络，用治气滞血瘀之中风后遗症，如地龙桃花饼（《常见病的饮食疗法》）。

6. 喉痹，聤耳，褥疮　本品辛行活血祛瘀，绞汁服，可治喉痹噎塞不通；以之与白矾共研末，纳耳中，可治聤耳脓水不断臭秽（《圣惠方》）；现代以之煎取汁，浓缩呈胶状外敷，可治褥疮。

【食用方法】煎汤、炒食、制饼、煮粥、入酒，或冲汤代茶饮，用量 3～10g。外用适量，煎水或捣烂敷。

【使用注意】孕妇忌服，有出血倾向者不宜多用。

【特点】本品是活血通经、祛瘀止痛之要药。"多用则破血，少用则养血。"《本草汇言》曰："红花，破血、行血、和血、调血之药也。"对于气血不调，或以血为患之证，实为佳品，女性常食能调经和血、驻颜美容。

【本草述要】

1.《本草求真》　红花，辛苦而温，色红入血，为通瘀活血要剂。

2.《本草衍义补遗》　红花，破留血，养血。多用则破血，少用则养血。

3.《本草纲目》　活血润燥，止痛，散肿，通经。

4.《本草经疏》　痘疮因血分有毒，血行则毒散，故主之也。小儿聤耳亦血凝也，血散则耳肿自消矣。

5.《药性解》　逐腹中恶血而补血虚，除产后败血而止血晕，疗跌扑损伤，疮毒肿胀，老人血少便结，女子经闭不行，催生下胎衣及死胎。

【现代研究】

1. 化学成分 含红花黄素、红花苷、红花素、红花醌苷及新红花苷；另含红花油，主要为棕榈酸、肉豆蔻酸、月桂酸、硬脂酸、花生酸、油酸、亚油酸等。

2. 药理作用 红花水提取物有轻度兴奋心脏，增加冠脉流量和心肌营养性血液量的作用；保护和改善心肌缺血，缩小心肌梗死范围；红花黄素对乌头碱所致心律失常有一定对抗作用；能明显改善微循环障碍，扩张外周血管，有降压作用；能减轻脑缺血、脑水肿的程度，明显保护脑梗死动物的脑组织；能明显延长常压和减压缺氧小鼠的生存时间；有抑制血小板聚集、增加纤溶的作用，抗血栓形成；对已孕及未孕子宫均有兴奋作用，对已孕子宫尤为明显；红花黄色素对免疫功能有一定的抑制作用；红花多糖对免疫功能有双重调节作用。此外，红花油还有降低血脂、镇静、镇痛、消炎的作用。

第十章　　果实及种子类食用中药 ▷▷▷

　　果实及种子类食用中药是以植物果实及种子或其中某一部分入药，且具有食用性的药材的总称。果实类药材药用部位主要为完整的果实，包括成熟的果实（牛蒡子、栀子、枸杞子）、近成熟的果实（木瓜、吴茱萸、枳壳）和未成熟的果实（枳实、乌梅），或果实的某一部分，如果皮（陈皮、青皮）等。种子类药材药用部位主要为完整的成熟种子（决明子、车前子），或种子的一部分，如假种皮（龙眼肉）；有的则用种子的加工品（淡豆豉、麦芽）。

　　果实类食用中药一般在果实成熟时采收（牛蒡子、栀子），少数要在果实未成熟时采收果皮或果实（青皮、枳实、覆盆子、乌梅）。以种子入药的，通常在完全成熟后采收（白果、沙苑子、菟丝子、莲子）。有些既用全草又用种子入药的，可在种子成熟后割取全草，将种子打下后分别晒干贮存（车前子、紫苏子）。有些种子成熟时易脱落，或果壳裂开、种子散失，则应在刚成熟时采收（八角茴香、白豆蔻）。容易变质的浆果，最好在略熟时于清晨或傍晚采收（枸杞子、女贞子）。

　　"凡药轻虚者浮而升，重实者沉而降。"（《本草备要》）一般来讲，果实、种子类药物质地较重，大多为沉降药，就其作用趋向特点而言，主下行、向内；就其所代表的具体功效而言，大体具有清热泻火、泻下通便、利水渗湿、平抑肝阳、降逆平喘、止呕、止呃、消积导滞、收敛固涩等作用。但某些果实、种子类药物也有特殊性，如苍耳子虽然是果实，但功能通窍发汗、散风除湿，药性升浮而不沉降，故有"诸花皆升，旋覆独降；诸子皆降，苍耳独升"之说。由此可见，既要掌握本类药物的一般共性，又要掌握具体每味药物的不同个性，才能准确把握药物的作用趋向。应当指出，药物质地轻重与升降浮沉的关系，是前人用药的经验总结，因为两者之间没有本质的联系，故有一定的局限性，只是从一个侧面论述了与药物升降浮沉有关的作用因素。

　　果实及种子类药物可水调服、嚼咽、蒸汁服、捣汁服、米饮服下、乳汁送下、蜜调下、醋和下、汤调下、酒调下。此类药物有效成分不易析出，煎煮时当用文火久煎。

牛蒡子　Niubangzi
《名医别录》

【基源】本品为菊科植物牛蒡 Arctium lappa L. 的成熟果实。

【别名】恶实、鼠黏子、大力子。

【食用性能】辛、苦，寒。归肺、胃经。

【食用功能】疏散风热，宣肺祛痰，解毒透疹，利咽消肿。

【药食用治】

1. 风热表证 本品辛凉疏散风热，且长于清肺而利咽喉，用治风热表证或温病初起，发热、微恶风寒、无汗或有汗不畅、口渴、咽喉肿痛等症，可与桔梗、蝉衣、生甘草同用，沸水冲泡，代茶频饮，如牛蒡子桔梗茶（《现代实用中药》）。

2. 麻疹不透，风疹瘙痒 本品味辛性寒，既能疏散风热，又可透泄热毒以透疹，为透疹良药。用治麻疹初起，发热微恶风寒者，可与连翘、绿茶同用，沸水冲泡代茶饮，如连翘牛蒡子茶（《养生治病茶疗方》）；用治风热束表，皮肤遍身生瘾疹，以本品与浮萍等分为末，薄荷煎汤调下（《养生必用方》）。

3. 痈肿疮毒，丹毒，痄腮，咽喉肿痛 本品苦寒清热力强，有清热解毒、消肿利咽之效，用治痈肿疮毒、丹毒、痄腮、咽喉肿痛等热毒病证，常与清热解毒之品同用。因其性偏滑利，兼滑肠通便，故尤宜于兼有大便秘结不通者。

此外，《食疗本草》以本品"通利小便"，用治水肿，单用微炒研末面糊为丸服，如恶实丸（《圣济总录》）。

【食用方法】煎汤、煮粥、入酒，用量6～15g。入汤剂宜捣碎，炒用可使其苦寒及滑肠之性略减。

【使用注意】本品性寒，滑肠通便，气虚便溏者慎用。临床有引起过敏反应的报道，表现为服药后约30分钟左右，突然胸闷气急，并有喉头阻塞感，随即头晕、呕吐，继而皮肤出现丘疹，瘙痒难忍，血压下降等。

【特点】本品辛苦性寒，以成熟果实入药，于升浮之中亦有清降之性，主入肺胃经，具有良好的清热解毒作用，能外散其热，内泄其毒，且性偏滑利，通行二便，又长于宣肺祛痰，消肿利咽，故常用治风热感冒而见咽喉红肿疼痛，或咳嗽痰多不利者，以及麻疹不透、痈肿疮毒、丹毒、痄腮等热毒病证。

【本草述要】

1.《药性论》 除诸风，利腰脚，又散诸结节筋骨烦热毒。

2.《药品化义》 牛蒡子能升能降，力解热毒。味苦能清火，带辛能疏风，主治上部风痰，面目浮肿，咽喉不利……皮肤瘾疹。

3.《本草正义》 牛蒡之用，能疏散风热，起发痘疹，而善通大便，苟非热盛，或脾气不坚实者，投之辄有泄泻，则辛泄苦降，下行之力为多。

【现代研究】

1. 化学成分 含苯丙素及其缩合物（如拉帕酚甲、乙、丙、丁、戊，牛蒡子苷等），联噻吩及其愈创木酚酯衍生物、倍半萜、三萜、直链烯炔类衍生物，脂肪酸及甾醇类化合物，以及氨基酸、维生素等，其中微量元素的含量也较为丰富。

2. 药理作用 有消炎、解热、利尿、降血糖、抗肿瘤、抗肾病变、抑制尿蛋白排泄等作用，水浸剂能抑制金黄色葡萄球菌及多种致病性真菌。

淡豆豉　Dandouchi
《名医别录》

【基源】本品为豆科植物大豆 *Glycine max*（L.）Merr. 的成熟种子经蒸罨加工发酵制成。

【别名】豉、香豉。

【食用性能】辛，微寒。归肺经。

【食用功能】解表，除烦。

【药食用治】

1. 外感表证　本品辛散轻浮，能疏散表邪，且发汗解表之力颇为平稳，无论风寒、风热表证，皆可配伍使用。用治风热感冒及温病初起，发热、微恶风寒、头痛口渴、咽痛等症，常与金银花、连翘、薄荷、牛蒡子等同用；若风寒感冒初起，恶寒发热、无汗、头痛、鼻塞等症，常配麻黄、荆芥、生姜、葱白等同用，如发汗豉粥（《太平圣惠方》）。

2. 热病烦闷　本品辛散苦泄性凉，既能透散外邪，又能宣散邪热、除烦，可配香葱、生姜、黄酒适量，与猪心炖熟后酱汁食用，如豆豉酱猪心（《食医心镜》）。

【食用方法】煎汤、煮粥、入酒，用量 10 ~ 15g。

【特点】本品味苦、性凉，质轻辛散，疏风透邪，无论风寒或风热表证均可用之，且发汗解表之力颇为平稳，有"发汗而不伤阴"之说。又具宣透郁热除烦之效，可用治邪热内郁胸中之虚烦不眠证。

【本草述要】

1.《名医别录》　主伤寒头痛，寒热，瘴气恶毒，烦躁满闷，虚劳喘急，两脚疼冷。

2.《珍珠囊》　去心中懊憹，伤寒头痛，烦躁。

3.《本草纲目》　下气，调中。治伤寒温毒发斑，呕逆。

【现代研究】

1. 化学成分　含脂肪、蛋白质、酶类、碳水化合物，以及胡萝卜素、烟酸等成分。

2. 药理作用　有微弱的发汗作用，并有消炎、解热、健胃、助消化作用。

栀子　Zhizi
《神农本草经》

【基源】本品为茜草科植物栀子 *Gardenia jasminoides* Ellis 的干燥成熟果实。

【别名】山栀子、黄栀子、越桃。

【食用性能】苦，寒。归心、肝、肺、胃、三焦经。

【食用功能】泻火除烦，清热利湿，凉血解毒。

【药食用治】

1. 热病烦闷 本品苦寒清降，能清泻三焦火邪，尤擅长泻心火而除烦，为治热病心烦之要药，常与淡豆豉同用，如发汗豉粥（《太平圣惠方》）。

2. 湿热黄疸 本品有清利肝胆湿热之功。用治肝胆湿热郁蒸之黄疸、小便短赤者，可单用本品研末，煮粥食用，如栀子仁粥（《养生食鉴》）。

3. 血淋涩痛 本品善清利下焦湿热而通淋，清热凉血以止血。常配木通、车前子等同用。

4. 热证出血 本品功能清血分之热凉血止血，用治血热妄行之吐血、衄血等证，常配白茅根、大黄、侧柏叶等同用。

5. 热毒疮疡 本品功善清热泻火、凉血解毒。用治热毒疮疡肿痛，常配金银花、连翘、蒲公英等同用；用治发热目赤涩痛，可将粳米煮粥，临熟时下栀子末，搅匀食用，如栀子仁粥（《太平圣惠方》）。

【食用方法】煎汤、煮粥、入酒，用量 5 ~ 15g。

【使用注意】本品苦寒，易伤脾胃，脾虚便溏者应慎用。

【特点】本品苦寒清降之性较强，能清泄气分实热，可用于温热病气分热盛，高热不退。因其清轻上行，善泄心膈之热，长于清解心经之热毒而除烦，故对邪郁心胸，心烦郁闷、躁扰不宁者，尤为多用。能清解血分之热，有止血之功，故可用于血热妄行所致的多种出血证。能通泻三焦之火，清热解毒，可用于多种热毒病证。有较强的清利肝胆湿热作用，能利胆退黄，亦可清利膀胱湿热，用治肝胆湿热黄疸及下焦湿热淋证等。

【本草述要】

1.《神农本草经》 主五内邪气，胃中热气，面赤酒疱齄鼻，白癞赤癞疮疡。

2.《药性论》 杀虫虫毒，去热毒风，利五淋，主中恶，通小便，解五种黄病，明目，治时疾除热及消渴口干，目赤肿痛。

3.《本草正》 栀子，若用佐使，治有不同：加茵陈除湿热黄疸，加豆豉除心火烦躁，加厚朴、枳实可除烦满，加生姜、陈皮可除呕哕，同元胡破热滞瘀血腹痛。

【现代研究】

1. 化学成分 含栀子苷，其水解产物有羟异栀子苷、山栀苷、栀子新苷等多种环烯醚萜苷类。另含 D- 甘露醇、β- 谷甾醇、有机酸、色素及多种矿物元素。

2. 药理作用 有解热、镇痛、镇静、抗感染、抗病原微生物、保肝、利胆、降血压及止血等作用；促进胰腺分泌，增强胰腺炎时胰腺腺细胞的抗病能力，显著增加正常肝血流量，对胃功能产生抗胆碱能性抑制作用。

决明子 Juemingzi
《神农本草经》

【基源】决明子为豆科植物决明 *Cassia obtusifolia* L. 或小决明 *Cassia tora* L. 的干燥成熟种子。

【别名】草决明。

【食用性能】甘、苦、咸，微寒。归肝、大肠经。

【食用功能】清热明目，润肠通便。

【药食用治】

1.目赤目暗　本品苦甘咸寒，清肝泻火明目，又兼益肾阴，为明目佳品。用治肝经实火，目赤肿痛，羞明多泪者，可单用水煎取汁煮粥食用，如决明子粥（《本草纲目》），或配伍夏枯草、栀子等同用；若治风热上攻，头痛目赤者，常与菊花、桑叶等同用；若治肝肾阴亏，目暗不明者，常与沙苑子、枸杞子等同用。

2.头痛，眩晕　本品苦寒入肝，既能清泻肝火，又兼能平抑肝阳，故可用治肝阳上亢之头痛、眩晕，常配菊花、钩藤、夏枯草等同用。

3.肠燥便秘　本品凉润，有清热润肠通便之效，故多用于内热肠燥，大便秘结不通之证，常与火麻仁、瓜蒌仁等同用。

此外，现代用本品治疗高血压病、高脂血症等，均有一定的疗效。

【食用方法】煎汤、入煲、煮粥，或冲汤代茶饮，用量 10 ~ 15g；用于润肠通便，不宜久煎。

【使用注意】气虚便溏者不宜用。

【特点】本品苦寒，能入肝泻火以明目，且其苦寒之性不甚，兼甘润而无苦燥伤阴之弊，故为目疾常用之药物。不论是肝火目疾，还是风热目疾及肝虚目疾，均可使用。又有苦寒清降之性，能润肠通便，故多用于内热肠燥，大便秘结不通之证。

【本草述要】

1.《神农本草经》　治青盲，目淫肤赤白膜，眼赤痛泪出，久服益精光。

2.《本草求真》　决明子，除风散热。凡人目泪不收，眼痛不止，多属风热内淫，以致血不上行，治当即为驱逐；按此苦能泄热，咸能软坚，甘能补血，力薄气浮，又能升散风邪，故为治目收泪止痛要药。并可作枕以治头风。

【现代研究】

1.化学成分　含大黄酚、大黄素、芦荟大黄素、大黄酸、决明子素、甾醇、脂肪酸、糖类、蛋白质及微量元素。

2.药理作用　有抗病原微生物、降血脂、降血压、利尿、收缩子宫、抗肿瘤、明目、延缓衰老等作用。

赤小豆　Chixiaodou
《神农本草经》

【基源】本品为豆科植物赤小豆 *Vigna umbeuata* Ohwi et Ohashi 或赤豆 *Vigna angularis* Ohwi et Ohashi 的种子。

【别名】赤豆、红豆、红小豆、小豆、饭赤豆。

【食用性能】甘、酸，平。归心、小肠经。

【食用功能】利水消肿，解毒排脓，利湿退黄。

【药食用治】

1. 水肿胀满，脚气浮肿　本品性平偏凉，性善下行，能通利水道，使水湿下泄而消肿，为滋养性利水退肿药，用治脾气虚弱，不能运化水湿所致水肿腹胀、脚气浮肿，可配黄芪、薏苡仁、鸡内金等同用，如黄芪内金粥（《养生食疗菜谱》）。

2. 热毒痈疮　本品可清解血分热毒，排脓消肿，而用于各种疮毒疔肿，如痄腮、乳痈、丹毒、烂疮等证，常配伍金银花、连翘、蒲公英等同用。

3. 黄疸　本品能清热利湿退黄，可用治湿热内郁，兼有表证之黄疸。

【食用方法】煎汤、作馅、入煲、制饼、做糕、煮粥，或冲汤代茶饮，用量 10 ～ 30g。

【使用注意】阴虚而无湿热者及小便清长者忌食。

【特点】本品有利水消肿、解毒消痈、清利湿热之功，通利力强，又兼有补益之性，可用于水肿胀满、脚气浮肿及热毒证。现代常作为食疗佳品，可用于多种原因引起的水肿证。

【本草述要】

1.《神农本草经》　主下水，排痈肿脓血。

2.《名医别录》　主寒热，热中，消渴，止泄，利小便，吐逆，卒僻，下胀满。

3.《食疗本草》　和鲤鱼烂煮食之，甚治脚气及大腹水肿；散气，去关节烦热，令人心孔开，止小便数；绿赤者，并可食。

4.《日华子本草》　解小麦热毒。煮汁，解酒病。

5.《本草纲目》　辟温疫，治产难，下胞衣，通乳汁。

【现代研究】

1. 化学成分　含蛋白质、脂肪、碳水化合物、膳食纤维、维生素 A、视黄醇当量、胡萝卜素、硫胺素、核黄素、尼克酸及多种微量元素。

2. 药理作用　有利尿、抑菌、解毒等作用。

火麻仁　Huomaren
《神农本草经》

【基源】本品为桑科植物大麻 *Cannabis sativa* L. 的干燥成熟果实。

【别名】麻仁、麻子仁、大麻仁、麻子。

【食用性能】甘，平。归大肠、脾经。

【食用功能】润肠通便。

【药食用治】

肠燥便秘　本品甘平，质润多脂，能润肠通便，兼有滋养补虚作用，适用于老人、产妇及体弱津血不足的肠燥便秘证。单用或配伍苏子加水研磨，取汁煮粥食用，如麻仁苏子粥（《本事方》）。用于胃肠积热，肠燥津伤所致的大便秘结、胸腹胀满、烦躁不宁，可配伍杏仁、厚朴、大黄等同用。

【食用方法】煎汤、入煲、煮粥、入酒，用量 10 ~ 15g。打碎入煎。

【使用注意】火麻仁食入量大，可引起中毒，症状为恶心、呕吐、腹泻、四肢麻木、烦躁不安、精神错乱、昏迷、瞳孔散大等。

【特点】本品多脂质润，性味甘平，能润肠通便，且略兼滋养之力。适用于津血不足的肠燥便秘，凡年老津枯血燥、产后血虚之便秘及习惯性便秘者，皆宜用本品。可单用，亦可配补血滋阴药和其他润下药同用。

【本草述要】

1.《神农本草经》 补中益气，久服肥健。

2.《药品化义》 麻仁，能润肠，体润能去燥，专利大肠气结便秘。凡年老血液枯燥，产后气血不顺，病后元气未复，或禀弱不能运行者皆治。

【现代研究】

1.化学成分 含脂肪油约30%，油中主要有饱和脂肪酸、油酸、亚油酸及亚麻酸等。

2.药理作用 有促进肠蠕动、降血压、降血脂等作用。

郁李仁　Yuliren
《神农本草经》

【基源】本品为蔷薇科植物欧李 *Prunus humilis* Bge.、郁李 *Prunus japonica* Thunb. 或长柄扁桃 *Prunus pedunculata* Maxim. 的干燥成熟种子。

【别名】郁子、郁里仁、李仁肉。

【食用性能】甘、苦，平。归脾、大肠、小肠经。

【食用功能】润肠通便，利水退肿。

【药食用治】

1.肠燥便秘 本品质润多脂，润肠通便作用类似火麻仁而力较强，且兼可行大肠之气滞。用治大肠气滞，肠燥便秘之证，常配柏子仁、杏仁、桃仁等同用。

2.水肿胀满及脚气浮肿 本品能利水消肿，可单用煮粥食用，如郁李仁粥（《食医心鉴》）。

【食用方法】煎汤、入煲、煮粥、入酒，用量 6 ~ 10g。

【使用注意】孕妇慎用。

【特点】本品质润多脂，脂肪油含量高于火麻仁，润肠通便作用类似于火麻仁，且力量稍强。兼可行大肠之气滞，常用治大肠气滞，肠燥便秘之证。略有利水退肿之功，用治水肿胀满、小便不利，以及脚气浮肿等证。

【本草述要】

1.《神农本草经》 主大腹水肿，面目四肢浮肿，利小便水道。

2.《药性论》 治肠中结气，关格不通。

3.《本草纲目》 郁李甘苦而润，其性降，故能下气利水。

【现代研究】

1. 化学成分 含苦杏仁苷、脂肪油、挥发性有机酸、皂苷、植物甾醇等。

2. 药理作用 有降血压、润滑性泻下等作用。

木瓜 Mugua
《名医别录》

【基源】本品为蔷薇科植物贴梗海棠 Chaenomeles speciosa（Sweet）Nakai 的干燥近成熟果实。

【别名】乳瓜、木梨、文冠果。

【食用性能】酸，温。归肝、脾经。

【食用功能】舒筋活络，除湿和胃。

【药食用治】

1. 风湿痹痛，脚气肿痛 本品味酸入肝，功能舒筋活络，又能除湿蠲痹，为治久风顽痹、筋脉拘挛之要药。用治肝肾不足之筋骨痿弱、小儿行迟，可配五加皮、牛膝、猪脊骨等同用；用治脚气肿痛、冲心烦闷，常与吴茱萸配伍同用。

2. 吐泻转筋 本品气香性温，芳香化湿而醒脾，味酸入肝，舒筋缓急，具有除湿和中之功，用治津液耗损不能养筋引起的小腿肌肉挛急之转筋等证，常配伍蚕沙、薏苡仁等同用。

3. 消化不良 本品芳香醒脾，有消食作用。用于外感发热、头痛身倦、食滞饱胀，可配党参、苍术、藿香、砂仁等同用，如六和茶（《全国中成药处方集》）。

4. 津伤口渴 本品能生津止渴。

【食用方法】煎汤、凉拌、入煲、入菜、入酒，用量 6 ~ 10g。

【使用注意】胃酸过多者不宜用；本品酸收，内有郁热，小便短赤者忌服。

【特点】本品善舒筋活络，且能祛湿除痹，用治湿痹、筋脉拘挛、腰膝关节酸重疼痛，亦为治脚气水肿常用药。又芳香入脾，能化湿和胃，湿去则中焦得运，泄泻可止；味酸入肝，舒筋活络而缓挛急，用治湿阻中焦之腹痛吐泻转筋。因其酸而敛阴，还能治疗胃津不足、食欲不振等证。

【本草述要】

1.《名医别录》 主湿痹邪气，霍乱大吐下，转筋不止。

2.《本草拾遗》 下冷气，强筋骨、消食、止水痢后渴不止，作饮服之。又脚气冲心，取一颗去子，煎服之。嫩者更佳。又止呕逆，心膈痰唾。

【现代研究】

1. 化学成分 含齐墩果酸、苹果酸、枸橼酸、柠檬酸、酒石酸，以及黄酮、鞣质、皂苷等成分。

2. 药理作用 有保肝、抑菌、抗肿瘤等作用，对腹腔巨噬细胞吞噬功能有抑制作用。

砂仁 Sharen
《药性论》

【基源】本品为姜科植物阳春砂 *Amomum uillosum* Lour.、绿壳砂 *Amomum uillosum* Lour.var. *xanthioides* T.L.Wu et Senjen，或海南砂 *Amomum longiligulare* T.L.Wu 的干燥成熟果实。

【别名】缩砂仁、缩砂蜜、春砂仁。

【食用性能】辛，温。归脾、胃经。

【食用功能】化湿行气，温中止泻止呕，安胎。

【药食用治】

1.脾胃湿阻气滞证 本品辛温芳香，主入脾胃经，其化湿醒脾、行气温中之效均佳，故为醒脾和胃之良药。常用治湿阻或气滞所致脾胃不和诸证，因其性温，故尤宜于寒湿气滞者。用治湿阻中焦者，常配伍厚朴、陈皮、枳实等同用；用治脾虚气滞者，可以本品与猪肚烹饪食用，如砂仁肚条（《大众药膳》）。

2.脾胃虚寒吐泻 本品性温，善温脾暖胃和中而止呕止泻。可单用研末吞服，或配荜茇、陈皮、草果、高良姜等与牛肉烹饪食用，如六味牛肉脯（《饮膳正要》）。

3.气滞妊娠恶阻，胎动不安 本品能行气和中而止呕安胎，故宜于妊娠呕逆不能食或胎动不安者。用治妊娠呕逆不能食者，可单用，炒熟研末服；用治气血不足，胎动不安者，可配益气养血之人参、黄芪、熟地黄、白术等同用。

【食用方法】煎汤、入煲、制饼、做糕、煮粥、入酒，或冲汤代茶饮，用量 5～10g；宜后下。或入丸、散剂。

【使用注意】本品辛散温燥，阴虚火旺者慎用。

【特点】本品辛散温通，气味芬芳，其化湿醒脾、行气温中之效颇佳，古人言其为"醒脾调胃要药"。凡湿阻或气滞所致脘腹胀痛等属脾胃不和者常用，尤其是寒湿气滞者最为适宜。又温中健脾而止泻，和胃调中而止呕，善治虚寒吐泻、冷痢之证。且行气和中而止呕安胎，适于气滞妊娠恶阻及胎动不安者。

【本草述要】

1.《药性论》 主冷气腹痛，止休息气痢，劳损，消化水谷，温暖脾胃。

2.《开宝本草》 治虚劳冷痢，宿食不消，赤白泻痢，腹中虚痛，下气。

3.《本草纲目》 补肺醒脾，养胃益肾，理元气，通滞气，散寒饮胀痞，噎膈呕吐。

【现代研究】

1.化学成分 阳春砂含挥发油，油中主要成分为右旋樟脑、龙脑、乙酸龙脑酯、柠檬烯、橙花叔醇等，并含皂苷。缩砂含挥发油，油中主要成分为樟脑、一种萜烯等。

2.药理作用 可增强肠道运动，促进消化液的分泌，排出消化管内的积气；还具有抗溃疡、抗血小板聚集、抑菌、抗肠痉挛等作用。

豆蔻　doukou
《名医别录》

【基源】本品为姜科植物白豆蔻 *Amomum kravanh* Pierre ex Gagnep. 或爪哇白豆蔻 *Amomum compactum* Soland ex Maton 的干燥成熟果实。

【别名】白蔻、白豆蔻、紫豆蔻。

【食用性能】辛，温。归脾、胃、肺经。

【食用功能】化湿行气，温中止呕。

【药食用治】

1. 湿阻中焦及脾胃气滞证　本品辛散温通，芳化湿浊，善行脾胃气滞，可化湿行气、调和脾胃。用治寒湿阻滞，脾胃气滞所致脘腹胀满、胸闷不舒等症，常配伍厚朴、陈皮等同用。

2. 湿温初起，胸闷不饥　本品辛散入中上二焦而宣化湿邪。若湿邪偏重者，常配伍杏仁、薏苡仁等同用；若热邪偏重者，可与黄芩、滑石等同用。

3. 呕吐　本品能行气宽中，温胃止呕，尤以胃寒湿阻气滞呕吐最为适宜，可单用为末服；或配伍丁香、砂仁等同用。用治饮酒过度、恶心干呕，可与葛花、葛根、绿豆花等同用，如神仙醒酒丹（《寿世保元》）；用治小儿胃寒吐乳者，可与砂仁、甘草等同用，研末服。

【食用方法】煎汤、入煲、制饼、做糕、煮粥、入酒，或冲汤代茶饮，用量 3 ~ 6g；宜后下。入散剂为好。

【使用注意】本品辛散温燥，阴虚血燥者慎用。

【特点】本品辛温芳香，能运湿浊、健脾胃而行气化湿，用治湿阻中焦及脾胃气滞证；且化湿行气之力偏中上焦，故亦可用于湿温痞闷之证；又温中偏胃而善止呕，宜于胃寒湿阻气滞呕吐。

【本草述要】

1.《开宝本草》　主积冷气，止吐逆反胃，消谷下气。

2.《本草通玄》　白豆蔻，其功全在芳香之气，一经火炒，便减功力；即入汤液，但当研细，乘沸点服尤妙。

3.《本草备要》　除寒燥湿，化食宽膨。

【现代研究】

1. 化学成分　主含挥发油，如桉油精（1，8- 桉叶素）、β- 蒎烯、a- 蒎烯、丁香烯、乙酸龙脑酯等。

2. 药理作用　有促进胃液分泌，增进胃肠蠕动，制止肠内异常发酵，祛除胃肠积气，以及止呕等作用；对豚鼠实验性结核，能增强小剂量链霉素作用。

薏苡仁　Yiyiren
《神农本草经》

【基源】本品为禾本科植物薏苡 *Coix lacryma-jobi* L.var.*ma-yuen*（Roman.）Stapf 的干燥成熟种仁。

【别名】苡仁、薏仁、回回米。

【食用性能】甘、淡，微寒。归脾、胃、肺经。

【食用功能】利水渗湿，健脾，除痹，清热排脓。

【药食用治】

1. 水肿，小便不利，脚气　本品甘补淡渗，既能利湿，又能健脾，功似茯苓。用治脾虚湿盛之水肿腹胀、小便不利、脚气浮肿者尤为适用，常配伍茯苓、白术、黄芪等同用。又因其性偏凉，能清利湿热，故亦用治湿热淋证。

2. 脾虚泄泻　本品既能健脾，又能渗利脾湿而止泻，用治脾虚湿盛之泄泻，常配伍人参、茯苓等同用。

3. 湿痹　本品既能渗除湿邪，又能舒筋脉、缓和拘挛。故用治湿痹而筋脉拘急疼痛尤为适宜，常配伍独活、防风、苍术等同用；若治风湿久痹，筋脉挛急，可用本品煮粥服，如薏苡仁粥（《食医心镜》）。

4. 肺痈，肠痈　本品能清肺肠之热，消痈排脓。用治肺痈胸痛、咳吐脓痰腥臭，常配伍苇茎、冬瓜仁、桃仁等同用；治肠痈，可配附子、败酱草、牡丹皮等同用。

【食用方法】煎汤、炒食、入煲、制饼、做糕、煮粥、入菜、入酒，或冲汤代茶饮，用量 10 ~ 30g。清利湿热宜生用，健脾止泻宜炒用。本品力缓，用量宜大。除入汤剂、丸散外，亦可作粥食用，为食疗佳品。

【使用注意】津液不足者慎用。

【特点】本品淡能渗利，甘而补中，微寒清热，能利水渗湿、健脾补中，常用治水湿滞留或湿热内蕴的水肿脚气、小便不利及脾虚泄泻等证。又善祛筋骨肌肉之湿邪，能渗湿除痹、通利关节、缓和拘挛，可治湿滞经络之风湿痹痛、筋脉拘挛。另具清热排脓消痈之功，亦为治疗肺痈、肠痈佳品。

【本草述要】

1.《神农本草经》　主筋急拘挛，不可屈伸，风湿痹，下气。

2.《名医别录》　主除筋骨中邪气不仁，利肠胃，消水肿，令人能食。

3.《本草纲目》　薏苡仁，阳明药也，能健脾益胃。虚则补其母，故肺痿、肺痈用之。筋骨之病，以治阳明为本，故拘挛筋急、风痹者用之。土能胜水除湿，故泄泻、水肿用之。

【现代研究】

1. 化学成分　含脂肪油、薏苡仁酯、薏苡仁内酯，以及薏苡多糖 A、B、C 和氨基酸、维生素 B_1 等成分。

2. 药理作用 有解热、镇静、镇痛、抗癌等作用；对小肠有一定的抑制作用，并使血清钙、血糖量下降。

车前子 Cheqianzi
《神农本草经》

【基源】本品为车前科植物车前 *Plantago asiatica* L. 或平车前 *Plantago depressa* Willd. 的干燥成熟种子。

【别名】车前实、虾蟆衣子、猪耳朵穗子。

【食用性能】甘，寒。归肾、肝、肺经。

【食用功能】利尿通淋，渗湿止泻，清肝明目，清肺化痰。

【药食用治】

1. 水肿，淋证 本品甘而滑利、寒凉清热，能利膀胱湿热，有利尿通淋之功。用治湿热下注膀胱而致小便淋沥涩痛者尤为适宜，常配伍木通、栀子、萹蓄等清热利湿药同用。用治水湿停滞之水肿、小便不利，可配猪苓、茯苓、泽泻等同用。

2. 暑湿泄泻 本品能利水湿，分清浊而止泻，即利小便以实大便，用治湿盛于大肠而小便不利之水泻尤为适宜。可单用本品研末，米饮送服；或与白术、茯苓、泽泻等同用。

3. 目赤涩痛，目暗昏花，翳障 本品善清肝热而能明目，用治目赤涩痛，常配伍菊花、决明子等同用。用治肝肾阴亏之两目昏花、内障不明，可配熟地黄、菟丝子等同用。

4. 痰热咳嗽 本品入肺经，能清肺化痰止咳。用治肺热咳嗽痰多者尤为适宜，常配伍瓜蒌、贝母、枇杷叶等清肺化痰药同用。

【食用方法】煎汤、入煲、煮粥、入酒，用量 10 ~ 15g，宜包煎。

【使用注意】肾虚精滑者慎用。

【特点】本品甘淡渗泄、气寒清热、性专降泄、滑利通窍，功善通利水道、清膀胱热结，善治湿热下注膀胱而致小便淋沥涩痛及湿盛水肿诸证。又能利小便以实大便，宜于小便不利之水泻。且善清肝热而明目，清肺热而化痰止咳，故可用治目赤涩痛、痰多咳嗽等证。

【本草述要】

1.《**神农本草经**》 主气癃，止痛，利水道小便，除湿痹。

2.《**名医别录**》 男子伤中，女子淋沥，不欲食。养肺强阴益精，令人有子，明目疗赤痛。

3.《**药性论**》 去风毒，肝中风热，毒风冲眼目，赤痛障翳，脑痛泪出，压丹石毒，去心胸烦热。

4.《**本草纲目**》 导小肠热，止暑湿泻痢。

【现代研究】

1. 化学成分 含黏液质、琥珀酸、二氢黄酮苷、车前烯醇、腺嘌呤、胆碱、车前子碱、脂肪油，以及维生素 A、B 等成分。

2. 药理作用 有利尿、祛痰、镇咳、抗菌、抗感染等作用，还有预防肾结石形成的作用。

吴茱萸 Wuzhuyu
《神农本草经》

【基源】本品为芸香科植物吴茱萸 *Evodia rutaecarpa*（Juss.）Benth.、石虎 *Evodia rutaecarpa*（Juss.）Benth.var.*officinalis*（Dode）Huang 或疏毛吴茱萸 *Evodia rutaecarpa*（Juss.）Benth.var.*bodinieri*（Dode）Huang 的干燥近成熟果实。

【别名】吴萸、吴椒、辣子、臭辣子。

【食用性能】辛、苦，热。有小毒。归肝、脾、胃、肾经。

【食用功能】散寒止痛，降逆止呕，助阳止泻。

【药食用治】

1. 寒滞肝脉诸痛证 本品辛散苦泄，性热燥烈，主入肝经，既温散肝经之寒邪，又疏肝气之郁滞，有良好的止痛作用，为治肝寒气滞诸痛之要药。用治肝胃虚寒，浊阴上逆所致之厥阴头痛证，症见颠顶头痛、呕吐涎沫，常伍以生姜、人参等同用。用治寒疝腹痛，常配伍小茴香、木香等同用。用治冲任虚寒，瘀血阻滞之痛经，常配伍桂枝、当归、川芎等同用。

2. 胃寒呕吐 本品入脾胃经，可散寒止痛、降逆止呕，兼能制酸。用治中焦虚寒之脘腹冷痛、呕吐泛酸，常配伍人参、生姜等同用。用治寒邪犯胃，胃失和降之呕吐，可伍以半夏、生姜等同用；用治肝郁化火，横逆犯胃之胁痛口苦、呕吐泛酸，可重用苦寒清热燥湿的黄连与之配伍。

3. 虚寒泄泻 本品入脾肾经，可温脾益肾、助阳止泻，为治脾肾阳虚，五更泄泻之常用药，常配伍补骨脂、肉豆蔻、五味子同用。

【食用方法】煎汤、入煲、入酒，用量 2～5g。

【使用注意】本品辛热燥烈，易耗气动火，不宜多服、久服；阴虚有热者忌用。

【特点】本品能疏肝、暖肝、降逆气，并有良好的止痛作用。温散寒邪力强，降逆止呕亦佳，为治胃寒呕逆要药。常用治脘腹寒痛、呕吐吞酸、寒疝腹痛；也可用于五更泄泻、痛经、霍乱转筋及脚气肿痛等证。

【本草述要】

1.《神农本草经》 主温中下气，止痛，咳逆寒热，除湿，血痹，逐风邪，开腠理。

2.《名医别录》 主去痰冷，腹内绞痛，诸冷实不消，中恶，心腹痛，逆气，利五脏。

3.《本草纲目》 开郁化滞，治吞酸，厥阴痰涎头痛，阴毒腹痛，疝气血痢，喉舌口疮。

【现代研究】

1. 化学成分 含挥发油，油中主要为吴茱萸烯、罗勒烯、月桂烯、吴茱萸内酯、吴茱萸内酯醇等；尚含吴茱萸酸、吴茱萸碱、吴茱萸啶酮、吴茱萸精、吴茱萸苦素等。

2. 药理作用 有抗动物实验性胃溃疡，以及镇痛、降血压、抑制血小板聚集、防血栓形成、保护心肌缺血等作用；吴茱萸次碱和脱氢吴茱萸碱对家兔离体及在体子宫有兴奋作用。

小茴香 Xiaohuixiang
《新修本草》

【基源】本品为伞形科植物茴香 *Foeniculum vulgare* Mill. 的干燥成熟果实。

【别名】茴香、小香、谷香、野茴香、香子。

【食用性能】辛，温。归肝、肾、脾、胃经。

【食用功能】散寒止痛，理气和胃。

【药食用治】

1. 寒疝腹痛，睾丸偏坠胀痛，少腹冷痛，痛经 本品辛温散寒，入肝肾经，既能温肾暖肝，又可疏肝理气、散寒止痛。用治寒疝腹痛，可配伍乌药、青皮、高良姜、木香等同用；用治肝郁睾丸偏坠胀痛，可配伍橘核、荔枝核、山楂等同用；用治肝经感寒之少腹冷痛，或冲任虚寒之痛经，可配伍当归、川芎、肉桂等同用。

2. 中焦寒凝气滞 本品入脾胃经，可理脾胃之气，温中散寒，行气止痛。用治胃寒气滞之脘腹胀痛，常配伍高良姜、香附、乌药等同用；用治脾胃虚寒之脘腹胀痛、呕吐食少，可配伍白术、生姜、陈皮等同用。

【食用方法】煎汤、作馅、入煲、煮粥、入酒，用量 3 ~ 6g。

【使用注意】本品辛散温燥，阴虚火旺者慎用。

【特点】本品辛香温散，既能温肾暖肝，又能行气止痛、温中和胃。常用治疝气疼痛、少腹冷痛；也可用于胃寒腹痛、呕吐、呃逆等证。生品辛散理气作用较强，擅于温胃止痛；盐制后辛散作用稍缓，专行下焦，长于温肾祛寒、疗疝止痛。

【本草述要】

1.《新修本草》 主诸瘘，霍乱及蛇伤。

2.《开宝本草》 主膀胱、肾间冷气及盲肠气，调中止痛、呕吐。

3.《本草汇言》 茴香，温中快气之药也。方龙潭曰：此药辛香发散，甘平和胃，故《唐本草》善主一切诸气，如心腹冷气、暴疼心气、呕逆胃气、腰肾虚气、寒湿脚气、小腹弦气、膀胱水气、阴癫疝气、阴汗湿气、阴子冷气、阴肿水气、阴胀滞气。其温中散寒，立行诸气，及小腹少腹至阴之分之要品也。

【现代研究】

1. 化学成分 含挥发油3% ~ 6%，主要成分为反式茴香脑、柠檬烯、葑酮、爱草脑、γ- 松油烯、α- 蒎烯、月桂烯等；另含脂肪油约 18%，其脂肪酸中主要为岩芹酸，还有油酸、亚油酸、棕榈酸、花生酸、山萮酸等。

2. 药理作用 有促进肠蠕动、抑制胃液分泌及促进胆汁分泌，并使胆汁固体成分增加等作用；其挥发油对气管平滑肌有松弛作用，并能促进肝组织再生；另有镇痛及己烯雌酚样作用等。

大茴香 Dahuixiang
《本草品汇精要》

【基源】本品为木兰科植物八角茴香 *Illicium verum* Hook.F. 的成熟果实。

【别名】八角茴香、八角、舶上茴香、大料。

【食用性能】辛、甘，温。归肝、肾、脾、胃经。

【食用功能】散寒健胃。

【药食用治】

1. 胃寒脘腹冷痛，呕吐呃逆 本品辛热，温中散寒止痛，理气和中止呕、止呃。可单用泡服代茶饮或配伍高良姜、肉桂、木香等同用。

2. 肾虚腰膝冷痛，寒疝腹痛，寒湿脚气 本品入肾经，温肾散寒，常配肉桂、小茴香、吴茱萸等同用。

【食用方法】煎汤、入煲、入菜、入酒，用量 3 ~ 6g。

【使用注意】本品性燥热，阴虚火旺者不宜使用。多食有损伤视力的副作用，不宜短期大量食用，每日应以 10g 为上限。

【特点】本品辛散温燥，善暖脾肾而理气散寒，除肾及膀胱之冷气，常用治疝气腹痛及寒湿脚气肿痛；且有温中止呕及开胃进食之功，可用于胃脘冷痛，呕吐、呃逆等。其性味、功用及主治与小茴香相近，但药力较弱，主要用作食物调味品。

【本草述要】

1.《本草品汇精要》 主一切冷气及诸疝痛。

2.《本草蒙筌》 主肾劳疝气，小肠吊气挛疼，干湿脚气，膀胱冷气肿痛。开胃止呕，下食，补命门不足。

3.《本草正》 除齿牙口疾，下气，解毒。

【现代研究】

1. 化学成分 主含黄酮类化合物，内有槲皮素、山柰酚，还含有机酸类化合物、挥发油等。

2. 药理作用 有抑菌、促进肠胃蠕动、缓解腹部疼痛、祛痰、升白细胞等作用，所含茴香脑具有雌激素活性。

花椒 Huajiao
《神农本草经》

【基源】本品为芸香科植物青椒 *Zanthoxylum schinifolium* Sieb.et Zucc. 或花椒

Zanthoxylum bungeanum Maxim. 的干燥成熟果皮。

【别名】川椒、蜀椒、巴椒。

【食用性能】辛，热。有小毒。归脾、胃、肺、肾经。

【食用功能】温中止痛，杀虫，止痒。

【药食用治】

1. 中寒腹痛，寒湿吐泻　本品辛散温燥，主入脾胃，可散寒止痛、和胃止呕、燥湿止泻。用治外寒内侵，胃寒腹痛、呕吐，可配伍生姜、白豆蔻等同用。用治脾胃虚寒，脘腹冷痛、呕吐、不思饮食，常伍以干姜、人参等同用。用治寒湿困中，腹痛吐泻，常配伍苍术、砂仁、草豆蔻等同用。

2. 虫积腹痛　本品既驱杀蛔虫，又可止痛。用治虫积腹痛、烦闷吐蛔，可配伍乌梅、干姜、黄柏等同用。用治小儿蛲虫病，可单用或配伍其他药物煎汤保留灌肠。

3. 湿疹瘙痒，妇人阴痒　本品有杀虫、燥湿止痒之功。可单味煎汤外洗。

此外，用治齿痛，可以本品醋煎含之（《食疗本草》）。

【食用方法】煎汤、入煲、入菜、入酒，用量 3 ~ 6g。外用适量，煎汤熏洗。

【使用注意】本品辛热伤阴助火，故阴虚火旺者忌服。孕妇慎用。

【特点】本品辛散温通，具有温中止痛、杀虫之功，常用治脘腹寒痛、虫积腹痛；也可用于寒湿泄泻病证。外用杀虫、燥湿止痒效佳，多用于疥疮、湿疹、阴痒等皮肤瘙痒证。

【本草述要】

1.《神农本草经》　主邪气咳逆，温中，逐骨节皮肤死肌，寒湿痹痛，下气。

2.《本草纲目》　散寒除湿，解郁结，消宿食，通三焦，温脾胃，补右肾命门，杀蛔虫，止泄泻。

【现代研究】

1. 化学成分　主含挥发油、生物碱、木脂素、香豆素和脂肪酸，另含三萜、甾醇、烃类和酮苷类等。

2. 药理作用　有抗溃疡、保肝、止泻、抗血栓形成、抑菌等作用。此外，20% 花椒挥发油有近似普鲁卡因的局麻作用。

胡椒　Hujiao
《新修本草》

【基源】本品为胡椒科植物胡椒 *Piper nigrum* L. 的干燥近成熟或成熟果实。

【别名】浮椒、玉椒。

【食用性能】辛，热。归胃、大肠经。

【食用功能】温中散寒，下气消痰。

【药食用治】

1. 胃寒腹痛，呕吐泄泻　本品味辛性热，能温中散寒止痛，用治胃寒脘腹冷痛、呕吐，可以之研粉，酒送服或煎服（《食疗本草》）；亦可单用研末入猪肚中炖服，或配高良姜、荜茇等同用。用治气虚寒凝之胃痛，以本品装入大红枣（去核）中，蒸后捣为丸服（《百草镜》）。用治胃寒呕吐、虚寒泄泻，用胡椒末配煨生姜片水煎服（《太平圣惠方》）。

2. 癫痫证 本品辛散温通，能下气行滞、消痰宽胸，用治痰气郁滞，蒙蔽清窍的癫痫痰多证，常与荜茇等分为末服。

此外，作调味品，有开胃进食的作用。

【食用方法】煎汤、入煲、入菜、入酒，用量 2 ~ 4g；研末服，每次 0.6 ~ 1.5g。

【使用注意】本品辛热，易伤阴动火，故阴虚内热者忌用。

【特点】本品辛热，长于温中散寒止痛，常用治寒邪凝滞之脘腹冷痛；尚有止呕、止泻之功，适用于脾胃受寒之胃脘疼痛，呕吐、泄泻等证；又是常用的调味品，少量食用，能增进食欲，有开胃进食之功。

【本草述要】

1.《新修本草》 主下气，温中，去痰，除脏腑中风冷。

2.《海药本草》 去胃口气虚冷，宿食不消，霍乱气逆，心腹卒痛，冷气上冲。

3.《本草经疏》 胡椒，其味辛，气大温，性虽无毒，然辛温太甚，过服未免有害，气味俱厚，阳中之阳也。其主下气、温中、去痰，除脏腑中风冷者，总因肠胃为寒冷所乘，以致脏腑不调，痰气逆上，辛温暖肠胃而散风冷，则痰气降，脏腑和，诸证瘳矣。

【现代研究】

1. 化学成分 含挥发油，黑胡椒含 1.2% ~ 2.6%，白胡椒约含 0.8%，油中主要成分为胡椒醛、二氢香芹醇、氧化石竹烯、隐品酮及反式 – 松香芹醇；尚含胡椒碱、胡椒林碱、胡椒新碱，以及胡椒油 A、B、C 等。

2. 药理作用 能促进胆汁分泌，并有抗感染、镇静、抗惊厥作用。

荜茇 Biba

《新修本草》

【基源】本品为胡椒科植物荜茇 *Piper longum* L. 的干燥近成熟或成熟果穗。

【别名】毕勃、荜拔梨。

【食用性能】辛，热。归脾、胃、大肠经。

【食用功能】温中散寒，下气止痛。

【药食用治】

胃寒腹痛，呕吐，呃逆，泄泻 本品辛散温通，能温中散寒止痛、降胃气、止呕呃。用治胃寒脘腹冷痛、呕吐、呃逆、泄泻等，常配干姜、厚朴、附子等同用；用治痰饮恶心，可单用本品为散，食前清粥饮调下（《太平圣惠方》）；用治脾胃虚寒之腹痛冷泻，常配白术、干姜、肉豆蔻等同用。

【食用方法】煎汤、入煲、入菜、入酒，用量 1 ~ 3g。

【使用注意】实热郁火、阴虚火旺者均忌服。

【特点】本品辛散温通，能温中散寒止痛、降胃气、止呕呃。常用治胃寒脘腹冷痛、泄泻、呕吐、呃逆证，也可用于痛经、偏头痛、牙痛等证。

【本草述要】

1.《本草拾遗》 温中下气，补腰脚，杀腥气，消食，除胃冷，阴疝，痃癖。

2.《本草纲目》 荜茇，为头痛、鼻渊、牙痛要药，取其辛热能入阳明经散浮热也。

3.《本草便读》 荜茇，大辛大热，味类胡椒，入胃与大肠，阳明药也。温中散寒，破滞气，开郁结，下气除痰，又能散上焦之浮热，凡一切牙痛、头风、吞酸等症，属于阳明湿火者，皆可用此以治之。

【现代研究】

1. 化学成分 主含胡椒碱、棕榈酸、四氢胡椒酸、挥发油等。

2. 药理作用 能降低外源性及内源性总胆固醇，抗心律失常，抗缺氧及心肌缺血，并有镇静、镇痛、解热等作用。

陈皮 Chenpi
《神农本草经》

【基源】本品为芸香科植物橘 *Citrus reticulata* Blanco 及其栽培变种的成熟干燥果皮。

【别名】橘皮、红皮、新会皮、广陈皮。

【食用性能】辛、苦，温。归脾、肺经。

【食用功能】理气，健脾，燥湿，化痰。

【药食用治】

1. 脾胃气滞证 本品味辛行气，苦能燥湿，温能散寒，入脾胃经，长于行脾胃之气，能健脾和中、行气止痛。用治寒湿中阻之脾胃气滞，脘腹胀痛、嗳气、恶心呕吐、泄泻者尤为适宜，常配伍苍术、厚朴等同用；用治食积气滞，脘腹胀痛，可配山楂、神曲等同用；用治脾虚气滞，腹痛喜按、不思饮食、便溏舌淡者，可配伍党参、白术、茯苓等同用。

2. 呕吐，呃逆 本品既能行气，又具和胃止呕之功，善于疏理气机、调畅中焦，用治呕吐、呃逆诸证。用治外感风寒，内伤湿滞之呕吐，可配伍藿香、紫苏等同用；用治胃寒呕吐，常配伍生姜等同用；用治胃热呕吐，可配伍竹茹等同用。

3. 湿痰、寒痰咳嗽 本品辛散温通，既能燥化湿痰，又能温化寒痰，且辛行苦泄而宣降肺气止咳，故为治痰之要药。用治湿痰咳嗽，常配伍半夏、茯苓等同用；用治寒痰咳嗽，常配干姜、细辛等同用。

4. 饮酒过度 本品能解酒毒。用治饮酒过度，酒毒郁积肠胃，呕吐不食、口渴多饮，配葛根、炙甘草、石膏为末，水煎服；治饮酒后脾虚，心腹胀满、不能消化、头痛心闷等，配高良姜、人参、草豆蔻等同用；治饮酒太过，呕吐痰逆、心神烦乱、胸膈痞塞、手足战摇、饮食减少、小便不利，配葛花、砂仁、豆蔻、木香等同用。

【食用方法】本品可煎汤、入煲、煮粥、入酒，或冲汤代茶饮，用量 3 ～ 10g。

【使用注意】本品苦燥性温，易伤津助热，舌赤少津，内有实热，阴虚燥咳及咯血、吐血者慎用。

【特点】本品作用温和，长于行脾胃之气，调理气机，兼能降逆止呕、燥湿健脾，用治脾胃气滞兼有呕恶者，以及湿阻气滞者之脘腹胀满疼痛、不思饮食者尤为适宜。辛散温通，既能燥湿化痰，又能温化寒痰，且辛行苦泄能宣降肺气而止咳，故亦为治痰之要药，用治湿痰、寒痰咳嗽等证。

【本草述要】

1.《神农本草经》 主胸中瘕热，逆气，利水谷，久服去臭，下气。

2.《名医别录》 下气，止呕咳……主脾不能消谷，气冲胸中，吐逆霍乱，止泄。

3.《本草纲目》 疗呕哕反胃嘈杂，时吐清水，痰痞咳疟，大便闭塞，妇人乳痈。入食料，解鱼蟹毒……其治百病，总取其理气燥湿之功。同补药则补，同泻药则泻，同升药则升，同降药则降。

【现代研究】

1. 化学成分 含川陈皮素、橙皮苷、新橙皮苷、橙皮素、对羟福林、黄酮化合物等。

2. 药理作用 具有抑制胃肠运动作用；小剂量可增强心脏收缩力，使心输出量增加，使冠脉扩张、冠脉流量增加，大剂量时可抑制心脏；另有祛痰、扩张气管、升高血压、利胆、降低血清胆固醇、清除氧自由基和抗脂质过氧化等作用。

橘红　Juhong

《汤液本草》

【基源】本品为芸香科植物橘 *Citrus reticulata* Blanco 及其栽培变种的外层果皮。

【别名】芸皮、芸红。

【食用性能】辛、苦，温。归肺、脾经。

【食用功能】散寒燥湿，理气化痰，宽中健胃。

【药食用治】

1. 风寒咳嗽，痰多气逆 本品长于燥湿化痰、利气宽胸，兼能发表。治肺感寒邪，咳嗽声重、胸膈胀满，常配苏子、杏仁等同用。

2. 食积胀满，胸闷呕恶 本品既能燥湿，又能理气和胃，治湿浊中阻，脘腹胀满、呕恶食少，常配苍术、厚朴等同用。若脾胃虚弱，腹胀食少难化者，可配白术、砂仁等同用。

【食用方法】煎汤、入煲、煮粥、入酒，或冲汤代茶饮，用量 3 ～ 10g。

【使用注意】阴虚燥咳及久嗽气虚者禁服。

【特点】本品长于燥湿化痰、利气宽胸，兼能发表，常用治肺感寒邪，咳嗽声重、胸膈胀满等证。既能燥湿，又能理气和胃，可用治湿浊中阻，脘腹胀满、呕恶食少，以及脾胃虚弱，腹胀食少难消。

【本草述要】

1.《药品化义》 辛能横行散结，苦能直行下降，为利气要药。盖治痰须理气，气利痰自愈，故用入肺脾，主一切痰病，功居诸祛痰药之上。

2.《本经逢原》 专主肺寒咳嗽多痰，虚损方多用之，然久嗽气泄，又非所宜。

2.《医林纂要》 专入于肺，兼以发表。去皮内之白，更轻虚上浮，亦去肺邪耳。

【现代研究】

1. 化学成分 含挥发油，其主要成分为柠檬烯，还含有橙皮苷、新橙皮苷、红橘素、米橘素、5-去甲米橘素及维生素 B_1 等。

2. 药理作用 具有维持渗透压、增强毛细血管韧性、缩短出血时间、降低胆固醇等作用。

青皮　Qingpi
《本草图经》

【基源】本品为芸香科植物橘 *Citrus reticulata* Blanco 及其栽培变种的幼果或未成熟果实的干燥果皮。

【别名】青橘、青橘皮、青柑皮。

【食用性能】苦、辛，温。归肝、胆、胃经。

【食用功能】疏肝破气，消积化滞。

【药食用治】

1. 肝气郁滞证 本品辛散温通，苦泄下行，药性较峻，性锐沉降，入肝胆经，长于疏肝破气。用治肝郁气滞之胸胁胀痛，可配柴胡、郁金、香附等同用；用治乳房胀痛或结块，可配伍柴胡、浙贝、橘叶、瓜蒌等同用；用治乳痈肿痛，常配伍蒲公英、金银花等同用；用治寒疝疼痛，可配伍乌药、小茴香等同用。

2. 食积气滞腹痛 本品兼入胃经，辛行苦降温通，具有消积化滞、和降胃气、行气止痛作用。用治食积气滞，脘腹胀痛，常配伍山楂、神曲、麦芽等同用；气滞较甚，腹痛、大便不通者，可配伍大黄、槟榔、木香等同用。

3. 癥瘕积聚，久疟痞块 本品长于破气散结，可用治气滞血瘀之癥瘕积聚、久疟痞块等，常配伍丹参、三棱、莪术等同用。

【食用方法】煎汤、入煲、煮粥、入酒，或冲汤代茶饮，用量 3 ～ 10g。醋炙疏肝止痛力强。

【使用注意】本品性烈破气，久用、过用伤伐正气，气虚者慎用。

【特点】本品药性峻烈，行气力猛，苦泄下行，偏入肝胆，长于行气疏肝、破气散结，故适用于肝郁气滞之胁肋胀痛、乳房肿硬胀痛、乳痈、疝气疼痛等证；兼入胃经，消积化滞，用治食积气滞之脘腹胀痛；能破气散结止痛，可用治癥瘕积聚、痞块等证。

【本草述要】

1.《本草图经》 主气滞，下食，破积结及膈气。

2.《本草纲目》 治胸膈气逆、胸痛、小腹疝痛，消乳肿，疏肝胆，泻肺气。

3.《本草汇言》 青橘皮，破滞气，削坚积之药也。

4.《本草备要》 除痰消痞，治肝气郁结，胁痛多怒，久疟结癖，疝痛，乳肿。

【现代研究】

1.化学成分 主要成分与陈皮相似，但量不同，如所含对羟福林比陈皮为高。另含多种氨基酸，如天冬氨酸、谷氨酸、脯氨酸等。

2.药理作用 所含挥发油对胃肠道有温和的刺激作用，能促进消化液的分泌和排除肠内积气，抑制肠管平滑肌，呈解痉作用；另有利胆、祛痰、扩张支气管、平喘作用；其注射液静注有显著的升压作用。

枳壳 Zhiqiao
《雷公炮炙论》

【基源】本品为芸香科植物酸橙 *Citrus aurantium* L. 及其栽培变种的干燥未成熟果实。

【食用性能】苦、酸，微寒。归脾、胃、大肠经。

【食用功能】行气宽中，消胀除痞。

【药食用治】

1.食积不化，脘腹胀满 本品长于理气宽中，消胀除痞满，用治饮食积滞、脘腹胀满作痛、嗳腐气臭、大便不通或泻痢等证。

2.胸膈痞满，胁肋胀痛 本品苦降下行，能行气宽胸以行滞消积，散结而止痛。用治上焦气壅，胸膈痞满及胁肋胀痛等证。

3.脱肛、子宫脱垂等 本品尚可用治气虚下陷之脱肛、子宫脱垂等证，可配补气、升阳药同用，以增强疗效。

【食用方法】煎汤、入煲、煮粥、入酒，或冲汤代茶饮，用量 3 ~ 10g，大量可用至 30g。炒后性较平和。

【使用注意】脾胃虚弱及孕妇慎用。

【特点】本品力薄而缓，长于行气宽中、消胀除痞满，多用于胸腹气滞、痞满胀满作痛，以及食积不化等证。

【本草述要】

1.《日华子本草》 健脾开胃，调五脏，下气，止呕逆，消痰。

2.《医学启源》《主治秘诀》云，破心下坚痞，利胸中气，化痰，消食。

【现代研究】

1.化学成分 含挥发油、黄酮苷、N-甲基酪胺、对羟福林、去甲肾上腺素、色胺诺林等；此外，尚含脂肪、蛋白质、碳水化合物、胡萝卜素、核黄素、钙、磷、铁等。

2. 药理作用　有强心、升压、抗休克、抑制胃肠运动等作用，对已孕、未孕家兔离体、在位子宫均呈兴奋作用。

枳实　Zhishi
《神农本草经》

【基源】本品为芸香科植物酸橙 *Citrus aurantium* L. 及其栽培变种或甜橙 *Citrus sinensis* Osbeck 的干燥幼果。

【别名】川枳实、鹅眼枳实、绿衣枳实、酸橙枳实。

【食用性能】辛、苦，微寒。归脾、胃、大肠经。

【食用功能】破气除痞，化痰消积。

【药食用治】

1. 胃肠气滞证　本品辛行苦降，行气力强，善破气除痞、消积导滞。用治饮食积滞，脘腹痞满胀痛、嗳腐气臭，常配伍山楂、神曲、莱菔子、麦芽等同用；用治脾虚食积，宜配伍白术等补气健脾药同用；用治热结便秘，腹痞胀痛，常配大黄、芒硝等同用；用治湿热积滞，大便不通或泻痢，常配伍黄连、黄芩、大黄等同用。

2. 痰滞胸脘痞满，胸痹结胸　本品辛散苦泄，能行气化痰以消痞，破气散结而止痛。用治胸阳不振，痰阻胸痹，常配伍薤白、桂枝等同用；用治痰热结胸，可配瓜蒌、半夏、黄连等同用；用治心下痞满，食欲不振，可配半夏曲、厚朴等同用。

3. 胃扩张、胃下垂、脱肛等　本品尚可用治胃扩张、胃下垂、脱肛等脏器下垂病证，可配补气、升阳药同用，以增强疗效。

【食用方法】煎汤、入煲、煮粥、入酒，或冲汤代茶饮，用量 3 ~ 10g。大量可用至 30g。炒后性较平和。

【使用注意】脾胃虚弱及孕妇慎用。

【特点】本品辛散苦降，气锐性猛，作用峻烈，善行中焦之气，能破气散结、消除痞满，为破气消痞之要药。故适用于胃肠气滞，痞满之证。又功善化痰浊而消积滞，破气结以通痞塞，用于痰阻气滞之胸痹心痛、结胸等证。

【本草述要】

1.《名医别录》　除胸胁痰癖，逐停水，破结实，消胀满，心下急痞痛，逆气，胁风痛，安胃气，止溏泄，明目。

2.《本草纲目》　枳实、枳壳大抵其功皆能利气，气下则痰喘止，气行则痰满消，气通则痛刺止，气利则后重除。

3.《药鉴》　能消胃中之虚痞，逐心下之停水，化日久之稠痰，削坚年之坚积。

【现代研究】

1. 化学成分　含挥发油、黄酮苷、N- 甲基酪胺、对羟福林、去甲肾上腺素、色胺诺林等；此外，尚含脂肪、蛋白质、碳水化合物、胡萝卜素、核黄素、钙、磷、铁等。

2. 药理作用　能缓解小肠痉挛，可使胃肠收缩节律增加、胆囊收缩，抗溃疡，有强心、抑制血栓形成作用；注射液静注能增加冠脉、脑、肾血流量，降低脑、肾血管阻力，有明显的升高血压作用。

代代花　Daidaihua
《饮片新参》

【基源】本品为芸香科植物代代花 *Citrus aurantium* L.var.*amara* Engl. 的花蕾。

【别名】玳玳花、枳壳花、酸橙花。

【食用性能】辛、甘、微苦，平。归脾、胃经。

【食用功能】理气宽胸，和胃止呕。

【药食用治】

1.胸脘痞闷、胀痛，呕吐、食少　本品味辛入脾，功能理气宽胸、和胃止呕，用治胸中痞闷、脘腹胀痛、不思饮食、恶心呕吐，可单用沸水泡服代茶饮，或配玫瑰花、厚朴花同用。

2.酒醉　本品有开胃解酒之功，可用治酒醉胸腹胀闷、恶心呕吐。

【食用方法】煎汤、入煲、煮粥、入酒，或冲汤代茶饮，用量 5 ~ 9g。

【特点】本品味辛入脾，功能理气宽胸、和胃止呕，可用治胸脘痞闷、脘腹胀痛、不思饮食之证；另有开胃解酒之功，可用治酒醉胸腹胀闷、恶心呕吐。

【本草述要】

《饮片新参》 理气宽胸，开胃止呕。

【现代研究】

1.化学成分　含挥发油，油中主要含柠檬烯、芳樟醇、牻牛儿醇、香茅醇、缬草酸等；尚含新橙皮苷和柚皮苷。

2.药理作用　能强心、利尿、镇静及减慢心率、促进血液循环，能降低神经系统的兴奋性和脊髓反射机能亢进；另外，还具有美容作用。

刀豆　Daodou
《救荒本草》

【基源】本品为豆科植物刀豆 *Canavalia gladiata*（Jacq.）DC. 的成熟种子。

【别名】刀豆子、大刀豆、刀巴豆、莴豆。

【食用性能】甘，温。归胃、肾经。

【食用功能】降气止呃，温肾助阳。

【药食用治】

1.呃逆，呕吐　本品甘温暖胃，性主沉降，能温中和胃、降气止呃。用治中焦虚寒之呕吐、呃逆，常配丁香、柿蒂等同用。

2.肾虚腰痛　本品甘温，入肾经而能温肾助阳。用治肾阳虚腰痛，可单用，置于猪腰子内，烧熟食；或配杜仲、桑寄生、牛膝等同用。

【食用方法】煎汤、凉拌、炒食、作馅、入煲、制饼、做糕、煮粥、入菜、入酒，或冲汤代茶饮，用量 10 ~ 15g。

【使用注意】胃热炽盛者忌用。

【特点】本品甘温暖胃和中，又性主沉降，能降气止呃，常用治中焦虚寒之呃逆、呕吐证；入肾经，能温肾助阳，用治肾虚腰痛，但其温肾阳力较弱，多作辅助药应用。

【本草述要】

《本草纲目》 温中下气，利肠胃，止呃逆，益肾补元……主治胸脘滞气，脾肾亏损，壮元阳。

【现代研究】

1. 化学成分 含尿素酶、血球凝集素、刀豆氨酸，以及淀粉、蛋白质、脂肪等。

2. 药理作用 具有抗肿瘤、抑制 Lee 流感病毒的繁殖及促进缺血后心功能不全恢复等作用。

余甘子 Yuganzi
《新修本草》

【基源】本品为大戟科落叶灌木或小乔木植物余甘子 *Phyllanthus emblica* L. 的成熟果实。

【别名】余甘、庵摩落迦果、油甘子、牛甘子、滇橄榄。

【食用性能】甘、酸、涩，凉。归脾、胃经。

【食用功能】清热凉血，消食健胃，生津止渴。

【药食用治】

1. 咳嗽，咽喉肿痛 本品甘寒，清热利咽，润肺止咳。用治感冒发热、咳嗽、咽喉痛，口干烦渴，单用水煎服（广州部队《常用中草药手册》）。

2. 哮喘 本品用治哮喘，可以之与猪肺炖食。

3. 河豚中毒，鱼骨鲠喉 本品生吃吞汁，可治河豚中毒及鱼骨鲠喉。

【食用方法】煎汤、入菜，用量 3 ~ 9g。多入丸散服。

【特点】本品甘寒，功能润肺化痰、生津止渴、健胃消食，可用治感冒发热、咳嗽、咽喉肿痛、口干烦渴、消化不良等症。现代报道可用治肝胆病、高血压病等。

【本草述要】

1.《本草拾遗》 主补益，强气力。取子压取汁，和油涂头，生发去风痒，初涂发脱，后生如漆。人食其子，先苦后甜，故曰余甘。

2.《海药本草》 主丹石伤肺，上气咳嗽。久服轻身，延年长生。凡服乳石之人，常宜服也。

3.《本草衍义》 解金石毒，为末，作汤点服。

【现代研究】

1.化学成分　含鞣质、胡萝卜素、蛋白质、碳水化合物、维生素 C，以及维生素 B_1、B_2 等。

2.药理作用　具有抗菌、增加心的糖原水平等作用；果肉的醇提取物，在试管及活体组织中具若干肾上腺素样药理作用，对中枢神经系统有弱抑制作用和解痉作用。

佛手　Foshou

《滇南本草》

【基源】本品为芸香科植物佛手 *Citrus medica* L.var. *Sarcodactylis* Swingle 的干燥果实。

【别名】佛手柑、五指柑、福寿柑。

【食用性能】辛、苦，温。归肝、脾、胃、肺经。

【食用功能】疏肝解郁，理气和中，燥湿化痰。

【药食用治】

1.肝郁胸胁胀痛　本品辛行苦泄，善疏肝解郁、行气止痛。用治肝郁气滞及肝胃不和之胸胁胀痛，脘腹痞满等，常配柴胡、香附、郁金等同用。

2.气滞脘腹疼痛　本品辛行苦泄，气味芳香，能醒脾理气、和中导滞。用治脾胃气滞之脘腹胀痛、呕恶食少等，常配木香、香附、砂仁等同用。

3.久咳痰多，胸闷作痛　本品芳香醒脾，苦温燥湿而善健脾化痰，辛行苦泄又能疏肝理气。用治咳嗽日久痰多、胸膺作痛者，可配丝瓜络、瓜蒌皮、陈皮等同用。

【食用方法】煎汤、凉拌、炒食、作馅、入煲、煮粥、入菜、入酒，或泡服代茶饮，用量 3 ~ 10g。

【使用注意】阴虚有火、气虚无滞者慎用。

【特点】本品药性平和，辛行温通，善于疏肝解郁、行气止痛，常用治肝郁气滞，胁肋胀痛；气清香，入脾胃，能行气调中、醒脾开胃，用治脾胃气滞，脘腹胀痛、呕恶食少；苦燥，入肺经，既能燥湿化痰，又能行气宽胸，故亦适于湿痰壅肺，咳嗽痰多、胸闷气急，或胸胁作痛者。

【本草述要】

1.《滇南本草》　补肝暖胃，止呕吐，消胃寒痰，治胃气疼痛，止面寒疼，和中行气。

2.《本草纲目》　煮酒饮，治痰气咳嗽。煎汤，治心下气痛。

3.《本草再新》　治气舒肝，和胃化痰，破积，治噎膈反胃，消癥瘕瘰疬。

4.《本草便读》　理气快膈，唯肝脾气滞者宜之，阴血不足者，亦嫌其燥耳。

【现代研究】

1.化学成分　主含挥发油：柠檬烯、γ- 松油烯；黄酮类成分：橙皮苷、香叶木苷等；香豆素类成分：佛手内酯、柠檬内酯；萜类成分：柠檬苦素等。还含多糖、有机酸等。

2. 药理作用 对肠道平滑肌有明显的抑制作用，有扩张冠状血管、增加冠脉血流量、减缓心率、降低血压、保护实验性心肌缺血的作用；另有平喘、祛痰、抗过敏等作用。

西青果 Qingguo
《中药材手册》

【基源】本品为使君子科落叶乔木植物诃子 Terminalia chebula Retz. 的幼果。

【别名】藏青果。

【食用性能】苦、微甘、涩，微寒。归肺、胃经。

【食用功能】清热生津，利咽解毒。

【药食用治】

1. 咽喉肿痛，声音嘶哑 本品清热生津，解毒利咽。用治咽喉肿痛、声音嘶哑，可单用磨汁或泡服。

2. 泻痢 本品清热解毒，现代临床报道用治急性肠炎、菌痢等。

【食用方法】煎汤或含服，用量 3 ~ 10g。

【特点】本品清热生津，利咽解毒。现代临床报道用于慢性咽喉炎、扁桃体炎，急性肠炎、痢疾等。

【本草述要】

1.《饮片新参》 治阴虚白喉，杀虫生津。

2.《全国中草药汇编》 清热生津，利咽解毒。主治慢性咽喉炎，声音嘶哑，咽喉干燥。

【现代研究】

1. 化学成分 含挥发油、多酚及没食子酸、黄酮等，且含有较高活性的 SOD 酶。

2. 药理作用 有抗菌、祛痰、降血糖及清除自由基、抗氧化等作用。

枳椇子 Zhijuzi
《新修本草》

【基源】本品为鼠李科植物枳椇 Hovenia dulcis Thunb. 的带有肉质果柄的果实或种子。

【食用性能】甘、酸，平。归脾经。

【食用功能】利水消肿，解酒毒。

【药食用治】

1. 水肿证 本品通利二便而消肿。用于水湿停蓄所致的水肿、小便不利证，可与猪苓、泽泻、椿皮等同用。

2. 酒醉 本品善解酒毒，清胸膈之热。治酒醉后诸症，将本品与麝香为末，面糊为丸，盐汤送服，如枳椇子丸（《世医得效方》）；用于饮酒过度，成癆吐血，如《重庆草药》以之与红甘蔗，炖猪心肺服。

【食用方法】煎汤、入煲、入酒，或冲汤代茶饮，用量 10 ~ 15g。

【使用注意】脾胃虚寒者禁服。

【特点】本品通利二便而消肿，用治水湿停蓄之水肿、小便不利；又善解酒毒，可用于饮酒过度，酒醉后诸症。

【本草述要】

1.《本草拾遗》 止渴除烦，去膈上热，润五脏，利大小便，功用如蜜。

2.《滇南本草》 治一切左瘫右痪，风湿麻木，能解酒毒；或泡酒服之，亦能舒筋络，久服轻身延年。化小儿疳虫，健胃养脾。

【现代研究】

1.化学成分 含黑麦草碱、枳椇苷、葡萄糖及苹果酸钾等。

2.药理作用 有显著的利尿作用，枳椇子皂苷有降压作用，枳椇子匀浆液有抗脂质过氧化作用和增强耐寒和耐热功能。

香橼 Xiangyuan
《本草拾遗》

【基源】本品为芸香科植物枸橼 *Gitrus medica* L. 或香圆 *Gitrus wilsonii* Tanaka 的成熟果实。

【别名】香圆、枸橼。

【食用性能】辛、微苦、酸，温。归肝、脾、胃、肺经。

【食用功能】疏肝解郁，理气和中，燥湿化痰。

【药食用治】

1.肝郁胸胁胀痛 本品辛能行散，苦能疏泄，入肝经而能疏理肝气而止痛。用治肝郁胸胁胀痛，常配柴胡、郁金、佛手等同用。

2.气滞脘腹胀痛 本品气香醒脾，辛行苦泄，入脾胃以行气宽中。用治脾胃气滞之脘腹胀痛、嗳气吞酸、呕恶食少，可配木香、砂仁、藿香等同用。

3.痰饮咳嗽，胸膈不利 本品苦燥降泄以化痰止咳，辛行入肺而理气宽胸。用治痰多、咳嗽、胸闷等，常配生姜、半夏、茯苓等同用。

【食用方法】煎汤、凉拌、炒食、作馅、入煲、煮粥、入菜、入酒，或冲汤代茶饮，用量 3 ~ 10g。

【使用注意】阴虚有热者慎用。

【特点】本品辛行苦泄，有疏肝理气、行气止痛之功，用治肝郁气滞，胁肋胀痛、脘腹痞闷之证；能行脾胃之气，宽中快膈，用治脾胃气滞，脘腹胀痛、嗳气吞酸、呕恶食少之证；能行气调中，燥湿化痰止咳，适用于痰湿壅滞，咳嗽痰多、胸胁不利之证。本品功同佛手，但效力较逊。

【本草述要】

1.《本草通玄》 香圆性中和，单用多用亦损正气，与参、术同行则无弊也。

2.《本草从新》 平肝舒郁，理肺气，通经利水。

3.《本草便读》 下气消痰，宽中快膈。

【现代研究】

1. 化学成分 含橙皮苷、柠檬酸、苹果酸、维生素 C 及挥发油等。

2. 药理作用 具有促进胃肠蠕动、健胃、祛痰、抗感染、抗病毒等作用。

山楂　Shanzha
《本草经集注》

【基源】本品为蔷薇科植物山里红 *Crataegus pinnatifida* Bge.var.*major* N.E.Br. 或山楂 *Crataegus pinnatifida* Bge. 的成熟果实。

【别名】北山楂、东山楂。

【食用性能】酸、甘，微温。归脾、胃、肝经。

【食用功能】消食化积，行气散瘀。

【药食用治】

1. 肉食积滞 本品酸甘，微温不热，功善健脾和中、消积化滞，能治各种饮食积滞，尤为消化油腻肉食积滞之要药。凡肉食积滞之脘腹胀满、嗳气吞酸、腹痛便溏者，单味煎服即有效。

2. 泻痢腹痛，疝气痛 本品炒用能止泻止痢，用治脾虚、湿热等所致的泻痢腹痛，常配黄连、木香同用。用治疝气痛，常配橘核、荔枝核等同用。

3. 产后瘀阻腹痛，痛经 本品性温兼入肝经血分，能通行气血，有活血祛瘀止痛之功。用治产后瘀阻腹痛、恶露不尽或痛经、经闭，常配川芎、桃仁、红花等同用。

现代用本品制剂治疗冠心病、高血压病、高脂血症等，均有较好疗效。

【食用方法】煎汤、作馅、入煲、制饼、做糕、煮粥、入菜、入酒，或冲汤代茶饮，用量 10 ~ 15g，大剂量30g。生、炒山楂多用于消食散瘀，焦山楂、山楂炭多用于止泻止痢。

【使用注意】脾胃虚弱而无积滞者或胃酸分泌过多者均慎用。

【特点】本品入脾胃经，消食化积力强，能消一切饮食积滞，尤为消化油腻肉食积滞之要药。又善行气散瘀，可用治产后瘀阻腹痛、痛经及瘀滞胸胁痛等证。此外，炒炭止泻止痢，用治泻痢腹痛。

【本草述要】

1.《新修本草》 汁服主水利，沐头及洗身上疮痒。

2.《日用本草》 化食积，行结气，健胃宽膈，消血痞气块。

3.《本草纲目》 化饮食，消肉积，癥瘕，痰饮痞满吞酸，滞血胀痛。

【现代研究】

1.化学成分　含黄酮类、三萜皂苷类（熊果酸、齐墩果酸、山楂酸等），以及皂苷鞣质、游离酸、脂肪酸、维生素 C、无机盐、红色素等。

2.药理作用　有促进消化、调整胃肠功能、扩张冠状动脉、增加冠脉流量、保护心肌缺血缺氧等作用；并可强心、降血压及抗心律失常；又降血脂、抗动脉粥样硬化、抗血小板聚集、抗氧化、增强免疫、利尿、镇静、收缩子宫、抑菌等。

麦芽　Maiya
《药性论》

【基源】本品为禾本科植物大麦 *Hordeum vulgare* L. 的成熟果实经发芽干燥而成。

【别名】麦蘖、大麦毛。

【食用性能】甘，平。归脾、胃、肝经。

【食用功能】消食健胃，回乳消胀，疏肝解郁。

【药食用治】

1.饮食积滞证　本品甘平，消食化积作用较好，尤长于"消化一切米、面、诸果食积"，故主要用以促进淀粉性食物的消化，用治脾虚食少、食后饱胀，可配神曲、白术、橘皮，蒸饼为丸，人参汤下（《本草纲目》）。用治小儿乳食停滞，亦可选用。

2.断乳，乳房胀痛　本品有回乳之功，可减少乳汁分泌。用治妇女断乳或乳汁郁积之乳房胀痛等。可用生、炒麦芽各 30 ~ 60g，煎汁分服。

3.胸胁、脘腹胀痛　本品既消食化积又兼疏肝解郁，用治肝气郁滞或肝胃不和之胸胁、脘腹胀痛等证，常配香附、柴胡等同用。

【食用方法】煎汤、入煲、煮粥、入酒，或冲汤代茶饮，用量 10 ~ 15g，大剂量 30 ~ 120g。生麦芽功偏消食健胃，炒麦芽多用于回乳消胀。

【使用注意】哺乳期妇女不宜使用。

【特点】本品消食和中，尤善助淀粉性食物的消化。又入肝经而能散郁行滞、疏肝回乳，用治妇女断乳、乳房胀痛，以及肝气郁滞或肝胃不和之胁痛、脘腹痛等证。但其疏肝力较弱，故仅作辅助药应用。

【本草述要】

1.《名医别录》　消食和中。

2.《药性论》　消化宿食，破冷气，去心腹胀满。

3.《本草纲目》　消化一切米面诸果食积。

【现代研究】

1.化学成分　主要含 α- 及 β- 淀粉酶、催化酶、麦芽糖及大麦芽碱、腺嘌呤、胆碱、蛋白质、氨基酸、细胞色素 C，以及维生素 B、D、E 等。

2.药理作用　有助消化、促进胃酸及胃蛋白酶的分泌、抑制泌乳素分泌等作用；另外，尚有降血糖、抗真菌等作用。

莱菔子 Laifuzi

《日华子本草》

【基源】本品为十字花科植物萝卜 *Raphanus sativus* L. 的成熟种子。

【别名】萝卜子、萝盫子。

【食用性能】辛、甘，平。归脾、胃、肺经。

【食用功能】消食除胀，降气化痰。

【药食用治】

1. 食积气滞 本品味辛行散，消食化积之中，尤善行气消胀。用治食积气滞所致的脘腹胀满或疼痛、嗳气吞酸，常与山楂、神曲、陈皮等同用；若用治食积气滞兼脾虚者，可配白术以攻补兼施。

2. 咳喘痰多，胸闷食少 本品降气消痰，常与白芥子、苏子同用。

【食用方法】煎汤、入煲、煮粥、入酒，或冲汤代茶饮，用量 5 ~ 12g。炒后性缓，有香气，可避免生品服后恶心的副作用，长于消食。

【使用注意】本品辛散耗气，故气虚及无食积、痰滞者慎用。

【特点】本品主入脾肺，味辛行散，消食化积，尤善行气导滞消胀，常用治食积气滞之脘腹胀满、疼痛等证。又降气化痰，用治咳喘痰多、胸闷气逆等证。

【本草述要】

1.《滇南本草》 下气宽中，消膨胀，降痰，定吼喘，攻肠胃积滞，治癥块，单腹疼。

2.《本草纲目》 下气定喘，治痰，消食，除胀，利大小便，止气痛，下痢后重，发疮疹。

3.《医林纂要》 生用，吐风痰，宽胸膈，托疮疹；熟用，下气消痰，攻坚积，疗后重。

【现代研究】

1. 化学成分 含莱菔素、芥子碱、脂肪油（油中含大量芥酸、亚油酸、亚麻酸）、β- 谷甾醇、糖类及多种氨基酸、维生素等。

2. 药理作用 能增强离体兔回肠节律性收缩和抑制小鼠胃排空，另有抗菌、祛痰、镇咳、平喘、改善排尿功能及降压、降低胆固醇、防止动脉硬化等作用。

榧子 Feizi

《名医别录》

【基源】榧子为红豆杉科植物榧 *Torreya grandis* Fort. 的干燥成熟种子。

【别名】榧实、玉山果、赤果、玉榧。

【食用性能】甘，平。归肺、胃、大肠经。

【食用功能】杀虫消积，润肠通便，润肺止咳。

【药食用治】

1. 虫积腹痛　本品杀虫消积、润肠通便，故可不与泻下药同用。又因其甘平而不伤胃，对蛔虫、钩虫、绦虫、姜片虫等多种肠道寄生虫引起的虫积腹痛有效。常与使君子、苦楝皮同用，治蛔虫病；单用或与槟榔、贯众同用，治钩虫病；与槟榔、南瓜子同用，治绦虫病。

2. 肠燥便秘　本品甘润平和，入大肠经，有润肠通便之效。用治痔疮便秘，可单用炒熟嚼服；用治肠燥便秘，亦可与大麻仁、郁李仁、瓜蒌仁等同用。

3. 肺燥咳嗽　本品甘润入肺，能润肺燥止咳嗽。治肺燥咳嗽无痰或痰少而黏，可单用本品炒熟嚼食，但药力较弱，宜于轻症。重症者须与川贝母、瓜蒌仁、炙桑叶、沙参等养阴润肺止咳之品同用。

此外，可治丝虫病，以榧子肉与血余炭调蜜为丸服，4天为1疗程，经1~2个疗程，常使微丝蚴转阴。

【食用方法】煎汤、炒食、入煲、煮粥、入酒，或冲汤代茶饮，用量10~15g。炒熟嚼服，每次15g。入煎服宜生用。

【使用注意】大便溏薄、肺热咳嗽者不宜用。服榧子时，不宜食绿豆，以免影响疗效。

【特点】本品既能杀虫消积，又能润肠通便以促进排虫，且甘平而不易伤胃，善治多种虫积腹痛，尤其对绦虫、钩虫之效佳。又藉其油润，入肺与大肠经之性，具有润肺止咳、润肠通便之功，用治肺燥咳嗽及肠燥便秘等证。

【本草述要】

1.《神农本草经》　主腹中邪气，去三虫，蛇螫。

2.《日用本草》　杀腹间大、小虫，小儿黄瘦，腹中有虫积者食之即愈。又带壳细嚼食下，消痰。

3.《本草再新》　治肺火，健脾土，补气化痰，止咳嗽，定呵喘，去瘀生新。

【现代研究】

1. 化学成分　含不饱和脂肪酸、亚油酸、硬脂酸、油酸，并含麦朊、甾醇、草酸、葡萄糖、多糖、挥发油、鞣质等。

2. 药理作用　有驱绦虫、钩虫、猪蛔虫作用，对蚯蚓、血吸虫尾蚴、蚂蟥有毒性作用；此外，日本产榧子所含生物碱可使子宫收缩，民间用于堕胎。

桃仁　Taoren
《神农本草经》

【基源】本品为蔷薇科植物桃 *Prunus persica*（L.）Batsch 或山桃 *Prunus davidiana*（Carr.）Franch. 的成熟种子。

【食用性能】苦、甘，平。归心、肝、肺、大肠经。

【食用功能】活血祛瘀，润肠通便，止咳平喘。

【药食用治】

1. 多种瘀血证　本品味苦，入心肝血分，活血散瘀力强，有推陈致新之功。临床运用广泛，无论血滞血结，新瘀久瘀，均可配伍使用。治瘀血经闭、痛经，常配红花、当归等同用；治产后瘀滞腹痛，常配炮姜、川芎等同用；治癥瘕痞块，常配三棱、莪术等同用；治跌打损伤、瘀肿疼痛，常配当归、红花、大黄等同用；治热壅血瘀之肺痈、肠痈，常配清热解毒、消痈排脓之品，如治肺痈可配苇茎、冬瓜仁等同用，治肠痈可配大黄、牡丹皮等同用。

2. 肠燥便秘　本品为种仁，富含油脂，能润燥滑肠，主治肠燥便秘。常配伍当归、火麻仁、瓜蒌仁等同用。

3. 咳嗽气喘　本品味苦，能降肺气，有止咳平喘之功，治咳嗽气喘，可单用，也可配杏仁同用，则止咳平喘作用更著。

【食用方法】煎汤、炒食、入煲、制饼、煮粥、入酒，或冲汤代茶饮，用量5～10g，宜捣碎入煎；制霜用宜包煎。

【使用注意】本品有毒，不可过量。便溏者慎用，孕妇慎用。

【特点】本品苦泄散瘀，入肝经血分，有较强的活血祛瘀通经之力，善治妇女血分瘀血阻滞所致之痛经、经闭、产后瘀阻腹痛、癥瘕及跌打损伤瘀肿疼痛等证；并有润燥滑肠的作用，能治津伤肠燥之大便秘结；且有活血消痈的作用，善泄血分壅滞，可治肺痈及肠痈初起。

【本草述要】

1.《神农本草经》　主瘀血，血闭癥瘕，邪气，杀小虫。

2.《珍珠囊》　治血结、血秘、血燥，通润大便，破蓄血。

3.《本草经疏》　桃仁，性善破血，散而不收，泻而无补。过用之及用之不得其当，能使血下行不止，损伤真阴。

【现代研究】

1. 化学成分　含苦杏仁苷、苦杏仁酶、挥发油、脂肪油、氨基酸、蛋白质、甲基苷及糖类等。

2. 药理作用　有明显增加脑血流量、降低冠脉血管阻力、减少心肌耗氧量、延长出凝血时间等作用；此外，桃仁及苦杏仁苷有润肠、镇静、抑菌、消炎、镇痛、抗过敏、保肝、利胆、抗肿瘤、兴奋子宫等作用。

胖大海　Pangdahai
《本草纲目拾遗》

【基源】本品为梧桐科植物胖大海 *stereulia lychnophora* Hance 的成熟种子。

【别名】安南子、大洞果、胡大海、大发、大海子等。

【食用性能】甘，寒。归肺、大肠经。

【食用功能】清肺利咽，润肠通便。

【药食用治】

1. 肺热所致咽喉疼痛、声哑、咳嗽　本品性寒可清肺化痰，又宣肺、利咽以开音，但其力较弱，宜于肺热所致轻证，单味泡服，亦可与桔梗、蝉蜕等清肺化痰、利咽之品同用。

2. 热结便秘　本品可润肠通便，又兼可清泄肠道之热，用于热结肠道之便秘轻证，单味泡服，或与泻热通便之品配伍，以助其效。

【食用方法】煎汤、入煲、煮粥，或沸水泡服代茶饮，用量 2 ~ 3 枚。

【使用注意】寒嗽及脾虚便溏者忌用。

【特点】本品甘寒，有清肺热、开宣肺气的作用，善治肺热、肺气壅闭所致咽喉疼痛、声哑、咳嗽等证；此外，还可用治热结肠道便秘轻证，有清肠通便的功效。

【本草述要】

1.《本草纲目拾遗》　治火闭痘，服之立起，并治一切热证劳伤，吐衄下血，消毒去暑，时行赤眼，风火牙疼……干咳无痰，骨蒸内热，三焦火证，诸疮皆效。

2.《本草正义》　善于开宣肺气，并能通泄皮毛，风邪外闭，不问为寒为热，并皆主之。亦能开音治痦，爽嗽豁痰。

【现代研究】

1. 化学成分　含胖大海素、西黄芪胶黏素、戊聚糖及收敛性物质等成分。

2. 药理作用　有促进肠蠕动、收缩血管平滑肌、改善黏膜炎症、减轻痉挛疼痛等作用。

甜杏仁　Tianxingren
《神农本草经》

【基源】本品为蔷薇科植物杏 *Prunus armeniaca* L. 及其栽培变种的干燥成熟味甜的种子。

【食用性能】甘，平。归肺、大肠经。

【食用功能】止咳平喘，润肠通便。

【药食用治】

1. 虚劳咳嗽　本品味甘质润，有润肺止咳定喘之功，用治虚劳咳嗽尤为适宜。可配桑叶、沙参、川贝母等同用。

2. 肠燥便秘　本品质润多脂，能润肠通便，适用于肠燥便秘。常配柏子仁、郁李仁、桃仁等同用。

【食用方法】煎汤、炒食、作馅、入煲、制饼、做糕、煮粥、入菜、入酒，或冲汤代茶饮，用量 5 ~ 10g，宜打碎入煎，生品入煎剂后下；或入丸、散剂。

【使用注意】大便溏泻者慎用。

【特点】本品甘平，功效与苦杏仁类似，而药力较缓，且偏于润肺止咳。主要用于虚劳咳嗽及津伤肠燥便秘。

【本草述要】

1.《本草拾遗》 杀虫。以利喉咽，去喉痹、痰唾、咳嗽、喉中热结生疮。

2.《珍珠囊药性赋》 除肺热，治上焦风燥，利胸膈气逆，润大肠气秘。

3.《本草便读》 功专降气，气降则痰消嗽止。能润大肠，故大肠气秘者可用之。

【现代研究】

1. 化学成分 含苦杏仁苷、脂肪油、多种氨基酸及蛋白质成分。

2. 药理作用 有镇咳、平喘、抑菌、驱虫、止痒、润肠通便等作用。

附药：苦杏仁 Kuxingren

本品为蔷薇科植物山杏、西伯利亚杏、东北杏或杏的干燥成熟种子。味苦，性微温。有小毒。归肺、大肠经。功能止咳平喘，润肠通便。适于多种咳嗽，尤善治外感风寒引起的气喘咳嗽，并治大肠气滞的大便闭结不通，以及老人、产妇等津伤血亏，肠燥便秘证。用量不宜过大；婴儿慎用。

紫苏子 Zisuzi
《本草经集注》

【基源】本品为唇形科植物紫苏 *Perilla frutescens*（L.）Britt 的成熟果实。

【别名】苏子、黑苏子、铁苏子。

【食用性能】辛，温。归肺、大肠经。

【食用功能】止咳平喘，降气化痰，润肠通便。

【药食用治】

1. 咳喘痰多 苏子辛温不燥，味苦性降，善降肺气以止咳平喘，并可化痰，常用于治疗痰涎壅盛、胸膈满闷、气逆咳喘之证。寒痰壅肺，上盛下虚之喘咳短气，痰多难咯，胸膈满闷，甚则不能平卧者，常配半夏、厚朴、肉桂、当归等同用；老人脾虚不运，痰多喘逆，气滞胸痞，食少难消者，可与白芥子、莱菔子同用；风寒外束，肺气不宣之咳喘气逆，胸膈烦闷者，常与麻黄、桑白皮、杏仁同用；痰热互结，咳喘哮鸣，而见胸闷不舒，当与黄芩、麻黄、杏仁同用。

2. 肠燥便秘 本品富含油脂，能润燥滑肠，又能降泄肺气以助大肠传导之功，故肠燥便秘之证用之，常配伍杏仁、火麻仁、瓜蒌仁等，以加强润肠通便之力。

3. 脚气、风寒湿痹 本品辛温散寒，行痹除湿，治脚气及风寒湿痹，四肢挛急作痛，可以本品研取汁，煮粳米做粥，和葱、豉、椒、姜食之（《太平圣惠方》）。

4. 鱼蟹中毒 本品理气和中以解鱼蟹毒，可以本品捣汁饮之（《金匮要略》）。

5. 消渴 本品亦可治消渴，配莱菔子同炒为末，桑白皮煎汤服（《圣济总录》）。

【食用方法】煎汤、入煲、煮粥、入酒，或入丸、散剂，用量 5 ~ 10g。

【使用注意】脾虚便溏者慎用。

【特点】本品味辛，其性主降，既能下气消痰，又能宣肺宽胸，为止咳平喘之良剂。用治风寒外束、肺气不宣之咳嗽气喘、胸膈满闷，或痰饮内停、肺气不降之咳喘痰多等。此外，还能润肺滑肠，兼能宽肠除胀，用治痰多肠燥气逆之便秘腹胀等证。

【本草述要】

1.《名医别录》　主下气，除寒温中。

2.《药品化义》　苏子主降，味辛气香主散，降而且散，故专利郁痰。咳逆则气升，喘急则肺胀，以此下气定喘。膈热则痰壅，痰结则闷痛，以此豁痰散结。如气郁不舒，乃风寒客犯肺经，久遏不散，则邪气与真气相持，致饮食不进，痰嗽发热，似弱非弱，以此清气开郁，大为有效。

3.《本草纲目》　治风顺气，利膈宽肠，解鱼蟹毒。

4.《本经逢原》　性能下气，故胸膈不利者宜之……为除喘定嗽、消痰顺气之良剂。但性主疏泄，气虚久嗽，阴虚喘逆，脾虚便溏者皆不可用。

【现代研究】

1. 化学成分　含挥发油、脂肪油、维生素 B_1 及氨基酸等成分。

2. 药理作用　有升高血浆胆固醇、增强记忆、抗癌等作用。

白果　Baiguo
《日用本草》

【基源】本品为银杏科植物银杏 *Ginkgo biloba* L. 的成熟种子。

【别名】银杏、鸭脚子、佛指甲、佛指柑。

【食用性能】甘、苦、涩，平。有毒。归肺、肾经。

【食用功能】敛肺化痰定喘，止带固精缩尿。

【药食用治】

1. 哮喘痰嗽　本品既可止咳平喘，又能化痰涎，故为治喘咳痰多所常用。治寒喘痰多由风寒之邪引发者，常配辛散宣肺之麻黄；外感风寒而内有蕴热以致喘咳气急、痰多黄稠者，常配宣肺散邪、清热定喘之品，如与麻黄、黄芩、桑白皮等同用；如治肺热燥咳，喘咳无痰，宜配天冬、麦冬、款冬花以润肺止咳；肺肾两虚之虚喘，又当配补肾纳气、敛肺平喘之品，如五味子、胡桃肉等。

2. 带下、白浊　本品能收涩止带，治带下属脾肾亏虚，色清质稀者最宜，常配健脾益肾之品，以补下元、固带脉，如与莲子肉、江米、胡椒、乌骨鸡同用；属脾虚兼湿热下注，带下色黄腥臭者，常配伍健脾化湿、清热止带之品，如与芡实、黄柏、车前子同用。

3. 遗精、尿频、遗尿　本品又能固精关、缩小便，对于肾气不固而梦遗滑精，或小便频数、遗尿，可单用或配伍应用，常与补肾固涩之品如熟地黄、山茱萸、覆盆子等同用。

【食用方法】煎汤、入煲、制饼、做糕、煮粥、入菜、入酒，或冲汤代茶饮，用量

5～10g，捣碎入煎。

【使用注意】本品性敛涩，咳喘痰稠，咯吐不爽者慎用。生食有毒，不可多用，小儿尤当注意。

【特点】本品苦能燥湿，涩能收敛，可治哮喘痰嗽；又能缩小便、止带浊，可治尿频、遗尿、遗精、白带、白浊等。此外，生品捣烂涂敷患处，可治无名肿毒、头癣、疥疮、阴部虫痒等，具有解毒杀虫的功效。作点心服食，能解酒，但有毒，不可多食。

【本草述要】

1.《医学入门》 清肺胃浊气，化痰定喘，止咳。

2.《本草纲目》 熟食温肺益气，定喘嗽，缩小便，止白浊；生食降痰，消毒杀虫；嚼浆涂鼻面手足，去皯疱，䵟䵟皱皴及疥癣、疳䘌、阴虱。

3.《本草再新》 补气养心，益肾滋阴，止咳除烦，生肌长肉，排脓拔毒，消疮疥疽瘤。

【现代研究】

1. 化学成分 含蛋白质、脂肪、淀粉、氰苷、维生素及多种氨基酸。

2. 药理作用 有祛痰、平喘等作用，并能抑制多种革兰阴性及阳性菌；此外，尚有抗癌作用。

酸枣仁　Suanzaoren
《神农本草经》

【基源】本品为鼠李科植物酸枣 *Ziziphus jujuba* Mill.var.*spinosa*（Bunge）Hu ex H.F.Chou 的干燥成熟种子。

【别名】山枣仁、枣仁等。

【食用性能】甘、酸，平。归心、肝、胆经。

【食用功能】养心益肝，安神，敛汗。

【药食用治】

1. 失眠，心悸 本品味甘，入心肝经，长于安神，兼能滋养心、肝之阴血，为养心安神之要药。主治心肝阴血亏虚，心失所养，神不守舍之失眠、多梦、健忘、心悸、怔忡等证，常与当归、熟地黄、何首乌、龙眼肉等配伍。若治肝虚有热之虚烦不眠，常与知母、茯苓、川芎、甘草等同用；若治心脾气血亏虚之心悸失眠、体倦健忘者，常与人参、黄芪、当归等同用；若治心肾不足、阴虚血少之心悸怔忡、虚烦不寐、梦遗健忘者，常与麦冬、生地黄、远志等同用。

2. 自汗，盗汗 本品味甘酸，入心经，既能养心安神，又能收敛止汗。常用治体虚自汗、盗汗，常配五味子、山茱萸、黄芪等同用以增效。

【食用方法】煎汤、入煲、煮粥、入酒，或冲汤代茶饮，用量10～15g。研末吞服，每次1.5～3g。

【使用注意】有实邪郁火者忌用。

【特点】本品甘润滋养心阴，酸敛止汗，酸又入肝，能养心肝之血而除虚烦。故有安神敛汗除虚烦的作用，可用治肝血不足，虚火上扰之心神不安、虚烦不眠，或阴虚盗汗、气虚自汗、津伤口渴等证。

【本草述要】

1.《神农本草经》 主心腹寒热，邪结气聚，四肢酸痛湿痹。久服安五脏，轻身延年。

2.《名医别录》 主心烦不得眠……虚汗，烦渴，补中，益肝气，坚筋骨，助阴气，能令人肥健。

3.《本草纲目》 其仁甘而润，故熟用疗胆虚不得眠，烦渴虚汗之证；生用疗胆热好眠，皆足厥阴、少阳药也。

【现代研究】

1.化学成分 含大量脂肪油、蛋白质、维生素C及甾醇等成分。

2.药理作用 有镇静、催眠、镇痛、抗惊厥、降温、降压、降血脂作用，并对子宫有兴奋作用。

柏子仁　Baiziren
《神农本草经》

【基源】本品为柏科植物侧柏 *Platycladus orientalis*（L.）Franco 的种仁。

【别名】柏实、柏子、柏子人、侧柏子等。

【食用性能】甘，平。归心、肾、大肠经。

【食用功能】养心安神，润肠通便。

【药食用治】

1.失眠心悸 本品甘平质润，有养心安神之效。用治心阴不足、心血亏虚、心神失养之虚烦不眠、心悸怔忡、头晕健忘等证，常与人参、五味子、牡蛎等同用；若治心肾两虚、心肾不交之心悸不宁、心烦少寐、梦遗健忘者，则常与枸杞子、熟地黄、石菖蒲等同用。

2.肠燥便秘 本品质润多脂，入大肠经，有润肠通便之功。主治阴血亏虚、老年津亏、产后血虚等引起的肠燥便秘，常与桃仁、郁李仁、松子仁、杏仁等同用。

【食用方法】煎汤、炒食、作馅、入煲、制饼、做糕、煮粥、入酒，或冲汤代茶饮，用量 10～20g。大便溏者宜用柏子仁霜代替柏子仁。

【使用注意】便溏、多痰者慎用。

【特点】本品甘平润养，有养心安神、润肠通便的作用。善治血不养心所致虚烦不眠、惊悸怔忡、自汗、盗汗，以及阴虚血少、津枯肠燥之便秘等证。

【本草述要】

1.《神农本草经》 柏实，味甘平，主惊悸，安五脏，益气，除风湿痹，久服令人润泽，美色，耳目聪明。

2.《名医别录》 主治恍惚，虚损，吸吸历节，腰中重痛，益血，止汗。

3.《本草纲目》 养心气，润肾燥，安魂定魄，益智宁神……柏子仁性平而不寒不燥，味甘而补，辛而能润，其气清香，能透心肾，益脾胃。

【现代研究】

1. 化学成分 含脂肪油、挥发油、皂苷、植物甾醇、维生素 A 样物质及蛋白质等成分。

2. 药理作用 有镇静、润滑肠道、改善记忆等作用。

蒺藜 Jili
《神农本草经》

【基源】本品为蒺藜科植物蒺藜 *Tribulus terrestris* L. 的果实。

【别名】白蒺藜、刺蒺藜。

【食用性能】辛、苦，微温。有小毒。归肝经。

【食用功能】平肝疏肝，祛风明目。

【药食用治】

1. 肝阳上亢，头晕目眩 本品味苦降泄，主入肝经，有平抑肝阳之功。用于肝阳上亢之头晕目眩等，常与钩藤、珍珠母、菊花等同用。

2. 胸胁胀痛，乳闭胀痛 本品苦泄辛散，能疏肝而散郁结，并入血分而活血。用治肝郁气滞之胸胁胀痛，可与柴胡、香附、青皮等同用。若治肝郁乳汁不通，乳房作痛，可单用本品研末服，或与穿山甲、王不留行等同用。

3. 风热上攻，目赤翳障 本品味辛，又疏散肝经风热而明目退翳，为祛风明目要药。用治风热目赤肿痛、多泪多眵或翳膜遮睛等，多与菊花、蔓荆子、决明子、青葙子等同用。

4. 风疹瘙痒，白癜风 本品辛散苦泄，轻扬疏散，又有祛风止痒之功。治疗风疹瘙痒，常与防风、荆芥、地肤子等祛风止痒药配伍；若治血虚风盛，瘙痒难忍者，可与当归、何首乌、防风等养血祛风药同用。《千金方》单用本品研末冲服，治白癜风。

【食用方法】煎汤、入煲、入酒，或冲汤代茶饮，用量 6～9g；或入丸、散剂。

【使用注意】孕妇慎用，气血虚弱者慎服。

【特点】本品味苦降泄，可清肝热，用治肝经风热引起的头痛眩晕；又辛散通行，疏肝理气，用治肝气郁结所致之胸胁不舒及胀痛，以及气滞血瘀的乳闭不通；亦可疏散肝经风热，用治风疹瘙痒、白癜风及目赤多泪、目生翳膜等病症。

【本草述要】

1.《神农本草经》 主恶血，破癥结积聚，喉痹，乳难。久服，长肌肉，明目。

2.《名医别录》 主身体风痒，头痛，咳逆伤肺，肺痿，止烦，下气；小儿头疮，痈肿阴㿉，可作摩粉。

3.《药性论》 治诸风疬疡，破宿血，疗吐脓，主产难，去燥热。

4.《日华子本草》　治奔豚肾气，肺气胸膈满，催生并堕胎。

5.《本草求真》　宣散肝经风邪，凡因风盛而见目赤肿翳，并遍身白癜瘙痒难当者，服此治无不效。

【现代研究】

1. 化学成分　含脂肪油及少量挥发油、鞣质、树脂、甾醇、钾盐、皂苷、微量生物碱等。

2. 药理作用　蒺藜水浸液及乙醇浸出液对麻醉动物有降压作用；其水溶性部分有利尿作用；蒺藜总皂苷有显著的强心作用，有提高机体免疫功能、强壮、抗衰老等作用；蒺藜水煎液有降低血糖的作用；水提取物有抗过敏作用。

人参果　Renshenguo
《本草纲目拾遗》

【基源】本品为五加科植物人参 *Panax ginseng* C.A.Mey. 的果实。

【食用性能】甘，温。归脾、胃经。

【食用功能】补气强身，延缓衰老。

【药食用治】

1. 体虚乏力，头昏失眠，胸闷气短　本品能补气强身。

2. 气血不足、痘发不畅　本品能补气，发痘行浆。

【食用方法】煎汤、入煲、入酒，或冲汤代茶饮，3～10g。

【特点】本品可补气强身，可用治体虚乏力、头昏失眠、胸闷气短等；此外，尚可用于气血不足，痘发不畅。

【本草述要】

《本草纲目拾遗》　发痘行浆。凡痘不能起发分标行浆者，药内加参子，后日无痒塌之患。"

【现代研究】

1. 化学成分　含多种人参皂苷、多糖、生物碱、挥发油、氨基酸、无机元素、维生素及甾醇等。

2. 药理作用　有抑菌、降血糖、抗疲劳、抗休克、保护心肌、抗动脉粥样硬化、兴奋垂体–肾上腺皮质功能、提高小鼠学习和记忆能力、增强免疫功能及延缓衰老等作用。

大枣　Dazao
《神农本草经》

【基源】大枣为鼠李科植物枣 *Ziziphus jujuba* Mill. 的成熟果实。

【别名】酸枣、黑枣、红枣、干枣。

【食用性能】甘，温。归脾、胃经。

【食用功能】补中益气，养血安神，缓和药性。

【药食用治】

1. 脾虚证 本品甘温，能补脾益气，用治脾气虚弱、消瘦、倦怠乏力、便溏等。单用有效，如大枣粥（《补品补药与补益良方》）。若气虚乏力较甚，宜配伍人参同用，疗效更佳，如枣参丸（《醒园录》）；若脾胃虚弱，寒湿中阻，食少泄泻者，配伍白术、干姜等药，健脾温中，如益脾饼（《医学衷中参西录》）；若气虚自汗者，配伍黄芪、黑豆，益气固表，如黑豆枣芪汤（《偏方大全》）；若气虚自汗不止者，配伍黄芪、浮小麦，益气固表敛汗，如芪麦饮（《中医内科学》）；若妊娠脾虚水肿者，配伍山药、扁豆、陈皮，健脾除湿消肿，如山药扁豆糕（《疾病食疗 900 方》）。

2. 脏躁及失眠证 本品能养心安神，用治心失充养，心神无主之脏躁证，常配伍小麦、甘草同用。

此外，本品与部分药性峻烈或有毒的药物同用，有保护胃气，缓和其毒烈药性之功。

【食用方法】煎汤、作馅、入煲、制饼、做糕、煮粥、入菜、入酒，或冲汤代茶饮，用量 10 ~ 30g，或 3 ~ 12 枚。

【使用注意】本品甘腻，易助湿生痰，故痰湿所致脘腹胀满者，不宜服用。

【特点】本品补气之力较为平和，专入中焦，用于脾气虚弱之倦怠乏力、便溏等；又有安神之功，用治心神无主的脏躁、失眠等证，或虚劳烦闷不得眠之证。此外，本品内服还有保护胃气，缓和部分药物毒烈之性的作用。

【本草述要】

1.《神农本草经》 主心腹邪气，安中养脾，助十二经，平胃气，通九窍，补少气、少津液，身中不足，大惊，四肢重，和百药。久服轻身长年。

2.《名医别录》 补中益气，强力，除烦闷。

3.《长沙药解》 其味浓而质厚，则长于补血而短于补气。

【现代研究】

1. 化学成分 含有机酸、三萜苷类、生物碱类、黄酮类、糖类、维生素类、氨基酸、挥发油、微量元素等。

2. 药理作用 有提高机体免疫力、抗变态反应、保肝、抑制肿瘤、抗突变、镇静、催眠、镇痛及镇咳、祛痰等作用。

白扁豆　Baibiandou
《名医别录》

【基源】本品为豆科植物扁豆 *Dolichos lablab* L. 的成熟种子。

【别名】扁豆、南扁豆、蛾眉豆、羊眼豆等。

【食用性能】甘，微温。归脾、胃经。

【食用功能】补脾气，化湿。

【药食用治】

1.脾气虚证 本品能补气以健脾，兼能化湿，药性温和，补而不滞，适用于脾虚湿滞所致之食少、便溏或泄泻，常与人参、茯苓、白术、薏苡仁等同用。

2.暑湿吐泻 本品能健脾化湿和中，常用于暑湿证。用治暑月乘凉饮冷，外感风寒，内伤暑湿之阴暑证，常配香薷、厚朴等同用。若小儿夏季暑热，经久不退者，可与竹叶、石膏、麦冬、青蒿等同用；亦可与绿豆、糯米煮粥食用，如豆米粥（《中医秘单偏验方妙用大典》）。

【食用方法】煎汤、凉拌、炒食、作馅、入煲、制饼、做糕、煮粥、入菜、入酒，或冲汤代茶饮，用量 10 ~ 15g。炒用健脾止泻作用增强。

【使用注意】扁豆内含毒性蛋白，生用有毒，加热后毒性大大减弱。故生用研末服宜慎。

【特点】本品既能补气健脾，又兼能化湿，且补脾而不腻，化湿而不燥，故常用治脾虚湿滞之证，但其作用平和，宜入复方使用。本品性虽偏温，但无温燥助热伤津之弊，因其健脾化湿和中之功，可用治暑湿吐泻。本品富含营养成分，亦食亦药，故宜用作病后营养不良而脾运不健者之调补药。本品又有解毒之效，可解酒毒。

【本草述要】

1.《名医别录》 主和中下气。

2.《本草纲目》 止泄痢，消暑，暖脾胃，除湿热、止消渴。

3.《本草新编》 味轻气薄，单用无功，必须同补气之药共用为佳。

【现代研究】

1.化学成分 含碳水化合物、蛋白质、脂肪、维生素、微量元素、泛酸、酪氨酸酶、胰蛋白酶抑制物、淀粉酶抑制物、血球凝集素 A、血球凝集素 B 等成分。

2.药理作用 白扁豆水煎剂对痢疾杆菌有抑制作用，其可渗析及不可渗析的水提物有抗病毒作用，对食物中毒引起的呕吐、急性胃炎等有解毒作用，尚有解酒毒、河豚中毒的作用；其血球凝集素 B 可抗胰蛋白酶活性。

附药：扁豆花 Biandouhua

本品为豆科植物扁豆的花。味甘、淡，性平。归脾、胃经。功能消暑化湿，主要用治暑湿泄泻及湿热带下之证。煎服，用量 5 ~ 10g。

补骨脂 Buguzhi
《药性论》

【基源】本品为豆科植物补骨脂 *Psoralea corylifolia* L. 的成熟果实。

【别名】破故纸、黑故子、胡故子。

【食用性能】苦、辛，温。归肾、脾经。

【食用功能】补肾壮阳，固精缩尿，温脾止泻，纳气平喘。

【药食用治】

1. 肾虚阳痿，腰膝冷痛　本品苦辛温燥，善温壮肾阳。治肾虚阳衰，风冷侵袭之腰膝冷痛等，常配菟丝子、杜仲等同用。

2. 肾虚遗精、遗尿、尿频　本品兼有涩性，善补肾助阳，固精缩尿。治滑精、小儿遗尿、小便无度等，可配伍沙苑子、益智仁等同用。

3. 脾肾阳虚五更泄泻　本品能壮肾阳、温脾阳以止泻。善治五更泄，常配肉豆蔻、吴茱萸、五味子等同用。

4. 肾不纳气之虚喘　本品补肾助阳，纳气平喘。治虚寒性喘咳，常配伍人参、沉香等同用。

【食用方法】煎汤、入煲、煮粥、入酒，或冲汤代茶饮，用量 5 ~ 15g。

【使用注意】本品性质温燥，能伤阴助火，故阴虚火旺及大便秘结者忌服。

【特点】本品温补肾阳，善治肾阳虚衰之腰膝酸冷等证；性涩有收敛之性，可固精缩尿，善治肾虚遗精滑泄、遗尿；温脾肾之阳，治疗脾肾阳虚之泄泻；补肾纳气，治疗肾不纳气之虚性喘咳。

【本草述要】

1.《药性论》　治男子腰疼膝冷囊湿，逐诸冷顽痹，止小便利，腹中冷。

2.《开宝本草》　治五劳七伤，风虚冷，骨髓伤败，肾冷精流及妇人血气堕胎。

3.《玉楸药解》　温暖水土，消化饮食，升达脾胃，收敛滑泄，遗精、带下、溺多、便滑诸证。

4.《本草经疏》　补骨脂，能暖水脏，阴中生阳，壮火益土之要药也。

【现代研究】

1. 化学成分　含香豆素类、黄酮类及单萜酚类等。

2. 药理作用　具有扩张冠状动脉、增强心肌收缩力、缩短凝血时间、收缩子宫、舒张支气管平滑肌、增强免疫、升高白细胞、抗衰老，以及抗肿瘤、抑菌、杀虫等作用。此外，尚有雌激素样作用。

沙苑子　Shayuanzi
《本草衍义》

【基源】本品为豆科植物扁茎黄芪 *Astragalus complanatus* R.Br. 的成熟种子。

【别名】潼蒺藜、沙苑蒺藜、沙蒺藜。

【食用性能】甘，温。归肝、肾经。

【食用功能】补肾固精，养肝明目。

【药食用治】

1. 肾虚腰痛，阳痿遗精，遗尿尿频，白带过多　本品甘温补益，兼具涩性，功能补肾固精缩尿，似菟丝子平补肝肾而以收涩见长，治疗肾虚腰痛，遗精遗尿带下。

2.目暗不明，头昏目花 本品补肝肾而明目，常配伍枸杞子、菟丝子、菊花等同用。

【食用方法】煎汤、入煲、煮粥、入酒，或冲汤代茶饮，用量 10 ~ 20g。

【使用注意】本品为温补固涩之品，阴虚火旺及小便不利者忌服。

【特点】本品甘温补阳，又以收涩之性见长，可补肾固涩止遗，用治肾虚腰痛及遗精滑泄、带下；补肾养肝，治疗肝肾不足的目暗昏花、头晕等。

【本草述要】

1.《本草纲目》 补肾，治腰痛泄精，虚损劳乏……古方补肾祛风，皆用刺蒺藜。后世补肾多用沙苑蒺藜，或以熬膏和药，恐其功亦不甚相远也。

2.《本草汇言》 沙苑蒺藜，补肾涩精之药也……能养肝明目，润泽瞳人，能补肾固精，强阳有子，不烈不燥，兼止小便遗沥，乃和平柔润之剂也。

3.《本草从新》 补肾，强阴，益精，明目。

【现代研究】

1.化学成分 含氨基酸、多肽、蛋白质、酚类、鞣质、甾醇和三萜类成分，以及生物碱、黄酮类成分。

2.药理作用 有抗疲劳、降压、降低血清胆固醇和甘油三酯、增加脑血流量、改善血液流变学指标等作用。

益智仁 Yizhiren
《本草拾遗》

【基源】本品为姜科植物益智 *Alpinia oxyphylla* Miq. 的成熟果实。

【别名】益智。

【食用性能】辛，温。归肾、脾经。

【食用功能】暖肾固精缩尿，温脾止泻摄唾。

【药食用治】

1.下元虚寒之遗精、遗尿，小便频数 本品暖肾固精缩尿，补益之中兼有收涩之性。用治下焦虚寒之小便频数，配乌药等分为末，山药糊丸服。

2.脾胃虚寒，腹痛吐泻及口多涎唾 本品有温脾止泻摄唾之效。治脾胃虚寒泄泻，常配温中健脾药等同用；治口多涎唾或小儿流涎不禁，可与健脾燥湿药同用。

【食用方法】煎汤、入煲、煮粥、入酒，或冲汤代茶饮，用量 3 ~ 10g。

【特点】本品辛温，补肾阳，补中又有收涩之性，暖肾固精缩尿，治疗下焦虚寒之遗尿或小便频数及遗精；温脾阳，有止泻摄唾之功，可治疗脾胃虚寒之泄泻，小儿口多涎唾或流涎不禁。

【本草述要】

1.《本草拾遗》 止呕哕……含之摄涎秽。

2.《本草经疏》 益智子仁，以其敛摄，故治遗精虚漏，及小便余沥，此皆肾气不固之证也。肾主纳气，虚则不能纳矣。又主五液，涎乃脾之所统，脾肾气虚，二脏失职，是肾不能纳，脾不能摄，故主气逆上浮，涎秽泛滥而上溢也，敛摄脾肾之气，则逆气归元；涎秽下行。

【现代研究】

1. 化学成分 含挥发油类、二苯基庚烷类成分，尚含微量元素、氨基酸等。

2. 药理作用 有减少唾液分泌、健胃、抗利尿、抗溃疡、增强心肌收缩力、抗肿瘤、提高免疫功能等作用。

韭菜子 Jiucaizi
《名医别录》

【基源】本品为百合科植物韭菜 *Allium tuberosum* Rottl.ex Spreng. 的干燥成熟种子。

【别名】韭子、韭菜仁。

【食用性能】辛、甘，温。归肾、肝经。

【食用功能】温补肝肾，壮阳固精。

【药食用治】

1. 阳痿遗精，白带白淫 本品甘温，补肾助阳，兼有收涩之性而能固精止遗、缩尿止带，以治肾虚滑脱诸证。用治肾阳虚衰，下元虚冷之阳痿不举、遗精遗尿，可与巴戟天、胡芦巴、杜仲等同用。用治肾阳不足，带脉失约之白带白淫，可单用本品，如《千金方》以本品醋煮，焙干，研末，炼蜜为丸，空心温酒送服。

2. 肝肾不足，腰膝痿软 本品温补肝肾，强筋壮骨。用治肝肾不足之筋骨痿软、步履艰难、屈伸不利，可配伍补骨脂、龙骨、肉苁蓉等同用。

【食用方法】本品可煎汤、入煲、煮粥、入酒，或冲汤代茶饮，用量 5～10g；或入丸、散服。

【使用注意】阴虚火旺者忌服。

【特点】本品味辛甘性温，主归肾、肝经。功能温补肝肾，壮阳固精。用治肾虚阳痿、腰膝冷痛、梦遗滑精，以及膀胱虚冷之遗尿尿频等证。

【本草述要】

1.《名医别录》 主梦泄精、溺白。

2.《滇南本草》 补肝肾，暖腰膝，兴阳道，治阳痿。

3.《本草纲目》 补肝及命门。治小便频数、遗尿，女人白淫白带。

【现代研究】

1. 化学成分 含生物碱及皂苷。

2. 药理作用 含皂苷，口服大量可引起红细胞溶解，且皂苷能刺激胃黏膜反射引起呼吸道黏膜纤毛运动，显示祛痰作用；所含大蒜氨酸受大蒜脂的作用转化成大蒜素后有强大抗菌作用。

菟丝子　Tusizi

《神农本草经》

【基源】本品为旋花科植物南方菟丝子 *Cuscuta australis R.Br.* 或菟丝子 *Cuscuta chinensis* Lam. 的干燥成熟种子。

【别名】菟丝实、吐丝子等。

【食用性能】辛、甘，平。归肾、肝、脾经。

【食用功能】补肾益精，养肝明目，止泻，安胎。

【药食用治】

1.肾虚腰痛，阳痿遗精，尿频，宫冷不孕　本品辛以润燥，甘以补虚，为平补阴阳之品，功能补肾阳、益肾精以固精缩尿。治阳痿遗精，小便过多或失禁，治遗精、白浊、尿有余沥，可配附子共研细末，酒糊为丸服，如菟丝子丸（《扁鹊心书》）。

2.肝肾不足，目暗不明　本品滋补肝肾精血而明目。可单用研末，与鸡蛋共煎，食服（《中国药膳》）。

3.脾肾阳虚，便溏泄泻　本品能补肾益脾止泻。治脾虚便溏、脾肾虚泄泻，常配人参、白术、补骨脂等同用。

4.肾虚胎动不安　本品能补肝肾安胎。用治肾虚胎元不固之胎动不安、滑胎，或妊娠下血、胎萎不长，常配续断、桑寄生、阿胶等同用。

5.消渴　本品亦用治肾虚消渴，可配伍枸杞子、沙参、党参等同用，如解渴缩尿饮（《方药备要》）。

【食用方法】煎汤、入煲、煮粥、入酒，或冲汤代茶饮，用量 10 ~ 20g。

【使用注意】阴虚火旺所致大便燥结、小便短赤者不宜服。

【特点】本品辛以润燥，甘以补虚，为平补肝肾阴阳之品，用治阳痿遗精、小便过多或失禁；益精血而养肝明目，可用治肝肾不足，目暗不明；补肾健脾而治疗腹泻便溏；补肝肾，固冲任安胎。

【本草述要】

1.《神农本草经》　主续绝伤，补不足，益气力肥健……久服明目，轻身延年。

2.《名医别录》　养肌强阴，坚筋骨，主茎中寒，精自出，溺有余沥。

3.《本草经疏》　五味之中，惟辛通四气，复兼四味，《经》曰肾苦燥，急食辛以润之。菟丝子之属是也，与辛香燥热之辛，迥乎不同矣，学者不以辞害义可也。

4.《本经逢原》　菟丝子，祛风明目，肝肾气分也。其性味辛温质黏，与杜仲之壮筋暖腰膝无异。其功专于益精髓、坚筋骨、止遗泄，主茎寒精出、溺有余沥，去膝胫酸软，老人肝肾气虚，腰痛膝冷，合补骨脂、杜仲用之，诸筋膜皆属之肝也。气虚瞳子无神者，以麦冬佐之，蜜丸服，效。凡阳强不痿，大便燥结，小水赤涩者勿用，以其性偏助阳也。

【现代研究】

1.化学成分 含胆甾醇、菜油甾醇、β-谷甾醇、豆甾醇、三萜酸类、树脂及糖类等。

2.药理作用 有延缓衰老、强心、降血压、兴奋子宫、保肝、明目、抗应激、抑菌、抗癌等作用，尚有类似雌激素样作用。

胡芦巴　Huluba
《嘉祐本草》

【基源】本品为豆科植物胡芦巴 *Trigonella foenum-graecum* L. 的成熟种子。

【别名】芦巴、胡巴、苦豆、季豆。

【食用性能】苦，温。归肾经。

【食用功能】温肾助阳，散寒止痛。

【药食用治】

1.寒疝腹痛，腹胁胀痛 本品温肾助阳、温经止痛，用治肾阳不足，寒凝肝脉，气血凝滞所致诸症。治小肠疝气腹痛，可用本品与小茴香等量，炒研细末，黄酒冲服，如胡芦巴散（《仁斋直指方》）；治肾脏虚冷，腹胁胀痛，可与附子、硫黄合用，酒调为丸，如胡芦巴丸（《圣济总录》）。

2.足膝冷痛，寒湿脚气 本品苦温之性，温肾阳，散筋骨寒湿。用治阳虚气化不行，寒湿下注，足膝冷痛，常与木瓜、补骨脂同用，如胡芦巴丸（《杨氏家藏方》）；治寒湿脚气，疼痛不止，可与杜仲、续断、牛膝等同用。

3.阳痿滑泄，精冷囊湿 本品补肾助阳。用治肾阳不足，命门火衰之阳痿不用、滑泄精冷、头晕目眩等，常与附子、巴戟天、茴香等同用；治下元虚损，久无子嗣，阳痿不举，兴而不固，肾寒精冷，可以之与五味子、杜仲、巴戟天等同用。

【食用方法】煎汤、入煲、煮粥、入酒，用量 3 ~ 10g；或入丸、散。

【使用注意】阴虚火旺者忌用。

【特点】本品温通肾阳、温通肝脉，用治寒凝肝脉，气滞血凝所致的寒疝腹痛、胁肋胀痛；苦温，可散筋骨间寒湿，用治足膝冷痛、脚气转筋等；助肾阳，治肾阳虚衰所致之阳痿精冷、阴囊潮湿、头晕目眩等。

【本草述要】

1.《嘉祐本草》 主元脏虚冷气。得附子、硫黄，治肾虚冷，腹胁胀满，面色青黑；得茴香子、桃仁，治膀胱气甚效。

2.《本草纲目》 治冷气疝瘕、寒湿脚气，益右肾，暖丹田……元阳不足，冷气潜伏，不能归元者宜之。

3.《本草求真》 胡芦巴，苦温纯阳，亦能入肾补命门……功与仙茅、附子、硫黄恍惚相似，然其力则终逊于附子、硫黄，故补火仍须兼以附、硫、茴香、吴茱萸等药同投，方能有效。

【现代研究】

1. 化学成分 含龙胆宁碱、番木瓜碱、胆碱、胡芦巴碱，以及皂苷、脂肪油、蛋白质、糖类、维生素 B_1 等。

2. 药理作用 有降低血糖、利尿、抗感染、降血压等作用；其提取物有刺激毛发生长的作用。

龙眼肉 Longyanrou
《神农本草经》

【基源】本品为无患子科植物龙眼 *Dimocarpus longan* Lour. 的假种皮。

【别名】桂圆、桂圆肉、龙眼干、荔枝奴、绣木团、亚荔枝、圆眼。

【食用性能】甘，温。归心、脾经。

【食用功能】补益心脾，养血安神。

【药食用治】

心脾虚损，气血不足的心悸、失眠、健忘等 本品能补益心脾、养血安神。用治思虑过度，劳伤心脾之惊悸怔忡、失眠健忘、食少体倦，以及脾虚气弱之便血崩漏等证，可以本品与红枣、粳米煮粥服，如龙眼肉粥（《药粥疗法》），或配伍人参、当归、酸枣仁等同用；用治气血亏虚证，可单用本品加白糖蒸熟，开水冲服，如玉灵膏（一名代参膏《随息居饮食谱》），能补益气血。

【食用方法】煎汤、入煲、制饼、做糕、煮粥、入酒，或冲汤代茶饮，用量 10 ~ 15g，大剂量时 30 ~ 60g。

【使用注意】湿盛中满或有停饮、痰、火者忌服。

【特点】本品为具营养作用的补血药，为滋补佳品。其补血作用主要用于血虚心失其养所致之心悸怔忡、心烦、失眠、健忘等。兼心脾气虚，心神不安者，又能补益心脾之气、安神。可作食品常服以调补气血，用于年老体弱、产后、大病之后气血不足者的调补。

【本草述要】

1.《神农本草经》 主五脏邪气，安志厌食，久服强魂聪明，轻身不老，通神明。

2.《泉州本草》 壮阳益气，补脾胃，治妇人产后浮肿、气虚水肿、脾虚泄泻。

3.《本草求真》 龙眼气味甘温，多有似于大枣，但此甘味更重，润气尤多，于补气之中，又更存有补血之力。故书载能益脾长智、养心保血，为心脾要药。是以心思劳伤而见健忘、怔忡、惊悸，及肠风下血，俱可用此为治。

【现代研究】

1. 化学成分 含葡萄糖、蛋白质、脂肪，以及维生素 B_1、B_2、P、C 等成分。

2. 药理作用 有促进生长、增强体质、耐缺氧、镇静、健胃等作用。

枸杞子　Gouqizi
《神农本草经》

【基源】本品为茄科植物宁夏枸杞 *Lycium barbarum* L. 的成熟果实。

【别名】羊乳、甜菜子、地骨子、羊奶子。

【食用性能】甘，平。归肝、肾经。

【食用功能】补肝肾，明目。

【药食用治】

肝肾阴虚证 本品能滋肝肾之阴，为平补肝肾精血之品。用治肝肾亏虚，精血不足所致的视力减退、内障目昏、头晕目眩、腰膝酸软、遗精滑泄、耳聋、牙齿松动、须发早白、失眠多梦、潮热盗汗、消渴等证。可单用浸酒服，如枸杞酒（《饮膳正要》）；或配伍菊花、熟地黄、肉苁蓉等同用，如康壮酒（《药酒验方选》）。

【食用方法】煎汤、入煲、制饼、做糕、煮粥、入酒，或冲汤代茶饮，用量 10 ~ 15g。

【使用注意】脾虚便溏、寒痰冷癖者慎用或忌服。

【特点】本品性味甘平而善补，又专于补肝肾，既能补精壮阳，又能滋肾养肝。常用治肾虚之遗精、阳痿早泄、腰背酸痛、头晕耳鸣和肝肾阴虚之目暗、视物不清或云翳遮睛等证。

【本草述要】

1.《神农本草经》 主五内邪气，热中消渴，周痹风湿。久服，坚筋骨，轻身不老，耐寒暑。

2.《本草经集注》 补益精气，强盛阴道。

3.《药性论》 补益精，诸不足，易颜色，变白，明目……令人长寿。

4.《本草经疏》 为肝肾真阴不足，劳乏内热补益之要药……故服食家为益精明目之上品。

【现代研究】

1. 化学成分 主要含甜菜碱、多糖，以及多种维生素、多种微量元素、多种氨基酸等成分。

2. 药理作用 有调节免疫、抗衰老、促进造血功能、抗突变、抗肿瘤、降血脂、保肝及降血糖、降血压等作用。

女贞子　Nüzhenzi
《神农本草经》

【基源】本品为木犀科植物女贞 *Ligustrum lucidum* Ait. 的成熟果实。

【别名】女贞实、冬青子、白蜡树子。

【食用性能】甘、苦，凉。归肝、肾经。

【食用功能】补肝肾阴，乌须明目。

【药食用治】

肝肾阴虚证　本品性偏寒凉，能补益肝肾之阴。用治肝肾阴虚所致的目暗不明、视力减退、须发早白、眩晕耳鸣、失眠多梦、腰膝酸软、遗精、消渴及阴虚内热之潮热、心烦等，常配伍墨旱莲同用。

【食用方法】煎汤、入煲、煮粥、入酒，或冲汤代茶饮，用量 10 ~ 15g。

【使用注意】本品性质寒滑，脾胃虚寒所致大便溏泄者及阳虚者慎用。

【特点】本品甘而能补、微寒清热、补中兼清，有补益肝肾阴血和清虚热的作用，用治肝肾阴虚之腰膝酸软、头昏目眩、须发早白及阴虚发热、烦热骨蒸等；又具明目之功，亦可用治肝肾阴虚之视力减退、视物昏花、目暗不明等。

【本草述要】

1.《神农本草经》　主补中，安五脏，养精神，除百疾。久服肥健。

2.《本草蒙筌》　黑发黑须，强筋强力，多服补血祛风。

3.《本草纲目》　强阴，健腰膝，变白发，明目。

4.《本草正》　养阴气，平阴火，解烦热骨蒸，止虚汗，消渴及淋浊，崩漏、便血……

【现代研究】

1.化学成分　含齐墩果酸、乙酰齐墩果酸、熊果酸、甘露醇、葡萄糖、棕榈酸、硬脂酸、油酸、亚油酸等。

2.药理作用　有增强免疫功能、保肝、强心、抗动脉粥样硬化、降血脂、降血糖、抗感染、抗菌、抗肿瘤、利尿、抗衰老等作用。

桑椹　Sangshen
《新修本草》

【基源】桑椹为桑科植物桑 *Morus alba* L. 的果穗。

【别名】桑实、乌椹、黑椹、桑椹子。

【食用性能】甘，寒。归肝、肾经。

【食用功能】滋阴补血，生津润肠。

【药食用治】

1.肝肾阴虚诸证　本品能补益肝肾之阴，适用于肝肾阴虚之头晕耳鸣、目暗昏花、关节不利、失眠、须发早白等。对肝肾阴虚兼血虚血不养肝者，兼能补血养肝。其作用平和，宜熬膏常服，或与何首乌、女贞子、旱莲草等滋阴、益精、补血之品同用。

2.津伤口渴、内热消渴及肠燥便秘等证　本品又能生津止渴，润肠通便。兼阴血亏虚者，又能补阴养血。治津伤口渴、内热消渴及肠燥便秘等证，鲜品大量食用有效，亦可随证配伍。

【食用方法】煎汤、入煲、制饼、做糕、煮粥、入酒、生啖，或冲汤代茶饮，用量 10 ~ 15g。若做桑椹膏，可用至 15 ~ 30g，温开水冲服。

【使用注意】脾胃虚寒，便溏者忌服。

【特点】本品甘寒清润，有滋阴养血的作用，可治肝肾不足、精血亏虚之头晕目暗、耳鸣失眠、遗精、须发早白；并能滋阴以生津止渴，治津伤口渴或阴虚内热消渴；且能滋阴养血而润肠，治阴血亏虚之肠燥便秘。

【本草述要】

1.《新修本草》 主消渴。

2.《本草拾遗》 利五脏关节，通血气。

3.《滇南本草》 益肾脏而固精，久服黑发明目。

4.《本草经疏》 为凉血补血益阴之药。

【现代研究】

1. 化学成分 含糖、鞣酸、苹果酸，维生素 B_1、B_2、C，以及胡萝卜素、蛋白质、芸香苷等成分。

2. 药理作用 具有中度促进淋巴细胞转化，促进体液免疫的功能。

黑芝麻　Heizhima
《神农本草经》

【基源】本品为脂麻科植物脂麻 *Sesamum indicum* L. 的成熟种子。

【别名】黑脂麻、胡麻仁、巨胜、油麻。

【食用性能】甘，平。归肝、肾、大肠经。

【食用功能】补肝肾，润肠燥。

【药食用治】

1. 精亏血虚诸证 本品为具营养作用的益精养血药。其性平和，甘香可口，为食疗佳品。古方多用于精亏血虚，肝肾不足所致之头晕眼花、须发早白、四肢无力等。可单用蒸熟或炒香研末服，亦可配伍桑叶或熟地黄、女贞子等同用。

2. 肠燥便秘 本品富含油脂，能润肠通便，适用于精亏血虚之肠燥便秘，可单用，或与肉苁蓉、女贞子、火麻仁等润肠通便之品同用。

【食用方法】煎汤、炒食、作馅、入煲、制饼、做糕、煮粥、入菜、入酒，或炒熟入丸、膏剂，用量 10 ~ 30g。

【使用注意】脾虚便溏者不宜服用。

【特点】本品既能补肝肾、益精血，又能润燥、滑肠通便，可治精血不足之头晕目花、须发早白，肝肾不足之腰膝酸软，以及老人、产后及病后血虚津枯之肠燥便秘等证。

【本草述要】

1.《神农本草经》 主伤中虚羸，补五内，益气力，长肌肉，填脑髓。

2.《名医别录》 坚筋骨，疗金疮，止痛。

3.《本草经疏》 益脾胃、补肝肾之佳谷也。

4.《本草备要》 补肝肾，润五脏，滑肠。

5.《玉楸药解》 补益精液，润肝脏，养血舒筋。

【现代研究】

1. 化学成分 含脂肪油类（油中含油酸、亚油酸等），植物蛋白类，叶酸、烟酸、蔗糖及多量的钙等。

2. 药理作用 黑芝麻脂肪油有润燥滑肠缓下的作用，榨油后的饼对家畜有毒。

五味子 Wuweizi
《神农本草经》

【基源】本品为木兰科植物五味子 *Schisandra chinesis*（Turcz.）Baill. 或华中五味子 *Schisandra sphenanthera* Rehd.et Wils. 的成熟果实。前者习称"北五味子"，主产于辽宁和吉林；后者习称"南五味子"，主产于西南及长江流域以南各省。

【别名】山花椒、乌梅子、软枣子。

【食用性能】酸、甘，温。归肺、心、肾经。

【食用功能】收敛固涩，益气生津，补肾宁心。

【药食用治】

1. 久咳虚喘 本品味酸收敛，甘温而润，能上敛肺气，下滋肾阴，为治疗久咳虚喘之要药。治肺肾两虚喘咳，常与山茱萸、熟地黄、山药等同用；用于寒饮咳喘证，可配伍麻黄、细辛、干姜等同用。

2. 自汗，盗汗 本品五味俱全，以酸为主，能敛肺止汗。治自汗、盗汗者，可与麻黄根、牡蛎等同用。

3. 遗精，滑精 本品甘温而涩，入肾，能补肾涩精止遗，为治肾虚精关不固遗精、滑精之常用药。治滑精者，可与桑螵蛸、附子、龙骨等同用；治梦遗者，常与麦冬、山茱萸、熟地黄、山药等同用。

4. 久泻不止 本品味酸涩性收敛，能涩肠止泻。治脾肾虚寒久泻不止，可与吴茱萸同炒香研末，米汤送服；或与补骨脂、肉豆蔻、吴茱萸同用。

5. 津伤口渴，消渴 本品甘以益气，酸能生津，具有益气生津止渴之功。治热伤气阴，汗多口渴者，常与人参、麦冬同用；治阴虚内热，口渴多饮之消渴证，多与山药、知母、天花粉、黄芪等同用。

6. 心悸，失眠，多梦 本品既能补益心肾，又能宁心安神。治阴血亏损，心神失养，或心肾不交之虚烦心悸、失眠多梦，常与麦冬、丹参、生地黄、酸枣仁等同用。

【食用方法】煎汤、入煲、煮粥、入酒，或冲汤代茶饮，用量 3 ~ 6g；研末服，每次 1 ~ 3g。

【使用注意】凡表邪未解，内有实热，咳嗽初起，麻疹初期，均不宜用。

【特点】本品味酸善收敛、性温而质润，上能敛肺气，下能滋肾阴。有滋肾补肺、生津止渴的作用。可收敛肺气，善治肺虚久咳、自汗、盗汗；涩精止遗，又可治疗滑脱不禁证；补益心肾，交通心肾，可治疗心肾不交之心悸、失眠、多梦等。

【本草述要】

1.《神农本草经》 主益气，咳逆上气，劳伤羸瘦，补不足，强阴，益男子精。

2.《本草备要》 性温，五味俱备，酸咸为多，故专收敛肺气而滋肾水，益气生津，补虚明目，强阴涩精，退热敛汗，止呕住泻，宁嗽定喘，除烦渴。

3.《医林纂要》 宁神，除烦渴，止吐衄，安梦寐。

【现代研究】

1. 化学成分 北五味子主含挥发油、有机酸、鞣质、维生素、糖及树脂等。种子挥发油中的主要成分为五味子素。

2. 药理作用 对神经系统各级中枢均有兴奋作用；对呼吸系统有兴奋作用，有镇咳和祛痰作用；能降低血压；能利胆，降低血清转氨酶，对肝细胞有保护作用；能增强机体对非特异性刺激的防御能力；具有提高免疫，抗氧化、抗衰老作用；对金黄色葡萄球菌、肺炎杆菌、肠道沙门氏菌、绿脓杆菌等均有抑制作用。

乌梅 Wumei
《神农本草经》

【基源】本品为蔷薇科植物梅 *Prunus mume*（Sieb.）Sieb.et Zucc. 的近成熟果实。

【别名】梅实、熏梅、桔梅肉。

【食用性能】酸、涩，平。归肝、脾、肺、大肠经。

【食用功能】敛肺止咳，涩肠止泻，安蛔止痛，生津止渴。

【药食用治】

1. 肺虚久咳 本品味酸而涩，其性收敛，入肺经能敛肺气，止咳嗽。适用于肺虚久咳少痰或干咳无痰之证，可与五味子、杏仁等同用。

2. 久泻，久痢 本品酸涩入大肠经，有良好的涩肠止泻痢作用。为治疗久泻、久痢之常用药，可与诃子等同用；用于湿热泻痢，便脓血者，常配伍黄连同用。

3. 蛔厥腹痛，呕吐 蛔得酸则静，本品极酸，具有安蛔止痛，和胃止呕之功，为安蛔之良药。用于蛔虫所致腹痛、呕吐、四肢厥冷的蛔厥病证，常配伍细辛、川椒、黄连、附子等同用。

4. 虚热消渴 本品至酸性平，善能生津液，止烦渴。治虚热消渴，可单用煎服，或与天花粉、麦冬、人参等同用。

5. 食欲不振 本品味酸消食开胃，可用乌梅与冰糖同用制作乌梅汤。用乌梅8粒，冰糖一些。用刀将乌梅切碎，然后放入锅里，加水，用文火熬煮20分钟后加入冰糖，熬到冰糖化开，搅拌均匀，待温热后服用。能够消肿杀虫、敛肺涩肠、健脾开胃。

此外，本品炒炭后，涩重于酸，收敛力强，能固冲止漏，可用于崩漏不止、便血等。

【食用方法】煎汤、入煲、制饼、做糕、煮粥、入菜、入酒，或冲汤代茶饮，用量6～12g，大剂量可用至30g。止泻止血宜炒炭用。

【使用注意】外有表邪或内有实热积滞者均不宜服。

【特点】本品味涩敛肺涩肠，味酸安蛔生津，对于蛔厥引起的腹痛、呕吐有较好疗效。善治肺虚久咳，久痢滑脱，以及津液不足的消渴证；又可治疗大便下血不止、妇人崩漏不止等出血证。

【本草述要】

1.《神农本草经》 下气，除热烦满，安心，止肢体痛，偏枯不仁，死肌，去青黑痔，蚀恶肉。

2.《本草纲目》 敛肺涩肠，止久嗽泻痢，反胃噎膈，蛔厥吐利。

3.《本草求真》 乌梅酸涩而温……入肺则收，入肠则涩，入筋与骨则软，入虫则伏，入于死肌、恶肉、恶痣则除，刺入肉中则拔……痈毒可敷，中风牙关紧闭可开，蛔虫上攻眩仆可治，口渴可止。宁不为酸涩收敛之一验乎！

【现代研究】

1. 化学成分 主含柠檬酸、苹果酸、琥珀酸、酒石酸、碳水化合物、谷甾醇、蜡样物质及齐墩果酸样物质。

2. 药理作用 水煎剂在体外对多种致病性细菌及皮肤真菌有抑制作用；有轻度收缩胆囊作用，能促进胆汁分泌；在体外对蛔虫的活动有抑制作用；对豚鼠的蛋白质过敏性休克及组胺性休克有对抗作用，但对组胺性哮喘无对抗作用；能增强机体免疫功能。

山茱萸　Shanzhuyu
《神农本草经》

【基源】本品为山茱萸科植物山茱萸 *Cornus officinalis* Sieb.et Zucc. 的成熟果肉。

【别名】山萸肉、山芋肉、肉枣。

【食用性能】酸、涩，微温。归肝、肾经。

【食用功能】补益肝肾，收敛固涩。

【药食用治】

1. 腰膝酸软，头晕耳鸣，阳痿 本品酸涩微温质润，其性温而不燥，补而不峻，功善补益肝肾，既能益精，又可助阳，为平补阴阳之要药。治肝肾阴虚所致头晕目眩、腰酸耳鸣者，常与熟地黄、山药等配伍；治命门火衰之腰膝冷痛、小便不利者，常与肉桂、附子等同用；治肾阳虚阳痿者，多与鹿茸、补骨脂、巴戟天、淫羊藿等配伍，以补肾助阳。

2. 遗精滑精，遗尿尿频 本品既能补肾益精，又能固精缩尿，于补益之中又具封藏之功，为固精止遗之要药。治肾虚精关不固之遗精、滑精者，常与熟地黄、山药等同用；治肾虚膀胱失约之遗尿、尿频者，常与覆盆子、金樱子、沙苑子、桑螵蛸等药同用。

3. 崩漏，月经过多 本品入于下焦，能补肝肾、固冲任以止血。治妇女肝肾亏损，冲任不固之崩漏及月经过多者，可与核桃仁、猪腰 1 对同用。将猪腰洗净剖开，纳入山茱萸、核桃仁，扎紧，煮熟，制作枣皮核桃猪腰汤，服食，饮汤。可补益肝肾、收敛止血，适用于肝肾亏虚之月经过多、崩漏等。若脾气虚弱，冲任不固而漏下不止者，常与龙骨、黄芪、白术、五味子等同用。

4. 体虚多汗 本品酸涩性温，能收敛止汗，治体虚多汗，常与黄芪、白术、牡蛎等同用。

此外，本品亦治消渴证，多与生地黄、天花粉等同用。

【食用方法】煎汤、入煲、制饼、做糕、煮粥、入酒，或冲汤代茶饮，用量 5 ~ 10g。

【使用注意】素有湿热而致小便淋涩者，不宜使用。

【特点】本品温而不燥、补而不峻、酸能收敛养阴、温可助阳，为平补阴阳之品。有补肾益髓涩精的作用，可用治腰膝酸软、头晕耳鸣、遗精滑泄、遗尿尿频；入下焦，补肝肾，固冲任，用治崩漏、月经过多；酸收之性，又可收敛止汗，用治体虚多汗。

【本草述要】

1.《神农本草经》 主心下邪气，寒热，温中，逐寒湿痹，去三虫。

2.《药性论》 止月水不定，补肾气，兴阳道，添精髓，疗耳鸣，止老人尿不节。

3.《汤液本草》 滑则气脱，涩剂所以收之，山茱萸止小便利，秘精气，取其味酸涩以收滑之。

【现代研究】

1. 化学成分 含山茱萸苷、乌索酸、莫罗忍冬苷、7-O-甲基莫罗忍冬苷、獐牙菜苷、番木鳖苷。

2. 药理作用 山茱萸煎剂在体外对痢疾杆菌、金黄色葡萄球菌及堇毛癣菌、流感病毒等有不同程度的抑制作用。山茱萸注射液能强心、升压；并能抑制血小板聚集，抗血栓形成。

诃子 Hezi
《药性论》

【基源】本品为使君子科植物诃子 *Terminalia chebula* Retz. 或绒毛诃子 *Terminalia chebula* Retz. var.tomentella Kurt. 的干燥成熟果实。

【别名】诃黎勒、诃梨、随风子。

【食用性能】酸、涩，平。归肺、大肠经。

【食用功能】涩肠止泻，敛肺止咳，利咽开音。

【药食用治】

1. 久泻，久痢 本品酸涩性收，入于大肠，善能涩肠止泻，为治疗久泻、久痢之常用药物。若久泻、久痢属虚寒者，常与干姜、陈皮等配伍同用；用治泻痢日久，中气下陷之脱肛，可配伍人参、黄芪、升麻等同用。

2. 久咳，失音　本品酸涩而苦，其既收又降，既能敛肺下气止咳，又能清肺利咽开音，为治失音之要药。治肺虚久咳、失音者，可与人参、五味子等同用；治痰热郁肺之久咳失音者，常与桔梗、甘草同用；治久咳失音、咽喉肿痛者，常与硼酸、青黛、冰片等蜜丸噙化。

此外，可以菱角米、薏苡仁、诃子各 10g，米汤适量。先将前三味研成细末，粳米煮粥，制作成菱苡诃子粥，取米汤调服药末，日服 1 剂，分 2 次食用。能够益胃止呕，适用于食道癌。

【食用方法】煎汤、入煲、煮粥、入酒，或冲汤代茶饮，用量 3 ~ 10g。涩肠止泻宜煨用，敛肺清热、利咽开音宜生用。

【使用注意】凡外有表邪、内有湿热积滞者忌用。

【特点】本品苦能泻火，酸可敛涩，有涩大肠、止久痢，治久泻、肛门下脱的作用；又治有痰的久咳、气喘、失音，可起到敛肺降火的作用。但咳嗽和泻痢初起，外邪未清者不宜使用。

【本草述要】

1.《药性论》　通利津液，主胸膈结气，止水道，黑须发。

2.《本草经疏》　诃黎勒其味苦涩，其气温而无毒。苦所以泄，涩所以收，温所以通，性敛故能主冷气，心腹胀满；惟温故下食。甄权用以止水道，萧炳用以止肠澼久泄，苏颂用以疗肠风泻血、带下，朱震亨用以实大肠，无非苦涩收敛，治标之功也。

3.《本经逢原》　生用清金止嗽，煨熟固脾止泻。

【现代研究】

1. 化学成分　含大量鞣质（可达 20% ~ 40%），其主要成分为诃子酸、原诃子酸等；尚含诃子素、鞣酸酶、番泻苷 A 等。

2. 药理作用　所含鞣质有收敛、止泻作用，除鞣质外还含有致泻成分，故与大黄相似，先致泻而后收敛；除了对痢疾杆菌有效外，还对绿脓杆菌、白喉杆菌作用较强，对金黄色葡萄球菌、大肠杆菌、肺炎球菌、溶血性链球菌、变形杆菌、鼠伤寒杆菌均有抑制作用。

肉豆蔻　Roudoukou
《药性论》

【基源】本品为肉豆蔻科植物肉豆蔻 *Myristica fragrans* Houtt. 的干燥种仁。

【别名】肉果、顶头肉、玉果。

【食用性能】辛，温。归脾、胃、大肠经。

【食用功能】涩肠止泻，温中行气。

【药食用治】

1. 虚泻，冷痢　本品辛温而涩，入中焦，能暖脾胃、固大肠、止泻痢，为治疗虚寒性泻痢之要药。如肉豆蔻粥（肉豆蔻 1.5 ~ 3g，粳米 30 ~ 60g，生姜 2 片。将粳米煮粥，煮沸 10 分钟左右，加入肉豆蔻末及生姜，同煮至粥成），能够温中散寒，治疗脾胃虚寒型胃炎；治脾胃虚寒之久泻、久痢者，常与肉桂、干姜、党参、白术、诃子等药同用；若配补骨脂、五味子、吴茱萸等同用，可治脾肾阳虚所致五更泄泻。

2. 胃寒胀痛，食少呕吐　本品辛香温燥，能温中理脾、行气止痛。治胃寒气滞所致脘腹胀痛、食少呕吐等，常与木香、干姜、半夏等药同用。

【食用方法】煎汤、入煲、煮粥、入酒，用量 3 ~ 9g；入丸、散服，每次 0.5 ~ 1g。内服须煨熟去油用。

【使用注意】湿热泻痢者忌用。

【特点】本品辛温之性可暖脾胃，收涩之性可涩肠止泻，用治虚寒性的泻痢不止、脘腹冷痛等；辛散通行，可温中理脾、行气止痛，用治胃寒腹痛、胀气不舒、食少呕恶等。

【本草述要】

1.《药性论》　能主小儿吐逆不下乳、腹痛，治宿食不消、痰饮。

2.《开宝本草》　主温中消食，止泄，治积冷心腹胀痛、霍乱中恶。

3.《本草经疏》　肉豆蔻辛味能散能消，温气能和中通畅，其气芬芳，香气先入脾，脾主消化，温和而辛香，故开胃，胃喜暖故也。

【现代研究】

1. 化学成分　含挥发油 5% ~ 15%；另含肉豆蔻醚、丁香酚，异丁香酚及多种萜烯类化合物。

2. 药理作用　所含挥发油，少量能促进胃液的分泌及胃肠蠕动，而有开胃和促进食欲、消胀止痛的功效；但大量服用则有抑制作用，且有较显著的麻醉作用。挥发油中的萜类成分对细菌和霉菌均有抑制作用。肉豆蔻醚对正常人有致幻、抗感染作用。

金樱子　Jinyingzi
《雷公炮炙论》

【基源】本品为蔷薇科植物金樱子 *Rosa laevigata* Michx. 的成熟果实。

【别名】金罂子、山石榴、山鸡头子。

【食用性能】酸、涩，平。归肾、膀胱、大肠经。

【食用功能】固精缩尿止带，涩肠止泻。

【药食用治】

1. 遗精滑精，遗尿尿频，带下　本品味酸而涩，功专固敛，具有固精、缩尿、止带作用。适用于肾虚精关不固之遗精滑精，膀胱失约之遗尿尿频，带脉失约之带下过多，以本品与粳米同熬成金樱子粥即可；常与芡实相须而用，或配伍菟丝子、补骨脂、海螵蛸等补肾固涩之品同用。

2.久泻，久痢 本品入大肠，能涩肠止泻。治脾虚久泻、久痢，可单用浓煎服；或配伍党参、白术、芡实、五味子等同用。

此外，取其收涩固敛之功，还可用于崩漏、脱肛、子宫脱垂等证。

【食用方法】煎汤、入煲、煮粥、入酒，用量 6 ~ 12g。

【使用注意】本品功专收涩，故有实火、邪实者不宜使用。

【特点】本品味酸涩，有收敛固精、缩尿止遗、止带的作用，用治肾虚精关不固之遗精滑精、尿频尿数、带下过多等；收涩之性，入大肠经，可涩肠止泻，用治久泻、久痢；亦可治疗崩漏、脱肛、子宫脱垂等。

【本草述要】

1.《蜀本草》 主治脾泄下痢，止小便利，涩精气。

2.《本草备要》 固精秘气，治梦泄遗精，泄痢便数。

3.《本草求真》 生者酸涩，熟者甘涩，当用其将熟之际，得微酸甘涩之妙，取其涩可止脱，甘可补中，酸可收阴，故能善理梦遗、崩带、遗尿。

【现代研究】

1.化学成分 含苹果酸、枸橼酸（柠檬酸）、鞣酸及树脂，尚含皂苷、维生素C。

2.药理作用 具有收敛、止泻作用；煎液对金黄色葡萄球菌、大肠杆菌、绿脓杆菌、破伤风杆菌、钩端螺旋体及流感病毒均有抑制作用；具有抗动脉粥样硬化作用。

覆盆子 Fupenzi
《名医别录》

【基源】本品为蔷薇科植物华东覆盆子 *Rubus chingii* Hu 的干燥果实。

【别名】乌藨子、小托盘。

【食用性能】甘、酸，微温。归肝、肾经。

【食用功能】固精缩尿，益肝肾明目。

【药食用治】

1.遗精滑精，遗尿尿频 本品甘酸微温，主入肝肾，既能收涩固精缩尿，又能补益肝肾。治肾虚遗精、滑精、阳痿、不育不孕者，常与枸杞子、菟丝子、五味子等同用；治肾虚遗尿、尿频者，可用覆盆白果煲猪肚（猪肚150g，覆盆子10g，鲜白果100g，花椒、盐少许。首先，将猪肚洗净后切小块，覆盆子、白果洗净沥干，白果炒熟去壳。再将覆盆子、猪肚、白果一起放入砂锅里，倒入约500mL的清水，旺火煮沸，文火煲至猪肚烂熟，然后加盐调味即可），滋补肝肾，缩小便，治疗小儿夜间尿多、遗尿。也常与桑螵蛸、益智仁、补骨脂等药同用。

2.肝肾不足，目暗不明 本品能益肝肾明目。治疗肝肾不足，目暗不明者，可单用久服，或与枸杞、桑椹子、菟丝子等药同用。

【食用方法】煎汤、入煲、煮粥、入酒，用量 5 ~ 10g。

【特点】本品甘温而补、酸以收敛，能补肾阳、益肾精，用治肾阳虚，肾精不足所致的遗精、滑精、阳痿，小便频数等；又可补益肝肾、明目，治疗肝肾不足，视物不明等。

【本草述要】

1.《名医别录》 益气轻身，令发不白。

2.《本草备要》 益肾脏而固精，补肝虚而明目，起阳痿，缩小便。

3.《本草正义》 覆盆，为滋养真阴之药，味带微酸，能收摄耗散之阴气而生津液，故寇宗奭谓益肾缩小便，服之当覆其溺器，语虽附会，尚为有理。

【现代研究】

1. 化学成分 含有机酸、糖类及少量维生素 C，果实中还含有三萜成分、覆盆子酸、鞣花酸和 β- 谷甾醇。

2. 药理作用 对葡萄球菌、霍乱弧菌有抑制作用；尚有雌激素样作用。

莲子 Lianzi
《神农本草经》

【基源】本品为睡莲科植物莲 *Nelumbo nucifera* Gaertn. 的成熟种子。

【别名】莲实、莲米、莲肉。

【食用性能】甘、涩，平。归脾、肾、心经。

【食用功能】固精止带，补脾止泻，益肾养心。

【药食用治】

1. 遗精，滑精 本品味甘而涩，入肾经而能益肾固精。治肾虚精关不固之遗精、滑精，常与芡实、龙骨等同用。

2. 带下 本品既补脾益肾，又固涩止带，其补涩兼施，为治疗脾虚、肾虚带下常用之品。治脾虚带下者，常与茯苓、白术等药同用；治脾肾两虚之带下清稀、腰膝酸软者，可与山茱萸、山药、芡实等药同用。

3. 脾虚泄泻 本品甘可补脾，涩能止泻，既可补益脾气，又能涩肠止泻。治脾虚久泻、食欲不振者，常与党参、茯苓、白术等同用。

4. 心悸，失眠 本品甘平，入于心肾，能养心血，益肾气，交通心肾而有安神之功。治心肾不交之虚烦、心悸、失眠者，用莲子（去心）、芡实（去壳）各 60g，鲜荷叶（手掌大）一块，用适量糯米煮粥食，治脾胃虚弱便溏、心悸怔忡、睡眠不实，或常与酸枣仁、茯神、远志等药同用。

【食用方法】煎汤、作馅、入煲、制饼、做糕、煮粥、入菜、入酒，或冲汤代茶饮，用量 10 ~ 15g。去心打碎用。

【特点】本品味甘涩，益肾固精，用治肾精不固之遗精、滑精；补益脾肾，补涩兼施，用治脾虚带下清稀、腰膝软弱者；又可健脾涩肠止泻，治疗脾虚久泻；入心肾经，交通心肾，安神定志，用治虚烦不眠、心悸。

【本草述要】

1.《神农本草经》 主补中，养神，益气力。

2.《本草纲目》 交心肾，厚肠胃，固精气，强筋骨，补虚损……止脾泻泄久痢，赤白浊，女人带下崩中诸血病。

3.《玉楸药解》 莲子甘平，甚益脾胃，而固涩之性，最宜滑泄之家，遗精便溏，极有良效。

【现代研究】

1.化学成分 主含淀粉、蛋白质、脂肪、碳水化合物、棉子糖，以及钙、磷、铁等。

2.药理作用 有显著的强心作用，能扩张外周血管，降低血压；且有助于睡眠。

芡实　Qianshi

《神农本草经》

【基源】本品为睡莲科植物芡 *Euryale ferox* Salisb. 的成熟种仁。

【别名】鸡头米、鸡芡实。

【食用性能】甘、涩，平。归脾、肾经。

【食用功能】益肾固精，健脾止泻，除湿止带。

【药食用治】

1. 遗精，滑精 本品甘涩收敛，善能益肾固精。治肾虚不固之腰膝酸软、遗精滑精者，可用芡实与粳米熬煮成粥，具有益精气、强志、利耳目的功效，长期食用益寿延年；亦常与金樱子相须而用；亦可与莲子、莲须、牡蛎等配伍。

2. 脾虚久泻 本品既能健脾除湿，又能收敛止泻。可用治脾虚湿盛，久泻不愈者，常与白术、茯苓、扁豆等药同用。

3. 带下 本品能益肾健脾、收敛固涩、除湿止带，为治疗带下证之佳品。治脾肾两虚之带下清稀，常与党参、白术、山药等药同用；若治湿热带下，则配伍清热利湿之黄柏、车前子等同用。

【食用方法】煎汤、作馅、入煲、制饼、做糕、煮粥、入菜、入酒，或冲汤代茶饮，用量 10 ~ 15g。

【特点】本品甘涩收敛，可补肾固精、收敛止泻、固涩止带，并能化湿，用治肾虚遗精滑精、腰膝酸软，以及脾虚泄泻、带下等证。

【本草述要】

1.《神农本草经》 主治湿痹腰脊膝痛，补中，除暴疾，益精气，强志，令耳目聪明。

2.《本草纲目》 止渴益肾，治小便不禁、遗精、白浊、带下。

3.《本草求真》 味甘补脾，故能利湿，而使泄泻腹痛可治……味涩固肾，故能闭气，而使遗带小便不禁皆愈。

【现代研究】

1. 化学成分　主含淀粉、蛋白质、脂肪、碳水化合物、钙、磷、铁、硫胺素、核黄素、尼古酸、抗坏血酸等。

2. 药理作用　有收敛、滋养作用。

酸角　Suanjiao
《本草纲目》

【基源】本品为豆科植物酸豆 *Tamarindus indica* L. 的果实。

【别名】酸豆、酸饺、酸梅、通血香。

【食用性能】甘、酸，凉。归胃、心经。

【食用功能】清热解暑，和胃消积。

【药食用治】

1. 中暑　本品清解暑热、生津止渴，用治暑热伤津之烦躁口渴，可单用或配伍乌梅煎汤取汁，加白糖调味服。

2. 食积不消，呕逆食少　本品消食化积滞、和胃止呕。用治消化不良、食欲不振、食积腹痛及小儿疳积等，可单用本品，或配山楂、麦芽煎汤服；用治妊娠呕吐，可用沸水泡服。也可用本品、鸡内金、山楂煎水服用。

【食用方法】煎汤、入煲、制饼、做糕、煮粥、入菜、入酒，或冲汤代茶饮，用量 15 ~ 30g。

【特点】本品消热解暑、生津止渴，可用治暑热伤津之烦躁口渴；又消食化积滞、和胃止呕，用治食积不消、呕逆食少、腹痛及小儿疳积等证。

【本草述要】

1.《滇南本草》　治酒化为痰，隔于胃中，同白糖煎膏，早晚服一钱。

2.《云南中草药选》　清热解暑，消食化积。

【现代研究】

1. 化学成分　富含 18 种氨基酸，维生素 C、B_1、B_2，矿质营养元素钙、磷、铁、硫、锰、镁、铜、钠、钾、锶，各种有机酸及含量较高的蛋白质、可溶性总糖等。

2. 药理作用　具有抗菌、抑制泌尿系统的草酸钙结晶，以及平滑肌抑制作用；其果肉具轻泻作用。

刺玫果　Cimeiguo
《东北常用中草药手册》

【基源】本品为蔷薇科植物山刺玫 *Rosa davurica* Pall.、光叶山刺玫 *Rosa davurica* var.glabra 的果实。

【别名】刺莓果、刺木果、山刺玫。

【食用性能】酸、苦，温。归肝、脾、胃、膀胱经。

【食用功能】健脾消食，活血调经，敛肺止咳。

【药食用治】

1.消化不良，食欲不振，脘腹胀痛　本品入脾胃经，健脾消食，且有行气止痛之功。可用治脾胃虚弱之消化不良、食欲不振、腹泻，以及气滞胃脘胀痛等。

2.月经不调　本品活血、养血调经，可用治血虚或兼有瘀滞之月经不调、痛经等证。

3.肺虚久咳　本品敛肺止咳，用治肺虚久咳，常配伍五味子、乌梅等同用。

此外，有资料记载本品常用治高血压、动脉粥样硬化、脑出血等；刺玫果浸膏能医治慢性肝炎和胃肠道疾病。

【食用方法】煎汤、入酒，或冲汤代茶饮，用量 5 ~ 9g。

【使用注意】生品不可食入内部的毛刺，因其容易引起肠炎。

【特点】本品入脾胃经，能健脾消食、行气止痛，用治脾胃虚弱之消化不良、气滞胃脘胀痛；能活血、养血以调经，可用治血虚或兼有瘀滞之月经不调、痛经等证；敛肺止咳，用治肺虚久咳。配伍用餐于药膳、食疗中，具有良好的防治消斑功效，女性美容、防治老年斑可用。

【本草述要】

1.《黑龙江中药》　助消化，治小儿食积。

2.《东北常用中草药手册》　健脾理气，养血调经。治消化不良、气滞腹泻、胃痛、月经不调。

【现代研究】

1.化学成分　含黄酮类、有机酸、香豆素类、甾醇、三萜类、复烯烃类、皂苷、蛋白质、糖类、脂肪油、挥发油和 17 种氨基酸；含有锌、铁、硒等多种人体必需的微量元素。

2.药理作用　有延缓衰老、抗疲劳、耐缺氧和类性激素作用，其水提物及醇提物均可降低人的血压及脑血管阻力，增加冠脉流量，抑制血小板聚集，延长凝血时间，抑制血栓形成；另外还有保肝、抗癌、促智作用，有促进 DNA、RNA 及蛋白质合成的作用，并且对 DNA 损伤有一定的修复作用。

沙棘　Shaji
《晶珠本草》

【基源】本品为胡颓子科植物沙棘 *Hippophae rhamnoides* L. 的成熟果实。

【别名】醋柳果、醋刺柳、酸刺、黑刺、沙枣。

【食用性能】甘、酸，温。归脾、胃、肺、心经。

【食用功能】健脾消食，止咳祛痰，活血祛瘀。

【药食用治】

1.脾虚食少　本品温养脾气，开胃消食；味甘酸，又可化阴生津。用治脾气虚弱或脾胃气阴两伤之食少纳差、消化不良、脘胀腹痛、体倦乏力等。可将将沙棘果去杂洗净，放入铝锅中，加适量的水，煎煮后加入白糖拌匀即成沙棘糖水。常饮之，可健脾益气，增强人体正气，预防感冒，延缓衰老。

2.咳嗽痰多　本品入肺经，能止咳祛痰，为藏医、蒙医治疗咳喘痰多较为常用的药物。可以单用，煎煮浓缩熬膏服，即沙棘膏（《四部医典》）。亦可配伍余甘子、白葡萄、甘草等同用，如五味沙棘散（《青海省藏药标准》）。据现代临床报道，以沙棘精口服液治疗慢性支气管炎，能明显缓解咳嗽、咯痰等症状。

3.瘀血证　本品具有活血祛瘀作用，可用治胸痹心痛、跌打损伤、妇女月经不调等多种瘀血证。因其较长于活血通脉，故以治疗胸痹瘀滞疼痛者多用，单用有效。

【食用方法】煎汤、入煲、入酒，或冲汤代茶饮，用量 3 ~ 9g。

【特点】本品味酸、甘，性温，功能止咳化痰、健胃消食、活血散瘀，主治咳嗽痰多、消化不良、食积腹痛、胃痛、妇女血瘀闭经，以及跌打瘀肿等症。据现代报道，本品适于中老年人群，特别是高血压、高血脂、高血糖患者和易感冒者。

【本草述要】

1.《晶珠本草》　治肺病、喉病……益血。

2.《如意宝树》　沙棘果治消化不良、肝病。

【现代研究】

1.化学成分　含维生素类（维生素 A，维生素 B_1、B_2、B_{12}，维生素 C，维生素 E、维生素 K）及叶酸，黄酮类及萜类，蛋白质和多种氨基酸，脂肪及脂肪酸，以及糖类。此外，尚含生物碱、香豆素及酸性物质，并富含矿物质和微量元素。

2.药理作用　沙棘黄酮具有改善心肌微循环、降低心肌耗氧量，抗血管硬化、抗感染等作用；沙棘油及其果汁有抗疲劳、降血脂、抗辐射、抗溃疡、保肝及增强免疫功能等作用。

罗汉果　Luohanguo
《岭南采药录》

【基源】本品为葫芦科植物罗汉果 *Mormordica grosvenorii* Swingle 的果实。

【别名】拉汗果、假苦瓜、光果木鳖、罗汉表。

【食用性能】甘，凉。归肺、大肠经。

【食用功能】清肺利咽，化痰止咳，润肠通便。

【药食用治】

1.咳喘，咽痛　本品味甘性凉，善清肺热、化痰饮，且可利咽止痛。常用治痰嗽、气喘，可单味煎服，或配伍百部、桑白皮同用；治咽痛失音，可单用泡茶饮。

2.便秘　本品甘润，可生津润肠通便。治肠燥便秘，可配蜂蜜泡饮；也可直接取适量的果肉，用热水冲泡，等待果肉中的味道都被浸泡出来之后既可以直接饮用（罗汉果减肥健身茶），罗汉果水清甜甘香。

3. 暑热 本品还可清热解暑。取 10g 罗汉果清洗干净，压碎，山楂片 10g 洗干净，一起放入锅中，250g 清水，一起煮熟之后隔渣，然后放入适量的蜂蜜在水中，制作成罗汉果水，可作为消暑饮料饮用。

【食用方法】煎汤、入煲、制饼、做糕、煮粥、入菜、入酒，或开水泡服代茶饮，用量 10 ~ 30g。

【使用注意】本品不适宜搭配其他花茶。

【特点】本品甘凉，无毒，入肺经，能清肺止咳，对烟酒过度等引起的声音嘶哑、咽干口渴等尤为有效，亦可治疗风热或肺火引起的声音嘶哑、咳嗽不爽、咽痛失音等症；滑肠通便，用于肠燥便秘。罗汉果水清甜甘香，罗汉果汁还可用于烹调，清香可口，具有去除口臭之作用。

【本草述要】

《岭南采药录》 理痰火咳嗽。

【现代研究】

1. 化学成分 主要含罗汉果苷、罗汉果新苷，黄酮类成分山柰酚 –3，7–α–L 二鼠李糖苷和罗汉果黄素 D– 甘露醇，还含大量葡萄糖、果糖，又含锰、铁、镍等 20 多种无机元素，蛋白质，维生素 C、E 等。种仁含油脂成分，其中脂肪酸有亚油酸、油酸、棕榈酸等。

2. 药理作用 水提物有较明显的镇咳、祛痰作用，有降低血清谷丙转氨酶活力的作用，可增强机体的细胞免疫功能。水浸出液可抑制变链菌的致龋作用。

黄芥子 Huangjiezi
《名医别录》

【基源】本品为十字花科植物芥 Brassica juncea(L.)Czern.et Coss. 的干燥成熟种子。

【别名】芥菜子、青菜子。

【食用性能】辛，温。归肺、胃经。

【食用功能】温肺化痰，利气散结，消肿止痛。

【药食用治】

1. 寒痰喘咳，悬饮 本品辛温气锐，性善走散，能散肺寒、利气机、化寒痰、逐水饮。治寒痰壅滞，咳嗽气喘，痰多清稀之证，本品炒用，与炒萝卜子、橘皮、甘草煎水饮用。若治悬饮咳喘胸满胁痛，可配甘遂、大戟等同用。近年来有用本品治疗渗出性胸膜炎、慢性气管炎、支气管哮喘等病，有消除胸腔积液、消痰、平喘等作用。

2. 肢体麻木，关节肿痛 本品温通经络，能消肿散结止痛。治痰滞经络，肩臂肢体疼痛麻木，或筋骨腰背疼痛，常与没药、肉桂、木香等共为散剂，用酒送服。

【食用方法】煎汤、入煲、入菜、入酒，用量 3 ~ 9g。

【使用注意】肺虚咳嗽及阻虚火旺者忌服。本品对皮肤黏膜刺激性较强，易引起红肿、发泡，故消化道溃疡、出血者及皮肤过敏者忌用；用量不宜过大。

【特点】本品辛散利气，温散肺寒，有宽胸利膈、温肺化痰的作用，用治寒痰壅盛之咳喘痰多、胸闷和痰饮阻于胸膈之胸胁胀痛，以及疟疾经久不愈、胁下结成痞块等；此外，具有消肿散结、通络止痛之效，可用治湿痰阻滞经络之肩背肢体疼痛麻木，以及跌打损伤、瘀肿疼痛等。

【本草述要】

1.《本草纲目》 温中散寒，豁痰利窍。治胃寒吐食、肺寒咳嗽、风冷气痛、口噤唇紧。消散痈肿、瘀血。

2.《本草经疏》 能搜剔内外痰结，及胸膈寒痰，冷涎壅塞者殊效。

【现代研究】

1. 化学成分 含芥子苷、酶、碱及脂肪酸、氨基酸、生物碱等成分。

2. 药理作用 有催吐、祛痰、助消化、抑制真菌等作用。白芥子苷水解后生成白芥子油，有较强的刺激作用，可致皮肤充血、发泡。

槐实　Huaishi
《神农本草经》

【基源】本品为豆科植物槐 *Sophora japonica* L. 的成熟果实。

【别名】槐角、槐子、槐豆。

【食用性能】苦，微寒。归肝、大肠经。

【食用功能】凉血止血，清泻肝火。

【药食用治】

1. 痔疮肿痛，便血 本品可清大肠之火热，又凉血止血，常配伍栀子、黄连、黄柏等同用。亦可用于血热妄行所致之多种出血证，如配百草霜为末服，治吐血；配蒲黄，治鼻衄；配芍药、枳壳、甘草，治血痢；配白茅根、小蓟，治尿血。

2. 目赤，头痛 本品能清泄肝火，用治肝火上炎头痛、目赤、眩晕，宜配伍菊花、夏枯草等同用。

3. 高脂血症，脂肪肝 本品可消脂减肥。以本品与槐角、首乌、冬瓜皮、山楂肉水煎取汁，以药液冲泡乌龙茶，频频饮服。

此外，本品有润肠通便作用，可用治肠燥便秘。

【食用方法】煎汤、入煲、煮粥、入酒，用量 3 ~ 15g；或入丸、散。

【使用注意】本品味苦性寒，易伤脾胃，脾胃虚寒、大便溏薄者慎用；孕妇慎用。

【特点】本品苦降燥湿，寒能泄热，既能清肠止血，又有燥湿的作用，可治血热引起的痔疮肿痛、便血及阴疮、湿痒等。此外，本品还能清肝泻火，用治肝火上炎所致的头痛、目赤等。

【本草述要】

1.《神农本草经》 主五内邪气热，止涎唾，补绝伤，五痔，火疮，妇人乳瘕，子脏急痛。

2.《本草拾遗》 杀虫去风，明目除热泪，头脑心胸间热风烦闷，风眩欲倒，心头吐涎如醉，漾漾如船车上者。

3.《滇南本草》 治五痔肠风下血，赤白热泻痢疾。

【现代研究】

1. 化学成分 含染料木素、芸香苷、槐属黄酮醇苷、槐属苷等成分。

2. 药理作用 抗菌、抗病毒、抗感染；其提取液有提高小鼠血糖作用；芸香苷还可抑制眼醛糖还原酶。

第十一章　全草类食用中药 ▷▷▷▷

全草类食用中药是以草本植物新鲜或干燥的全植物或地上部分入药，且具有食用性的药材的总称。药用全植物的如蒲公英、车前草、红景天、积雪草、绞股蓝等；药用地上部分的如香薷、薄荷、木贼、藿香等。

全草类食用中药除少数以嫩苗入药者外，一般在花前期或初见花时采收。此时是地上部分生长最旺盛，茎叶最繁茂的时期，茎叶的老嫩程度适宜，有效成分含量往往最高，不仅质量最好，产量也高。薄荷、藿香、香薷等不用根者，可割取地上部分。车前草、蒲公英、积雪草等需要带根使用者，则连根拔起。

全草类食用中药食用功效多以祛邪为主，具有祛湿解表、泻火解毒、活血祛瘀等作用；少数亦有补益作用，具有补脾益气、补益肝肾等作用。凡遇外感表证、湿邪困阻、热毒内蕴、瘀血阻滞、气阴不足等证，均可随证选药，可单用，可配伍，广泛地应用于临床各科疾病的食疗保健中。

全草类药物可水调服、嚼咽、蒸汁服、捣汁服、米饮服下、乳汁送下、蜜调下、醋和下、汤调下、酒调下。此类药物有效成分容易析出，烹饪时当用武火速炒或文火炖煮。

香薷　Xiangru
《名医别录》

【基源】本品为唇形科植物石香薷 *Mosla chinensis* Maxim. 或江香薷 *Mosla chinensis* 'Jiangxiangru' 的干燥地上部分。

【别名】香菜、香茅、香绒、石香茅、石香薷、香茸、紫花香茅、蜜蜂草、细叶香薷、小香薷、小叶香薷、香草、满山香、青香薷、香茹草、土香薷、土香草、石艾、七星剑。

【食用性能】辛，微温。归肺、脾、胃经。

【食用功能】发汗解表，化湿和中，利水消肿。

【药食用治】

1. 风寒感冒　本品辛温发散，入肺经能发汗解表而散寒；其气芳香，入于脾胃又能化湿和中而祛暑。多用于风寒感冒而兼脾胃湿困，症见恶寒发热、头痛身重、无汗、脘满纳差、苔腻，或恶心呕吐、腹泻者，可收外解风寒、内化湿浊之功。可与白扁豆，扁豆花同用，化湿消暑。若心烦尿赤、口干口苦，可与薄荷、淡竹叶、车前草同用，水煎代茶饮。

2. 水肿脚气 本品辛散温通,外能发汗以散肌表之水湿,又能宣肺气启上源,通畅水道,以利尿退肿,多用于水肿而有表证者。治疗水肿、小便不利以及脚气浮肿者,可单用或配伍健脾利水的白术(《外台秘要》)。

【食用方法】煎汤、煮粥,亦可代茶饮,用量3~9g。用于发表,量不宜过大,且不宜久煎;用于利水消肿,量宜稍大,且须浓煎。

【使用注意】本品辛温发汗之力较强,表虚有汗及暑热证当忌用。且忌青鱼、海藻、菘菜、桃、李、雀肉(《僧深集方》)。

【特点】本品能宣透外邪,化湿和中而祛暑,多用于风寒感冒而兼脾胃湿困。该证多见于暑天贪凉饮冷之人,故前人称"香薷乃夏月解表之药"。又辛散温通,能宣肺通调水道,发散水湿,以行水消肿,用治水肿、小便不利及脚气浮肿等而兼表证者。

【本草述要】

1.《本草经疏》 孟诜谓其去热风,卒转筋者,煮汁顿服半斤即止。为末,水调服止鼻衄。日华子谓其下气,除烦热,疗呕逆冷气。汪颖谓其夏月煮饮代茶,可无热病。调中温胃。含汁漱口,去臭气。

2.《本草衍义》 香薷生山野,荆、湖南北三川皆有,两京作圃种,暑月亦作蔬菜,治霍乱不可阙也,用之无不效。叶如茵陈,花茸紫,在一边成穗。凡四五十房为一穗,如荆芥穗,别是一种香,余如《经》。

3.《本草纲目》 香薷有野生,有家莳,中州人三月种之,呼为香菜,以充蔬品。丹溪朱氏,唯取大叶者。

【现代研究】

1. 化学成分 含挥发油,油中主要有香荆芥酚、百里香酚等成分;另含甾醇、黄酮苷等。

2. 药理作用 挥发油有发汗解热作用,能刺激消化腺分泌及胃肠蠕动。挥发油对金黄色葡萄球菌、伤寒杆菌、脑膜炎双球菌等有较强的抑制作用。海州香薷的水煎剂有抗病毒作用。此外,香薷酊剂能刺激肾血管而使肾小球充血,滤过性增大而有利尿作用。

薄荷 Bohe
《新修本草》

【基源】本品为唇形科植物薄荷 Mentha haplocalyx Briq. 的干燥地上部分。

【别名】蕃荷菜、菝蕳、吴菝蕳、南薄荷、猫儿薄苛、野薄荷、升阳菜薄苛、蔢荷、夜息药、仁丹草、见肿消、水益母、接骨草、土薄荷、鱼香草。

【食用性能】辛,凉。归肺、肝经。

【食用功能】疏散风热,清利头目,利咽透疹,疏肝行气。

【药食用治】

1. 风热感冒,温病初起 本品辛以发散,凉以清热,清轻凉散,其辛散之性较强,是辛凉解表药中最能宣散表邪，且有一定发汗作用之药，为疏散风热常用之品，故风热感冒和温病卫分证十分常用。用治风热感冒或温病初起、邪在卫分，发热、微恶风寒、头痛等症，可与砂糖同用（《中国药膳学》）。

2. 头痛眩晕，目赤多泪，咽喉肿痛　本品轻扬升浮、芳香通窍，功善疏散上焦风热，清头目、利咽喉。用治风热上攻之头痛眩晕、目赤多泪，宜与人参、生石膏、生姜、麻黄等同用，代茶饮（《普济方》）。

3. 耳聋，耳鸣　本品清耳窍，功善疏散风热，清肝热。用治热扰耳窍所致之耳聋、耳鸣，可与陈皮、荸荠代茶饮（《瓜果蔬菜千金方》）。

4. 肝郁气滞，胸闷胁痛　本品兼入肝经，能疏肝行气，常配伍柴胡、白芍、当归等疏肝理气调经之品。治疗肝郁气滞之胸胁胀痛、月经不调，可与玫瑰花同用代茶饮。

5. 麻疹不透，风疹瘙痒　本品质轻宣散，有疏散风热、宣毒透疹、祛风止痒之功，用治风热束表，麻疹不透。症状较轻之风疹，可与金银花、板蓝根、甘草同用代茶饮；或与芦根、竹叶同用代茶饮。如果瘙痒症状明显者，可与板蓝根、蝉衣、甘草同用代茶饮。

此外，本品芳香辟秽，兼能化湿和中，还可用治夏令感受暑湿秽浊之气所致脘腹胀痛、呕吐泄泻，常与香薷、厚朴、金银花等同用，如薄荷汤（《痧胀玉衡》）。

【食用方法】煎汤、佐餐、煮粥、制糖或冲汤代茶饮，用量 3～6g；宜后下。薄荷叶长于发汗解表，薄荷梗偏于行气和中。

【使用注意】本品芳香辛散、发汗耗气，故体虚多汗者不宜使用。

【特点】本品清轻凉散，善清肺卫之风热，是辛凉解表药中最能宣散表邪，且有一定发汗作用之药，为疏散风热常用之品。本品轻扬升浮、芳香通窍，功善疏散上焦风热，善清头目、利咽喉，用治风热上攻之头痛眩晕、咽喉肿痛等；亦辛凉祛风透疹，兼疏肝之效，故还可用治风疹瘙痒及肝气郁滞之证。薄荷作为药食两用之品，可用于制糖、煮粥、泡茶、烹饪等多方面。

【本草述要】

1.《得配本草》　辛、微苦，微凉。入手太阴、足厥阴经气分。散风热，清头目，利咽喉口齿耳鼻诸病。治心腹恶气、胀满霍乱、小儿惊热、风痰血痢、瘰疬疮疥、风瘙隐疹，亦治蜂虿蛇蝎猫伤。薄荷，猫之酒也。

配生地黄、春茶，治脑热鼻渊；配花粉，治热痰；配蝉蜕、僵蚕，治风瘙隐疹；配生姜汁，治眼弦赤烂；配白蜜、白糖，化痰利咽膈。入逍遥散，疏肝郁；捣取自然汁，滴耳；捣取自然汁，和姜汁、白蜜，擦舌苔语涩；揉叶塞鼻，止衄血。取汁滴鼻中即止。

2.《本草新编》　然世人只知用柴胡，不知薄荷者，以其入糕饼之中，轻其非药中所需也。不知古人用入糕饼中，正取其益肝而平胃，况薄荷功用又实奇乎。惟前人称其退骨蒸之热，解劳乏之困，乃未免虚张其辞。余尝遇人感伤外邪，又带气郁者，不肯服药，劝服薄橘茶立效。方用薄荷一钱、茶一钱、橘皮一钱，滚茶冲一大碗服。存之，以见薄荷之奇验也。

3.《本草纲目》 吴、越、川、湖人多以代茶。

4.《医学衷中参西录》 以之作蔬，不以之作药。至唐时始列于药品。

【现代研究】

1.化学成分 主含挥发油，油中主要成分为薄荷醇、薄荷酮、异薄荷酮、薄荷脑、薄荷酯类等；另含异端叶灵、薄荷糖苷及多种游离氨基酸等。

2.药理作用 薄荷油内服通过兴奋中枢神经系统，使皮肤毛细血管扩张，促进汗腺分泌，增加散热，而起到发汗解热作用；薄荷油能抑制胃肠平滑肌收缩，能对抗乙酰胆碱而呈现解痉作用；薄荷油外用，能刺激神经末梢的冷感受器而产生冷感，并反射性地造成深部组织血管的变化而起到消炎、止痛、止痒、局部麻醉和抗刺激作用。薄荷醇等多种成分有明显的利胆作用。薄荷脑有抗刺激作用，可使气管产生新的分泌物，而使稠厚的黏液易于排出，故有祛痰作用，并有良好的止咳作用。薄荷煎剂对单纯性疱疹病毒、森林病毒、流行性腮腺炎病毒有抑制作用，对金黄色葡萄球菌、白色葡萄球菌、甲型链球菌、乙型链球菌、卡他球菌、肠炎球菌、福氏痢疾杆菌、炭疽杆菌、白喉杆菌、伤寒杆菌、绿脓杆菌、大肠杆菌等有抑菌作用。此外，本品对癌肿放疗区域皮肤有保护作用，对小白鼠有抗着床和抗早孕作用。

木贼 Muzei
《嘉祐本草》

【基源】本品为木贼科植物木贼 *Equisetum hiemale* L. 的干燥地上部分。

【别名】木贼草、锉草、节节草、节骨草、响草、接骨叶、笔杆草、笔筒草、擦草、无心草、笔头草、笔管草。

【食用性能】甘、苦，平。归肺、肝经。

【食用功能】疏散风热，明目退翳。

【药食用治】

1.风热目赤，迎风流泪，目生翳障 本品功能疏散风热、明目退翳，较少用于一般风热感冒，而主要用于风热上攻于目所致目赤肿痛、多泪、目生翳障，可与苍术为末，茶调下，或蜜丸亦可（《圣惠方》）；若目障昏蒙多泪，可与羊肝捣为丸，食后服，白汤下（《方脉正宗》）。

2.出血证 本品兼有止血作用，但药力薄弱，较少单独使用，宜与其他止血药配伍治疗出血证。治疗肠风下血，可与槐角、木馒、茯苓、荆芥、枳壳等为末，浓煎枣汤调服（《仁斋直指方》）；若肠痔下血，可与枳壳、干姜、大黄等一起在锅内炒黑存性，研细，粟米汤送服（《本草纲目》）；若舌硬出血可用木贼煎水，漱之（《圣惠方》）。

【食用方法】可煎汤、蜜丸等；血证可与枣汤送服，用量 3 ~ 9g。

【使用注意】气血虚者慎服；多服损肝，不宜久服（《本草汇言》）。

【特点】本品功善明目退翳，为明目佳品；亦有疏散风热之效，一般风热感冒较少用之，而多用于风热上攻于目之证。本品兼有止血作用，与他药食配伍可治诸出血证。

【本草述要】

1.《本草经解》 气味辛寒无毒，主治暴热身痒，下水气，胜酒，长须发，止消渴。

2.《本草分经》 辛、苦，平。治目疾，有升散火郁风湿之功。去节能发汗。多服损肝。

3.《景岳全书》 味微苦微甘，性温而升，阳也。性亚麻黄，故能发汗解肌，治伤寒痞疾，去风湿，散火邪，疗目疾，退翳障，止肠风下血下痢及妇人崩中带漏、月水不调，亦治风湿疝痛、大肠脱肛。

4.《本草备要》 轻，发汗，退目翳。

5.《本草衍义》 细锉，微微炒，捣为末，沸汤点二钱，食前服，治小肠膀胱气，缓缓服必效。

【现代研究】

1. 化学成分 含挥发油、黄酮及犬问荆碱、二甲砜、果糖等成分。

2. 药理作用 有较明显的扩张血管、降压作用，并能增加冠状动脉血流量，使心率减慢；此外，还有抑制中枢神经、抗感染、收敛及利尿等作用。

蒲公英　Pugongying
《新修本草》

【基源】本品为菊科植物蒲公英 *Taraxacum mongolicum* Hand.–Mazz.、碱地蒲公英 *Taraxacum borealisinense* Kitag. 或同属数种植物的干燥全草。

【别名】凫公英、蒲公草、耩褥草、仆公英、仆公罂、地丁、金簪草、孛孛丁菜、黄花苗、黄花郎、鹁鸪英、婆婆丁、白鼓丁、黄花地丁、蒲公丁、真痰草、狗乳草、奶汁草、残飞坠、黄狗头、卜地蜈蚣、鬼灯笼、羊奶奶草、双英卜地、黄花草、古古丁。

【食用性能】苦、甘，寒。归肝、胃经。

【食用功能】清热解毒，消肿散结，利湿通淋。

【药食用治】

1. 乳痈内痈，痈肿疔毒 本品苦寒，既能清解火热毒邪，又能泄降滞气，故为清热解毒、消痈散结之佳品，主治内外热毒疮痈诸证，兼能疏郁通乳，故为治疗乳痈之要药。用治乳痈肿痛，可与忍冬藤同煎浓汤，入少酒佐之（《本草衍义补遗》）；或以鲜品捣烂敷肿上（《梅师集验方》）。用治疔毒肿痛，常与野菊花、紫花地丁、金银花等药同用，如五味消毒饮（《医宗金鉴》）；亦可捣烂，和酒煎服（《本草纲目》）。

2. 目赤肿痛 本品苦、甘而寒，可清肝明目，用治肝火上炎引起的目赤肿痛，可单用取汁点眼，或浓煎内服；亦可与金银花同用，将两药分别水煎，制成两种滴眼水，每日滴眼 3～4 次，每次 2～3 滴（《全展选编·五官》）。

3. 热淋涩痛，湿热黄疸 本品苦寒，能清利湿热，利尿通淋，对湿热引起的淋证、黄疸等有较好的疗效。用治热淋涩痛，常与白茅根、金钱草、车前子等同用，以加强利尿通淋的效果；治疗湿热黄疸，常与茵陈蒿、柴胡、生山栀、郁金、茯苓等同煎服用。

【食用方法】煎服，用量9～15g。可制酒剂、眼药等，外用亦可鲜品适量捣敷或煎汤熏洗患处。

【使用注意】阳虚外寒、脾胃虚弱者忌用。

【特点】本品清热解毒力较强，且味甘而不伤脾胃，用治痈肿疔毒，不论外痈或内痈，俱可选用；入肝、胃二经，兼能通经下乳，而乳头属肝，乳房属胃，故尤宜用于热毒壅结于肝胃而发为乳痈者；清肝及胃、肺之热，可用治肝热目赤、胃火牙龈肿痛、肺热咽喉不利及咳嗽等多种脏腑热证。此外，本品又有较好的清利湿热作用，可收退黄、通淋、止痢之效，故常用治黄疸、淋证、泻痢等湿热病证。

【本草述要】

1.《开宝本草》 味甘，平，无毒。主妇人乳痈肿，水煮汁饮之，及封之，立消。

2.《本草衍义补遗》 属土。开黄花似菊花，化热毒，消恶肿结核有奇功。味甘，解食毒，散滞气，可入阳明太阴经。洗净细锉，同忍冬藤煎浓汤，入少酒佐之，得治乳痈。

3.《本草纲目》 萨谦斋《瑞竹堂方》，有擦牙乌须发还少丹，甚言此草之功，盖取其能通肾也。

4.《本草蒙筌》 味苦，气平。无毒。经入阳明、太阴。煎汁同忍冬，临服加醇酒。溃痈肿，消结核屡著奇功；解食毒，散滞气每臻神效。

5.《得配本草》 辛、苦，微寒。入足太阴、阳明经。解食毒，散滞气，化热毒，消疔肿。治淋通乳，敷诸疮，涂狐刺。诸虫精汁遗诸物上，干久有毒，人手触之成疾。名狐尿刺，惨痛不眠，取厚汁涂之即愈。

【现代研究】

1. 化学成分 含蒲公英固醇、蒲公英素、蒲公英苦素、肌醇和莴苣醇、蒲公英赛醇、咖啡酸及树脂等。

2. 药理作用 蒲公英煎剂或浸剂，对金黄色葡萄球菌、溶血性链球菌及卡他球菌有较强的抑制作用，对肺炎双球菌、脑膜炎双球菌、白喉杆菌、福氏痢疾杆菌、绿脓杆菌及钩端螺旋体等也有一定的抑制作用，和TMP（磺胺增效剂）之间有增效作用；尚有利胆、保肝、抗内毒素及利尿作用，其利胆效果较茵陈煎剂更为显著。蒲公英地上部分水提取物能活化巨噬细胞，有抗肿瘤作用。体外试验提示本品能激发机体的免疫功能。

鱼腥草 Yuxingcao

《名医别录》

【基源】本品为三白草科植物蕺菜 *Houttuynia cordata* Thunb. 的干燥地上部分。

【别名】岑草、蕺、菹菜、紫背鱼腥草、紫蕺、菹子、臭猪巢、侧耳根、猪鼻孔、九节莲、折耳根、肺形草、臭腥草。

【食用性能】辛，微寒。归肺经。

【食用功能】清热解毒，消痈排脓，利尿通淋。

【药食用治】

1. 肺痈吐脓，肺热咳嗽 本品寒能泄降，辛以散结，主入肺经，以清解肺热见长，又具消痈排脓之效，故为治肺痈之要药。用治痰热壅肺之胸痛、咳吐脓血，常与鱼腥草、天花粉、侧柏叶等同用（《滇南本草》）；亦可捣汁，入年久芥菜卤饮之（《本草经疏》）。用治肺病咳嗽盗汗，可与侧耳根叶、猪肚子同用，将侧耳根叶置肚子内炖汤服。（《贵州民间方药集》）。

2. 热毒疮毒 本品辛寒，既能清热解毒，又能消痈排脓，亦为外痈疮毒常用之品。可将鱼腥草晒干，研成细末，蜂蜜调敷，未成脓者能内消，已成脓者能排脓（阴疽忌用）（《江西民间草药》）；若疔疮作痛，可用鱼腥草捣烂敷之（《积德堂经验方》）；可用治痔疮，单味鱼腥草，煎汤点水酒服，其渣熏洗（《滇南本草》）。

3. 湿热泻痢、淋证 本品能清热止痢，又有清热除湿、利水通淋之效，善清大肠、膀胱湿热。用治痢疾，可与山楂炭同煎加蜜糖服（《岭南草药志》）；用治湿热淋证，可用单味鱼腥草水煎服（《江西民间草药》）。

【食用方法】煎服，用量 15 ～ 25g。鲜品用量加倍，水煎或捣汁服。外用适量，捣敷或煎汤熏洗患处。

【使用注意】本品含挥发油，不宜久煎。虚寒证及阴性疮疡忌服。

【特点】本品辛香而性寒，无苦寒败胃之弊，主归肺经，长于清肺中之热毒以排脓消痈，并清泄肺热以止咳，用治热毒壅滞之肺痈及肺热咳嗽，历代均将本品作为治疗肺痈的要药。因其解毒排脓消痈之功，亦可用治热毒疮肿。本品又能清利湿热，可用治淋证、带下、黄疸、泻痢等湿热证。

【本草述要】

1.《名医别录》 多食令人气喘。

2.《本经逢原》 鱼腥草方药罕用，近世仅以煎汤熏涤痔疮，及敷恶疮白秃。又治咽喉乳蛾，捣取自然汁，灌吐顽痰殊效。

3.《本草分经》 辛，微寒。泄热解毒，治疮，断痁疾。

4.《分类草药性》 治五淋，消水肿，去食积，补虚弱，消鼓胀。

5.《本草纲目》 散热毒痈肿。

【现代研究】

1. 化学成分 含鱼腥草素、挥发油、蕺菜碱、槲皮苷、氯化钾等。

2. 药理作用 鱼腥草素对金黄色葡萄球菌、肺炎双球菌、甲型链球菌、流感杆菌、卡他球菌、伤寒杆菌及结核杆菌等多种革兰阳性及阴性细菌，均有不同程度的抑制作用；其用乙醚提取的非挥发物，还有抗病毒作用。本品能增强白细胞吞噬能力，提高机体免疫力，并有抗感染作用。所含槲皮素及钾盐能扩张肾动脉，增加肾动脉血流量，因而有较强的利尿作用。此外，本品还有镇痛、止血、促进组织再生和伤口愈合及镇咳等作用。

马齿苋　Machixian
《本草经集注》

【基源】本品为马齿苋科植物马齿苋 *Portolaca oleracea* L. 的干燥地上部分。

【别名】马齿草、马苋、马齿菜、马齿龙芽、五方草、长命菜、九头狮子草、灰苋、马踏菜、酱瓣草、安乐菜、酸苋、豆板菜、瓜子菜、长命苋、酱瓣豆草、蛇草、酸味菜、猪母菜、狮子草、地马菜、马蛇子菜、蚂蚁菜、长寿菜、耐旱菜。

【食用性能】酸，寒。归肝、大肠经。

【食用功能】清热解毒，凉血止血，止痢。

【药食用治】

1. 热毒血痢　本品性寒质滑，酸能收敛，入大肠经，具有清热解毒、凉血止痢之功。为治痢疾的常用药物，单用水煎服即效；亦常与粳米煮粥，空腹服食，治疗热毒血痢，如马齿粥（《圣惠方》）；《经效产宝》单用鲜品捣汁入蜜调服，治疗产后血痢；若与黄芩、黄连等药配伍，可治疗大肠湿热之腹痛泄泻，或下利脓血、里急后重者。

2. 热毒疮疡　本品具有清热解毒、凉血消肿之功。用治血热毒盛所致痈肿疮疡、丹毒肿痛，可单用本品煎汤内服并外洗，再以鲜品捣烂外敷，如马齿苋膏（《医宗金鉴》）；也可将本品烧为灰，研细末，以猪脂调敷治疗翻花疮（《圣惠方》）。

3. 崩漏，便血　本品味酸而寒，入肝经血分，有清热凉血、收敛止血之效。故用治血热妄行之崩漏下血，可单味药捣汁服；若用治大肠湿热之便血痔血，可与地榆、槐角、凤尾草等同用。

此外，本品还可捣汁服用，用于湿热淋证（《圣惠方》）；亦可捣汁与鸡蛋清温服，治疗赤白带下（《海上集验方》）。

【食用方法】煎服，用量 9 ~ 15g，鲜品 30 ~ 60g。外用适量，捣敷患处。

【使用注意】脾胃虚寒，肠滑作泄者忌服；不得与鳖甲同煎（《本草经疏》）。

【特点】本品酸寒滑利，善清利大肠毒热，凉血止痢，宜药宜食，为治热毒血痢之佳品；也可用治疮疡、火丹等热毒证。本品入肝经，有凉血止血之效，故宜用于血热所致的崩漏、便血、血淋等出血证。

【本草述要】

1.《本草经疏》　凡脾胃虚寒，肠滑作泄者勿用；煎饵方中不得与鳖甲同入。

2.《唐本草》　主诸肿瘘疣目，捣揩之；饮汁主反胃，诸淋，金疮血流，破血癥瘕，小儿尤良；用汁洗紧唇、面疱、马汗、射工毒涂之瘥。孟诜：湿癣白秃，以马齿膏和灰涂效。治疳痢及一切风，敷杖疮。

3.《食疗本草》　明目，亦治疳痢。

4.《本草拾遗》　止消渴。

5.《日用本草》　凉肝退翳。

【现代研究】

1. 化学成分　含三萜醇类、黄酮类、氨基酸、有机酸及其盐，钙、磷、铁、硒、硝酸钾、硫酸钾等微量元素及其无机盐，维生素 B_1、A，以及硫胺素、核黄素、$\beta-$ 胡萝卜素、蔗糖、葡萄糖、果糖等。本品尚含有大量的 L- 去甲基肾上腺素和多巴胺及少量的多巴。

2. 药理作用　马齿苋乙醇提取物及水煎液对痢疾杆菌有显著的抑制作用，对大肠杆菌、伤寒杆菌、金黄色葡萄球菌、杜盎氏小芽孢癣菌也均有一定抑制作用。本品鲜汁和沸水提取物可增加动物离体回肠的紧张度，增强肠蠕动，又可剂量依赖性地松弛结肠、十二指肠；口服或腹腔注射其水提物，可使骨骼肌松弛。本品提取液具有较明显的抗氧化、延缓衰老和润肤美容的功效。其注射液对子宫平滑肌有明显的兴奋作用。本品能升高血钾浓度，尚对心肌收缩力呈剂量依赖性的双向调节；此外，还有利尿和降低胆固醇等作用。

藿香　Huoxiang
《名医别录》

【基源】本品为唇形科植物广藿香 *Pogostemon cablin*（Blanco）Benth 的地上部分。

【别名】土藿香、猫把、青茎薄荷、排香草、大叶薄荷、绿荷荷、川藿香、苏藿香、野藿香、猫尾巴香、猫巴虎、拉拉香、八蒿、鱼香、鸡苏、水麻叶。

【食用性能】辛，微温。归脾、胃、肺经。

【食用功能】解暑，止呕，化湿。

【药食用治】

1. 暑湿，湿温　本品既能化湿，又可解暑。治暑月外感风寒，内伤生冷而致恶寒发热、头痛脘闷、呕恶吐泻暑湿证者，可与滑石、丁香共为末，与米汤调服（《禹讲师经验方》）。

2. 呕吐　本品既能化湿，又能和中止呕。治湿浊中阻所致之呕吐，本品最为捷要，常与半夏、丁香等同用（《和剂局方》）；亦可用治胎气不安，气不升降，呕吐酸水，与香附、甘草共为末，加入盐少许，沸水调服（《圣惠方》）。

3. 湿阻中焦　本品气味芳香，为芳香化湿浊要药。又因其性微温，故多用于寒湿困脾所致的脘腹痞闷、少食作呕、神疲体倦等，常与苍术、厚朴等同用（《和剂局方》）。

【食用方法】内服：煎汤，用量 5～10g；或入丸、散。外用：煎水含漱，或烧存性研末调敷。

【使用注意】

1.《本草经疏》　阴虚火旺，胃弱欲呕及胃热作呕，中焦火盛热极，温病热病，阳明胃家邪实作呕作胀，法并禁用。

2.《本草逢源》　其茎能耗气，用者审之。

【特点】本品气味芳香，为芳香化湿浊要药，籍其微温之性，而善治寒湿困脾之证；能和中止呕，为治呕吐之常用药，因其功主在化湿浊，故湿浊中阻所致之呕吐，本品最为捷要；又可解暑，可治暑月外感风寒，内伤生冷之暑湿证。

【本草述要】

1.《汤液本草》 温中快气。肺虚有寒，上焦壅热，饮酒口臭，煎汤漱。

2.《本草正义》 藿香芳香而不嫌其猛烈，温煦而不偏于燥热，能祛除阴霾湿邪，而助脾胃正气，为湿困脾阳，倦怠无力，饮食不甘，舌苔浊垢者最捷之药。

3.《本草分经》 辛、甘，微温，清和芳烈。入脾、肺。快气和中，开胃止呕，去恶气及上中二焦邪滞。

4.《本草述》 散寒湿、暑湿、郁热、湿热。治外感寒邪、内伤饮食，或饮食伤冷湿滞、山岚瘴气、不伏水土、寒热作疟等症。

【现代研究】

1. 化学成分 含挥发油约 1.5%，油中主要成分为广藿香醇，其他成分有苯甲醛、丁香油酚、桂皮醛等；另有多种其他倍半萜如竹烯等；尚含生物碱类。

2. 药理作用 挥发油能促进胃液分泌，增强消化力，对胃肠有解痉作用；有防腐和抗菌作用；此外，尚有收敛止泻、扩张微血管而略有发汗等作用。

佩兰 Peilan
《神农本草经》

【基源】佩兰为菊科植物佩兰 *Eupatorium fortunei* Turcz. 的干燥地上部分。

【别名】蕳、兰、兰草、水香、都梁香、大泽兰、兰泽、燕尾香、香水兰、孩儿菊、千金草、省头草、女兰、香草、醒头草、石瓣、针尾凤。

【食用性能】辛，平。归脾、胃、肺经。

【食用功能】化湿，解暑。

【药食用治】

1. 湿阻中焦 本品气味芳香，其化湿和中之功与藿香相似，治湿阻中焦之证，每相须为用，并配苍术、厚朴、蔻仁等，以增强芳香化湿之功。又因其性平，芳香化湿浊，去陈腐，用治脾经湿热所致口中甜腻、多涎、口臭等的脾瘅证，可单用煎汤服，如兰草汤（《素问》）。

2. 暑湿，湿温 本品化湿又能解暑，治暑湿证常与藿香、荷叶、青蒿等同用。湿温初起，可与藿香、薄荷叶、荷叶、枇杷叶、鲜芦根、鲜冬瓜等煎汤代水服用（《重订广温热论》）。

【食用方法】煎服，用量 5 ~ 10g，鲜品加倍。

【使用注意】阴虚、气虚者忌服。"胃气虚者禁用"（《得配本草》）。

【特点】本品气味芳香，又入脾胃二经，功以化湿醒脾为主，其化湿和中作用类似于藿香，多用于湿邪困脾之证；且性发散而能化湿，故有发汗解暑之功，可治暑气当令，感受暑湿或湿温初起之证。另外，本品芳香性平，长于祛陈腐，辟秽浊，为治脾湿口甜、口臭之良药。

【本草述要】

1.《神农本草经》 主利水道，杀蛊毒，辟不祥。久服益气，轻身不老，通神明。

2.《本草经疏》 开胃除恶，清肺消痰，散郁结。

3.《本草衍义补遗》 禀金水之清气而似有火。人知其花香之贵，而不知为用有方。盖其叶能散久积陈郁之气，甚有力，入药煎煮用之。东垣方中常用矣。东垣云：味甘性寒，其气清香，生津止渴，益气润肌。

【现代研究】

1. 化学成分 全草含挥发油 0.5% ~ 2%。油中含聚伞花素（对异丙基甲苯）、乙酸橙花醇酯，叶含香豆精、邻香豆酸、麝香草氢醌。其他尚含有三萜类化合物。

2. 药理作用 佩兰水煎剂对白喉杆菌、金黄色葡萄球菌、八叠球菌、变形杆菌、伤寒杆菌有抑制作用。佩兰挥发油及油中所含的伞花烃、乙酸橙花酯对流感病毒有直接抑制作用，其挥发油及其有效单体对伞花烃灌胃具有明显祛痰作用。

车前草　Cheqiancao
《名医别录》

【基源】本品为车前科植物车前 *Plantago asiatica* L. 或平车前 *Plantago depressa* Willd. 的干燥全草。

【别名】苤苜、马舄、车前、当道、陵舄、牛舌草、虾蟆衣、牛遗、胜舄、车轮菜、胜舄菜、蛤蟆草、虾蟆草、钱贯草、牛舄、野甜菜、地胆头、白贯草、猪耳草、饭匙草、七星草、五根草、黄蟆龟草、蟾蜍草、猪肚子、灰盆草、打官司草、车轱辘草、驴耳朵草、钱串草、牛甜菜、黄蟆叶、牛耳朵棵。

【食用性能】甘，寒。归肝、肾、肺、小肠经。

【食用功能】清热利尿，凉血解毒。

【药食用治】

1. 淋证，水肿 本品甘寒而利，善通利水道，清膀胱热结。治疗湿热下注于膀胱而致小便淋沥涩痛者，可用本品煮汁，去渣，用汁煮米粥；对水湿停滞之水肿、小便不利，可与冬瓜汁同用；若病久肾虚，腰重脚肿，可与葱白、大枣同用，煮酒常服。

2. 泄泻 本品能利水湿，分清浊而止泻，即利小便以实大便。尤宜于小便不利之水泻，可单用本品挫为末，米饮送服；若脾虚湿盛泄泻，可配山药、大枣同用；若暑湿泄泻，可与香薷等同用。

3. 目赤肿痛，目暗昏花，翳障 本品善清肝热而明目，故治目赤涩痛，可与桑叶同用，揉出汁点眼；若肝肾阴亏，两目昏花，可与熟地黄、菟丝子等炼蜜为丸，温酒送服。

4. 痰热咳嗽 本品入肺经，能清肺化痰止咳。治肺热咳嗽痰多，可与桑叶、枇杷叶等同用。

【食用方法】煎服或捣汁服，用量 9 ~ 30g，鲜品 30 ~ 60g。外用鲜品适量，捣敷患处。

【使用注意】"若虚滑精气不固者禁用"（《本经逢原》）。

【特点】本品甘淡渗泄，气寒清热，性专降泄，滑利通窍，善通利水道，清膀胱热结，用治湿热下注膀胱而致小便淋沥涩痛及湿盛水肿诸证；又能利小便以实大便，宜于小便不利之水泻；还善清肝热而明目，清肺热而化痰止咳，故治目赤涩痛、肺热痰多咳嗽等证。

【本草述要】

1.《本草备要》　甘寒。凉血去热，止吐衄，消瘕瘀，明目通淋。

2.《救荒本草》　车轮菜，叶丛中心撺葶三四茎，作长穗如鼠尾。花甚密，青色，微赤。结实如葶苈子，赤黑色，生道旁，采嫩苗叶，煠熟，水浸去涎沫，淘净，油盐调食。

【现代研究】

1. 化学成分　含车前苷（Plantago astiatice L）、桃叶珊瑚苷（Aucnbin）、乌苏酸（Uraolicacid）、B- 谷甾醇、正三十一烷、棕榈酸 B- 谷甾酸酯、棕酸豆甾醇酯、维生素 B、维生素 C，以及车前果胶（Plantaglusidc）（系由 D- 半乳醛酸甲酯、D- 半糖、L- 阿拉伯糖、L- 鼠李糖等组成）。蛋白质、琥珀酸、腺嘌呤、胆碱、梓醇、硬质酸、花生酸、亚麻酸、亚没酸等脂肪酸。

2. 药理作用　有一定的利尿作用；车前草煎剂能促进呼吸道黏液分泌，稀释痰液，有一定的平喘、祛痰、镇咳作用；其水浸剂对各种杆菌和葡萄球菌有不同程度的抑制作用。此外，车前果胶对胃溃疡有良好的防治作用；对由甲醛或右旋糖酐引起的炎性水肿，有明显抑制作用。

小蓟　Xiaoji
《名医别录》

【基源】本品为菊科植物刺儿菜 *Cirsium setosum*（Willd.）MB. 的干燥地上部分。

【别名】猫蓟、青刺蓟、千针草、刺蓟菜、刺儿菜、青青菜、姜姜菜、枪刀菜、野红花、刺角菜、木刺艾、刺杆菜、刺刺芽、刺杀草、荠荠毛、小恶鸡婆、刺萝卜、小蓟姆、刺儿草、牛戳刺、刺尖头草、小刺盖。

【食用性能】甘、苦，凉。归心、肝经。

【食用功能】凉血止血，散瘀解毒消痈。

【药食用治】

1. 血热出血证　本品性属寒凉，善清血分之热而凉血止血，无论吐咯衄血、便血崩漏等出血由于血热妄行所致者，皆可选用。如单用本品捣汁服，治九窍出血（《卫生易简方》）；亦可以本品捣烂外涂，治金疮出血（《食疗本草》）；临证常与大蓟、侧柏叶、茅根、荷叶等烧灰为末，白藕汁或萝卜汁磨京墨调服（《十药神书》）。因本品兼能利尿通淋，故尤善治尿血、血淋，可单味捣汁服用。

2. 热毒痈肿　本品能清热解毒、散瘀消肿，用治热毒疮疡初起肿痛之证。可单用鲜品捣烂敷患处。

【食用方法】煎服，用量 10 ~ 15g，鲜品加倍。外用适量，捣敷患处。

【使用注意】脾胃虚寒而无瘀滞者忌服。忌犯铁器（《品汇精要》）；不利于胃弱泄泻及血虚极、脾胃弱不思饮食之证（《本草经疏》）；不利于气虚（《本草汇言》）。

【特点】本品为甘凉清解之品，善治血热妄行引起的咳血、衄血、咯血、尿血、崩漏出血及热毒疮痈等证。

【本草述要】

1.《名医别录》　味甘，温。主养精，保血。大蓟，主治女子赤白沃，安胎，止吐血、衄鼻，令人肥健。

2.《汤液本草》　破宿血，止新血，暴下血，血痢，金疮出血，呕血等。绞取汁，温服。作煎和糖合金疮，及蜘蛛蛇蝎毒，服之亦佳。

3.《本草蒙筌》　大小蓟味甘、苦，气温。一去气凉。无毒。虽系两种，气味不殊。大蓟破血捷，消肿奇。吐衄唾咯立除，沃漏崩中即止。去蜘蛛蝎子咬毒，平痪突痛甚痈疽。并捣烂绞浓汁半瓯，搀童便或醇酒饮下。仅理血疾，不治外科。

4.《得配本草》　凉血。妇人痘疹，经月妄行，最宜。

【现代研究】

1. 化学成分　主要含生物碱、黄酮、三萜及简单酚酸。其中止血活性成分有刺槐素 –7– 鼠李糖苷、芸香苷、咖啡酸、绿原酸、原儿茶醛及蒲公英甾醇等。

2. 药理作用　能收缩血管，升高血小板数目，促进血小板聚集及增高凝血酶活性，抑制纤溶，从而加速止血。体外实验表明，小蓟煎剂对白喉杆菌、肺炎球菌、溶血性链球菌、金黄色葡萄球菌、绿脓杆菌、变形杆菌、大肠杆菌、伤寒杆菌等有一定的抑制作用。此外，本品尚能降脂、利胆、利尿、强心、升压等。

大蓟　Daji
《名医别录》

【基源】本品为菊科植物蓟 *Cirsium japonicum* Fisch.ex DC. 的干燥地上部分。

【别名】马蓟、虎蓟、刺蓟、山牛蒡、鸡项草、鸡脚刺、野红花、茨芥、牛触嘴、鼓椎、鸡姆刺、恶鸡婆、大牛喳口、山萝卜、猪姆刺、六月霜、蚁姆刺、牛口刺、老虎脷、刺萝卜、驴扎嘴、马刺刺、刺秸子、马刺草、牛口舌、老虎刺、草鞋刺、刷把头、土红花、野刺菜、牛不嗅、猪妈菜、牛刺艻菜、艻菜、鸟不扑。

【食用性能】甘、苦，凉。归心、肝经。

【食用功能】凉血止血，散瘀解毒消痈。

【药食用治】

1. 血热出血证　本品寒凉而入血分，功能凉血止血，主治血热妄行之诸出血证，尤多用于吐血、咯血及崩漏下血。如治九窍出血，常与小蓟相须为用（《不居集》）；治吐血、衄血、崩中下血，皆用鲜大蓟根或叶捣汁服（《本草汇言》）；若治外伤出血，可用本品研末外敷。

2. 热毒痈肿　本品既能凉血解毒，又能散瘀消肿，无论内外痈肿都可运用，单味内服或外敷均可，以鲜品为佳。如以大蓟叶生研调服，治肠痈（《日华子本草》）；以鲜大蓟煎汤内服，治肺痈（《闽东本草》）；若外用治疮痈肿毒，多与盐共研，或鲜品捣烂外敷。

【食用方法】煎服，用量 10 ~ 15g，鲜品可用 30 ~ 60g。外用适量，捣敷患处。

【使用注意】脾胃虚寒而无瘀滞者忌服。忌犯铁器（《品汇精要》）；不利于胃弱泄泻及血虚极、脾胃弱不思饮食之证（《本草经疏》）。

【特点】本品为甘凉清解之品，善治血热妄行引起的咳血、衄血、咯血、尿血、崩漏出血及热毒疮痈等证。

【本草述要】

1.《药性论》　亦可单用，味苦，平。止崩中血下，生取根捣绞汁，服半升许，多立定。

2.《日华子本草》　大蓟叶，凉。治肠痈，腹藏瘀血，血运扑损，可生研，酒并小便任服；恶疮疥癣，盐研窨敷。

3.《唐本草》　根，疗痈肿。大、小蓟皆能破血，但大蓟兼疗痈肿，而小蓟专主血，不能消痈肿也。

4.《本草经疏》　大蓟根，陶云有毒，误也。女子赤白沃，血热所致也，胎因热则不安，血热妄行，溢出上窍则吐衄。大蓟根最能凉血，血热解，则诸证自愈矣。其性凉而能行，行而带补，补血凉血，则荣气和，荣气和故令肥健也。

【现代研究】

1. 化学成分　主要含三萜和甾体类、挥发油类、长链炔醇类和黄酮苷类化合物。

2. 药理作用　大蓟水煎剂能显著缩短凝血时间，其水浸剂、乙醇–水浸出液和乙醇浸出液均有降低血压作用，乙醇浸剂对人型结核杆菌有抑制作用，水提物对单纯疱疹病毒有明显的抑制作用。

泽兰　Zelan
《名医别录》

【基源】本品为唇形科植物毛叶地瓜儿苗 *Lycopus lucidus Turcz.*var.hirtus Regel 的地上部分。

【别名】虎兰、龙枣、水香、小泽兰、虎薄、地瓜儿苗、红梗草、风药、奶孩儿、蛇王草、蛇王菊、捕斗蛇草、接古草、地环秧、甘露秧、矮地瓜儿苗、野麻花。

【食用性能】苦、辛，微温。归肝、脾经。

【食用功能】活血调经，祛瘀消痈，利水消肿。

【药食用治】

1. 血瘀经闭、痛经，产后瘀滞腹痛　本品辛散苦泄温通，行而不峻，善活血调经，为妇科经产瘀血病证的常用药，可与马鞭草、益母草等同用（《浙江民间草药》）。若血瘀而兼血虚者，则与当归、白芍等同用以活血补血，如泽兰汤（《济阴纲目》）。

2. 跌打损伤，瘀肿疼痛，疮痈肿毒　本品能活血祛瘀以消肿止痛。治跌打损伤、瘀肿疼痛，可单用捣碎外敷；可用本品煎汤，配合鲜品与冬蜜捣烂外敷，治疗痈疽发背及虫蛇咬伤（《福建民间草药》）。

3. 水肿，腹水　本品既能活血祛瘀，又能利水消肿，对瘀血阻滞、水瘀互结之水肿尤为适宜。以本品与防己等份为末，醋汤调服，治疗产后水肿（《随身备急方》）。

【食用方法】煎服，用量 10～15g；或研末冲服；外用适量。

【使用注意】血虚及无瘀滞者慎用。

【特点】本品辛散温通苦泄，性平温和，行而不峻，可治痈肿、跌打损伤与瘀肿疼痛及妇科血瘀经闭、痛经、产后瘀滞腹痛等。此外，本品既能活血，又能利水消肿，对于瘀血阻滞、水瘀互结之证尤为适宜，可治肢体水肿、腹水等。

【本草述要】

1.《雷公炮炙论》　能破血，通久积。

2.《名医别录》　产后、金疮内塞。

3.《本经逢原》　泽兰，专治产后血败、流于腰股，拘挛疼痛，破宿血，消症瘕，除水肿，身面四肢浮肿。《神农本草经》主金疮痈肿疮脓，皆取散血之功，为产科之要药。更以芎、归、童便佐之，功效胜于益母。

4.《本草通玄》　泽兰，芳香悦脾，可以快气，疏利悦肝，可以行血，流行营卫，畅达肤窍，遂为女科上剂。

5.《得配本草》　鬼箭射伤。忽然疼痛，或遍身疼痛异常，名鬼箭风。用泽兰一两，桃仁三十粒，酒水各半煎服。

【现代研究】

1. 化学成分　含挥发油、葡萄糖苷、鞣质、树脂，还含黄酮苷、酚类、氨基酸、有机酸、皂苷、泽兰糖、水苏糖、半乳糖、果糖等。

2. 药理作用　泽兰水煎剂能对抗体外血栓形成，有轻度抑制凝血系统与增强纤溶活性的作用；其全草制剂有强心作用。

墨旱莲　Mohanlian
《新修本草》

【基源】本品为菊科植物鳢肠 *Eclipta prostrata* L. 的地上部分。

【别名】金陵草、莲子草、旱莲草、旱莲子、白旱莲、猪牙草、旱莲蓬、猢孙头、莲草、墨斗草、墨烟草、墨菜、白花草、白花蟛蜞菊、墨记菜、野水凤仙、黑墨草、黑头草、古城墨、水旱莲、冰冻草、墨汁草、节节乌、白田乌草、墨草、摘落乌、水葵花。

【食用性能】甘、酸，寒。归肝、肾经。

【食用功能】滋补肝肾，凉血止血。

【药食用治】

1. 肝肾阴虚证　本品甘寒，能补益肝肾之阴，适用于肝肾阴虚或阴虚内热所致须发早白、头晕目眩、失眠多梦、腰膝酸软、遗精耳鸣等，可单用或与滋养肝肾之品配伍。如单用本品熬膏服（《医灯续焰》），或与女贞子同用，和蜜、酒为丸为二至丸，临卧酒服（《医方集解》）。

2. 阴虚血热的失血证　本品长于补益肝肾之阴，又能凉血止血，故尤宜于阴虚血热的出血证。可与车前草、金陵草捣汁为饮，治疗尿血（《医学正传》）；与藕节、童便同用，治疗吐血（《生草药性备用》）；亦可捣烂外敷，治疗刀伤出血（《湖南药物治》）。

【食用方法】煎汤或捣汁，用量 6 ~ 12g。

【使用注意】脾肾虚寒者忌服。"胃弱便溏、肾气虚寒者禁用"（《得配本草》）。

【特点】本品甘寒益阴滋肾，酸寒凉血止血，有补肾滋阴、生须黑发、清热凉血止血的作用。可治肾阴不足之须发脱落、须发早白等，亦可治疗赤痢便血。

【本草述要】

1.《新修本草》　主血痢。针灸疮发，洪血不可止者敷之；汁涂发眉，生速而繁。

2.《本草纲目》　乌髭发，益肾阴。

3.《本草述》　疗溺血及肾虚变为劳淋。

4.《生草药性备要》　治跌打伤，理酒顶，化痰，止痒，消水。

5.《南宁市药物志》　治目疾、翳膜。

【现代研究】

1. 化学成分　含皂苷、鞣质、维生素 A 样物质、鳢肠素、三噻嗯甲醇、三噻嗯甲醛、螃蜞菊内酯、去甲螃蜞菊内酯、去甲螃蜞菊内酯苷及烟碱等成分。

2. 药理作用　具有提高机体非特异性免疫功能，消除氧自由基以抑制 5- 脂氧酶，保护染色体，保肝，促进肝细胞的再生，增加冠状动脉流量，延长小鼠在常压缺氧下的生命，提高在减压缺氧情况下小鼠的存活率，并有镇静、镇痛、促进毛发生长、使头发变黑、止血、抗菌、抗阿米巴原虫、抗癌等作用。

菊苣　Juju
《新疆中草药手册》

【基源】本品为菊科植物毛菊苣 *Cichorium glandulosum* Boiss.et Hout 或菊苣 *Cichorium intybus* L. 的地上部分。

【别名】苦菊、卡斯尼、苦菜、皱叶苦苣、明目菜、咖啡萝卜、咖啡草。

【食用性能】苦、咸，凉。归肝、胆、胃、膀胱经。

【食用功能】清肝利胆，健胃消食，利尿消肿。

【药食用治】用于湿热黄疸、胃痛食少、水肿尿少等病证。

【食用方法】内服：煎汤，用量 9 ~ 18g。外用：适量，煎水洗。

【使用注意】脾虚者慎用。

【特点】本品苦、咸，性寒凉，入肝、胆、胃、膀胱经。可以清肝利胆，健胃消食，利尿消肿。常用于湿热黄疸、胃痛食少、水肿尿少等病证。

【本草述要】

1.《新疆中草药》 清热，利尿，利胆，消炎。主治黄疸型肝炎、急性肾炎、气管炎。

2.《中国民族药志》 清热解毒，利水消肿，健胃。用于肝火食少、肾炎水肿、胃脘湿热胀痛、食欲不振。

【现代研究】

1. 化学成分 菊苣全草含有马栗树皮素、马栗树皮苷、野莴苣苷、山莴苣素和山莴苣苦素；菊苣叶含咖啡酰酒石酸、二咖啡酰酒石酸（又名菊苣酸）等成分。

2. 药理作用 野生菊苣花的浸剂对动物注射，可兴奋中枢神经系统并增强心脏活动（振幅加大而频率减慢）；煎剂有抗菌、收敛作用。菊苣根可提高食欲，改善消化功能，高浓度的浸剂可增进胃分泌，但不增进平滑肌张力；根的乙醇或乙醚提取物有抗菌作用，其有效成分可能是一种倍半萜；根还有轻泻作用。菊苣种子有非特异性植物血球凝集素。还有研究报道菊苣中含致癌烃，其含量高于其他咖啡类饮料。

红景天 Hongjingtian
《四部医典》

【基源】本品为景天科植物大花红景天 *Rhodiola crenulata*（Hook.f.et（Thoms.）H.Ohba 的干燥根和根茎。

【别名】扫罗玛尔布。

【食用性能】甘、涩，寒。归肺经。

【食用功能】健脾益气，清肺止咳，活血化瘀。

【药食用治】

1. 脾气虚证 本品能健脾益气，较长于治疗脾气虚衰，倦怠乏力等，单用即有一定疗效。因其兼有止带作用，亦常用于脾虚带下，宜与山药、芡实、白术等健脾、除湿药同用。本品用于血虚证，能益气生血，可单用或与补血药配伍使用。

2. 肺阴虚肺热咳嗽 本品味甘，能补肺气、养肺阴，其性偏寒，能清肺热。宜用于肺阴不足，咳嗽痰黏，或有咳血者。可单用，或配伍南沙参、百合等滋肺止咳药。

【食用方法】内服：可煎汤，用量 3 ~ 9g，亦可代茶饮。外用：适量，捣敷；或研末调敷。

【特点】本品在《神农本草经》中被定为上品，能轻身益气，不老延年。其甘寒益脾肺，可用于脾肺气虚者。

【本草述要】

1.《四部医典》 性平、味涩，善润肺，能补肾，理气养血。主治周身乏力、胸闷、恶心、体虚等症。

2.《本草纲目》 红景天，本经上品，祛邪恶气，补诸不足……已知补益药中所罕见。

3.《千金翼方》 景天味苦酸平，无毒。主大热大疮，身热烦，邪恶气，诸蛊毒痂疕，寒热风痹，诸不足，花主女人漏下赤白，清身明目，久服通神不老。

4.《西藏常用中草药》 红景天还具有活血止血、清肺止咳、解热、止带下的功效。主治咳血、肺炎咳嗽、妇女白带等症。

【现代研究】

1.化学成分 主要含红景天苷、红景天苷元、黄酮类、有机酸类、多糖类、挥发油类、无机元素及脂肪类化合物等多种成分。

2.药理作用 红景天苷具有抗缺氧、抗疲劳、降低肺动脉高压作用；其水提液、多糖具有抗寒冷、抗辐射、保护造血系统的功能和抗应激作用；其水提液能抗心肌缺血；红景天醇提物、红景天苷、红景天素能抗衰老；红景天酪醇、多糖能抗病毒；红景天素、红景天乙醇提取物能改善学习记忆力。此外，本品有保护神经细胞、调节免疫、降血脂、抗心律失常、改善心功能、降血糖和抗肿瘤等作用。

积雪草　Jixuecao
《神农本草经》

【基源】本品为伞形科植物积雪草 *Centella asiatica*（L.）Urb. 的干燥全草。

【别名】连钱草、地钱草、马蹄草、老公根、葵蓬菜、崩口碗、落得打、地棠草、大马蹄草、土细辛、崩大碗、雷公根、刚果龙、缺碗草芋子草、马脚迹、芽黄草、草如意、蚶壳草、含壳草、乞食碗、老豹碗、大水钱、破铜钱草、铜钱草、老鸭确定、铁灯盏、半边碗、透骨草、跳破碗、雷公碗、地细辛、地排草。

【食用性能】苦、辛，寒。归肝、脾、肾经。

【食用功能】清热利湿，消肿解毒，凉血止血。

【药食用治】

1.湿热黄疸 本品苦、寒，入肝经，可清利湿热，清肝利胆，常用于治疗湿热黄疸。可用本品与冰糖煎服（《江西民间草药》）。

1.中暑腹泻 本品可清暑热，祛湿热，用治暑热痧气、腹痛腹胀腹泻。可用本品鲜叶搓成小团，嚼细开水送服（《浙江民间常用草药》）。

2.砂淋，血淋，小便不利 本品可清热泻火，凉血止血，用于治疗砂淋、血淋及小便不利。可用淘米水煎煮本品，治疗砂淋（《江西民间草药验方》）；用本品与草益根捣烂绞汁，同冰糖炖服，治疗血淋（《闽东本草》）；用本品捣烂贴肚脐，治疗小便不通（《闽东本草》）。

3. 痈肿疮毒，跌扑损伤　本品可清热解毒，消肿散结，用于治疗痈肿疮毒、跌扑损伤等。可将积雪草鲜品捣烂外敷治疗疔疮（《福建中草药》）、腰缠火丹、臁疮（《江西民间草药》）、目赤肿痛及咽喉肿痛等（《江西民间草药》）；亦可将本品与酒炖服治疗跌打损伤（《福建中草药》）。

【食用方法】内服：煎汤，用量 9 ~ 15g（鲜者 15 ~ 30g）；或捣汁。外用：适量，捣敷或绞汁涂。

【使用注意】虚寒者不宜（《植物名实图考》）。

【特点】本品苦、辛，寒，入肝、脾、肾经。功善清热利湿，消肿解毒，凉血止血，用治湿热黄疸、中暑腹泻、砂淋血淋、小便不利、痈肿疮毒、跌打损伤等。可与其他药物煎服、炖服，亦可捣汁外敷。

【本草述要】

1.《神农本草经》　主大热，恶疮，痈疽，浸淫，赤熛，皮肤赤，身热。

2.《药性论》　治瘰疬鼠瘘，寒热时节来往。

3.《唐本草》　捣敷热肿丹毒。

4.《日华子本草》　以盐挼贴，消肿毒并风疹疥癣。

5.《滇南本草》　治子午潮热，眩晕，怕冷，肢体酸困，饮食无味，男妇童痪，虚劳发热不退者用之，利小便，水牛肉为引。

【现代研究】

1. 化学成分　含多种 α- 香树脂醇型的三萜成分，其中有积雪草苷、参枯尼苷、异参枯尼苷、羟基积雪草苷、玻热模苷、玻热米苷和玻热米酸等，以及马达积雪草酸。此外，尚含内消旋肌醇、积雪草糖、蜡、胡萝卜烃类、叶绿素，以及山奈酚、槲皮素和葡萄糖、鼠李糖的黄酮苷。

2. 药理作用　积雪草苷有镇静、安定作用；能治疗皮肤溃疡，如顽固性创伤、皮肤结核、麻风等；对小鼠、豚鼠、兔肌内注射或皮下植入可促进皮肤生长、局部白细胞增多、结缔组织血管网增生、黏液分泌增加、毛及尾的生长加速等。其幼芽的水提取物有抗菌作用。其醇提取物能松弛大鼠离体回肠。

绞股蓝　Jiaogulan

《救荒本草》

【基源】本品为葫芦科植物绞股蓝 *Gynostemma pentaphyllum*（Thunb.）Mak 的干燥地上部分。

【别名】七叶胆、小苦药、公罗锅底、落地生、遍地生根。

【食用性能】苦、微甘，凉。归肺、脾、肾经。

【食用功能】益气健脾，化痰止咳，清热解毒。

【药食用治】

1. 脾虚证　本品味甘入脾，能益气健脾。治疗脾气虚弱，体倦乏力，纳食不佳者，可与白术、茯苓等健脾药同用。因其性偏苦寒，兼能生津止渴，对脾胃气阴两伤之口渴、咽干、心烦者较为适宜，可与太子参、山药、南沙参等益气养阴药同用。

2. 肺虚咳嗽证　本品能益肺气、清肺热，又有化痰止咳之效。常用于气阴两虚，肺中燥热，咳嗽痰黏，可与川贝母、百合等养阴润肺、化痰止咳药同用。肺气虚而痰湿内盛，咳嗽痰多者，亦可与半夏、陈皮等燥湿化痰药同用。

【食用方法】内服：煎汤，用量 15 ~ 30g，研末，3 ~ 6g；或泡茶饮。外用：适量，捣烂涂擦。

【使用注意】少数患者服药后，出现恶心呕吐、腹胀腹泻（或便秘）、头晕、眼花、耳鸣等症状；如出现以上症状，可以停用，静养。

【特点】本品甘寒入脾，即可益气健脾，又能生津止渴，为脾胃气虚及气阴两伤的良药。又入肺经，可益肺气，清肺热，化痰止咳，用于肺气虚且痰湿内盛，咳嗽痰多者。

【本草述要】

《救荒本草》 绞股蓝，生田野中，延蔓而生，叶似小蓝叶，短小较薄，边有锯齿，又似痢见草，叶亦软，淡绿，五叶攒生一处，开小花，黄色，亦有开白花者，结子如豌豆大，生则青色，熟则紫黑色，叶味甜。

【现代研究】

1. 化学成分　含有绞股蓝皂苷、糖类、黄酮类、氨基酸、蛋白质、脂肪、无机元素、纤维素和维生素，其中前三者是主要的保健功效成分。

2. 药理作用　具有降血脂、降血压、防止衰老、抑制肿瘤、增强免疫力、镇静止痛、保护心脏和肝脏、抗动脉粥样硬化、保护血管等作用。

第十二章 藻、菌、地衣类食用中药 ▷▷▷▷

　　藻、菌、地衣类食用中药，以藻类、菌类、地衣类低等植物入药，且具有食用价值。此类药物在形态上无根、茎、叶的分化，是单细胞或多细胞的叶状体或菌丝体，分支或不分支。在构造上一般无组织分化，无中柱和胚胎。其中，藻类食用中药主要以藻体入药食，多来源于褐藻门（昆布），尚有来源于红藻门及绿藻门。菌类食用中药主要是菌丝较发达的高等真菌，以子实体、菌核或子座与菌核共入药食，以子囊菌纲和担子菌纲真菌居多，其中子囊菌是在特殊的自囊中形成子囊孢子，担子菌是在特殊的担子上形成担孢子，药用部分主要是子实体或菌核（茯苓）。地衣是藻类和真菌共生的复合体，具有独特的形态、结构、生理和遗传等生物学特性，主要以地衣植物体入药食。

　　藻类食用中药一般于夏、秋季捞取（昆布），一般以质干、味淡、肉厚、无沙泥、无掺杂者为佳。菌类食用中药以子实体入药的应在成熟时采收，菌核入药的多在夏、秋季采挖（茯苓），一般以个肥大、体干、有光泽、无杂质、无虫蛀霉变者为佳。藻类食用中药多附有一定的盐分，易于吸湿返潮，使盐分溶化流；而菌类食用中药大多含有脂肪、蛋白质、氨基酸及糖类等成分，极易霉变或虫蛀。因此，藻、菌类食用中药的贮藏，应注意防潮、防蛀、密闭、冷藏等。

　　菌、藻类食用中药的功效涉及广泛，总体而言，具有利水消肿、软坚散结、健脾安神等功效，可用于水肿、小便不利、瘰疬瘿瘤、脾虚纳差、失眠多梦等的治疗，可单方单用，也可配伍共用。

　　菌、藻类食用中药多用于煲粥、煲汤，或制作饼、糕等糕点，或烹饪炖炒。

茯苓 Fuling
《神农本草经》

【基源】本品为多孔菌科真菌茯苓 *Poria cocos*（Schw.）Wolf 的菌核。

【别名】茯菟、松腴、不死面、松薯、松苓、松木薯。

【食用性能】甘、淡，性平。归心、脾、肺、肾经。

【食用功能】利水渗湿，健脾和胃，宁心安神。

【药食用治】

1. 脾胃虚弱之食欲不振、泄泻等　本品味甘、性平，入脾经，能补虚健脾。用治脾虚气弱，失于纳运所致之食欲不振、倦怠乏力等，与补脾益气之人参等同用，以扶脾理胃，如《医宗金鉴》之"人参茯苓粥"；若与补脾固涩之山药、莲子等同用，有健脾止泻之效，用治脾虚泄泻，如《东医宝鉴·杂病篇》之"茯苓造化糕"。

2. 水肿，肥胖 本品入脾经，味甘而淡。甘则能补，健脾以运水湿；淡则能渗，渗湿以复脾运；且药性平和，既可祛邪，又可扶正，利而不伤，补而不滞，功善健脾利水。可用治脾虚失运，水湿内停所致之水肿、肥胖，可与粳米同用煮粥，如《食鉴本草》之"茯苓粥"；也可与荷叶等同煮煲粥，以增强利水渗湿之力，如《中华药膳》收载的民间方"荷叶茯苓粥"。

3. 心脾两虚之心悸、失眠等 本品益心脾而宁心安神，《神农本草经》称其"久服安魂养神"。常用治心脾两虚，气血不足之心悸、失眠、健忘，可与牛乳同煮，睡前饮用，有健脾宁心安神之效，如《中医饮食保健学》中的"茯苓牛乳饮"，又如《民间食谱》中将其制成"茯苓饼"，可长期服食。

4. 体弱虚赢，养生强身 本品自古被视为滋补强壮、益寿延年之良药，用于正虚赢弱者，有补虚扶赢之效，亦可作为日常食材，用以养生强身，如《备急千金要方》之"茯苓膏"、《千金翼方》之"茯苓酥"、《医心方》之"淮南子茯苓散"等。

5. 黄褐斑，美白 脾胃为气血化生之源，本品健脾益气，肌肤得气血以荣，可有润泽皮肤、祛斑养颜之效，可与菊花、扁豆、山药等同用，用以美白或用治黄褐斑等，如《本草品汇精要》之"五白糕"，或外用研粉敷面，有祛斑增白、润泽皮肤之效，可用茯苓粉。

【食用方法】煎、煲、饼、糕、粥、入酒、制膏，或冲泡代茶饮，用量 10 ~ 15g。

【使用注意】忌米醋（《药性论》）。阴虚而无湿热、虚寒滑精、气虚下陷者慎服。

【特点】本品补而不峻，利而不猛，药性平和，既能扶正，又能祛邪。味甘淡，性平，入心、脾、肝、肾经，具有健脾和胃、利水渗湿、宁心安神的功效，被誉为中药"八珍"之一。本品既可作药用，又为常用保健食品，可以多种烹饪方式食用。

【本草述要】

1.《神农本草经》 主胸胁逆气，忧恚惊邪恐悸，心下结痛，寒热，烦满，咳逆，口焦舌干，利小便。久服安魂、养神、不饥、延年。

2.《世补斋医书》 茯苓一味，为治痰主药。痰之本，水也，茯苓可以行水；痰之动，湿也，茯苓又可行湿。

3.《食鉴本草》 茯苓粥：粳米煮粥，半熟，入茯苓末，和匀煮熟，空心食。能治湿痰，健脾。

4.《日华子本草》 补五劳七伤，安胎，暖腰膝，开心益智，止健忘。

【现代研究】

1. 化学成分 主含 β- 茯苓聚糖，占干重约 93%；另含茯苓酸、蛋白质、脂肪、卵磷脂、胆碱、组氨酸、麦角甾醇等。

2. 药理作用 茯苓煎剂、糖浆剂、醇提取物、乙醚提取物，分别具有利尿、镇静、抗肿瘤、降血糖、增加心肌收缩力的作用。茯苓多糖有增强免疫功能的作用。此外尚有护肝作用，以及降低胃液分泌、抑制胃溃疡等作用。

昆布　Kunbu
《吴普本草》

【基源】本品为海带科植物昆布 *Laminaria japonica* Aresch. 或翅藻科植物昆布 *Ecklonia kurome* Okam. 的干燥叶状体。

【别名】纶布、海昆布。

【食用性能】味咸，性寒。归肝、胃、肾经。

【食用功能】消痰软坚，利水消肿。

【药食用治】

1. 瘿瘤，瘰疬，睾丸肿痛　本品咸能软坚，消痰散结，可单用煮食（《饮食疗法》），或与海藻、黄豆同用，用于热结痰阻所致之瘿瘤、瘰疬等，有清热消痰、软坚散结消瘿之效，如《中华食物疗法大全》所载"昆布海藻煲黄豆"。若气血瘀滞所致疝气肿痛或睾丸肿大，可与海藻、山楂、小茴香等同用，有理气活血、软坚散结之效，如《食疗本草》之"昆海小茴汤"。

2. 脚气水肿，小便不利　本品有利水消肿之功，但单用力薄，可作为食物辅助，用治膀胱结气所致小便不通、水肿等，如《食物本草》中的"昆布羹"。

【食用方法】煎、拌、炒、煲、粥等，用量 5 ~ 15g。

【使用注意】忌甘草（《食鉴本草》）。脾胃虚寒者慎服。孕妇忌服。

【特点】本品咸寒，有消痰软坚、利水消肿之效，功似海藻，多与海藻相须为用。

【本草述要】

1.《名医别录》　主十二种水肿，瘿瘤聚结气，瘘疮。

2.《随息居饮食谱》　软坚散结，行水化湿。故内而痰饮、带浊、疝胀、疝瘕、水肿、奔豚、黄疸、脚气，外而瘿瘤、瘰疬、痈肿、瘘疮，并能治之。

3.《食经》　治九瘘风热，热痪，手脚疼痹，以生啖之益人。

4.《本草经疏》　昆布，咸能软坚，具性润下，寒能除热散结，故主十二种水肿、瘿瘤聚结气、瘘疮。东垣云：瘿坚如石者，非此不除，正咸能软坚之功也。详其气味、性能、治疗，与海藻大略相同。

【现代研究】

1. 化学成分　含藻胶酸、昆布素，半乳聚糖等多糖类，海带氨酸、谷氨酸、天冬氨酸、脯氨酸等氨基酸，维生素 B_1、B_2、C、P 及胡萝卜素，碘、钾、钙等无机盐。

2. 药理作用　含碘和碘化物，有防治缺碘性甲状腺肿的作用；海带氨酸及钾盐有降压作用；藻胶酸和海带氨酸有降血清胆固醇的作用；热水提取物对于体外的人体 KB 癌细胞有明显的细胞毒作用，对 S_{180} 肿瘤有明显的抑制作用，并能提高机体的体液免疫，促进机体的细胞免疫；昆布多糖能防治高血糖。

第十三章　动物类食用中药 ▷▷▷▷

动物类食用中药是指用动物体的整体或某一部分、动物体的生理或病理产物、动物体的加工品等入药，且具有食用性的药材的总称。主要的药用部位有动物体，包括动物的干燥整体、除去内脏的动物体（乌梢蛇、蝮蛇、蛤蚧）、动物体的某一部分（角类如马鹿茸，甲类如龟甲、鳖甲，骨类如马鹿骨，贝壳类如石决明、牡蛎，脏器类如鸡内金）；有动物的生理产物（马鹿胎、蜂蜜、蜂胶）及病理产物（珍珠）；有动物体某部分的加工品（阿胶）等。

动物类食用中药一般根据相应动物的生长发育和活动规律适时采收。除部分贝壳类药物外，大多数含有丰富的蛋白质、脂肪等成分，如动物内脏、动物躯体等，容易发霉、生虫或泛油，影响药材质量。因此采收后，应采取晾晒或烘烤等方法干燥处理，并置于干燥、通风环境中贮存。有些动物类食用中药具有腥味，为免与其他药材串气，宜密封贮存。

动物类食用中药来源较为复杂，或为血肉有情之品，甘咸性温，有滋养补虚之效，如马鹿茸、蛤蚧等；或性善好走，搜剔攻窜，有活血祛风、逐瘀通络之能，如乌梢蛇、蝮蛇等；或质重沉降，咸寒重坠，有潜阳息风之力，如牡蛎、珍珠等。总体而言，动物类食用中药具有补益、祛风湿、活血、平肝潜阳、消导、止血、收敛、生肌等功效，凡体虚羸弱、风湿痹痛、阳亢头晕、食积内停、崩漏下血、瘰疬瘿瘤、癥瘕积聚等，涉及内、外、妇、儿、骨、伤、五官等多科之疾，均可在辨证得当的基础上，单方单用，或复方配伍应用。

动物类药物多可直接研末吞服，既减少用量，又充分发挥其效用，也可水调服、汤调下、酒调下、米饮服下、乳汁送下、蜜调下等。若此类食用药物用作补虚时，烹饪宜文火慢炖，多用于煲粥、汤，制羹、膏等药膳，常服取效。

乌梢蛇　Wushaoshe

《药性论》

【基源】本品为游蛇科动物乌梢蛇 *Zaocys dhumnades*（Cantor）除去内脏的干燥全体。

【别名】乌蛇、乌花蛇、剑脊蛇、黑风蛇、黄风蛇、剑脊乌梢蛇。

【食用性能】甘，平。归肺、肝、脾经。

【食用功能】祛风通络，攻毒止痛。

【药食用治】

1. 风湿顽痹，筋脉拘挛，关节不利，肌肤麻木　本品性善好走，搜风通络，通利关节，可祛风通络。用治风中经络所致半身不遂、肢体麻木、舌强语謇等，可单用本品浸酒饮用，或与蝮蛇、大白花蛇等同用泡酒，如《中国药膳大全》中的"三蛇酒"。用于风寒湿痹阻所致关节疼痛、屈伸不利、痿弱变形、肌肤不仁等，可浸酒饮用，如《本草纲目》中的"乌蛇酒"；或清炖，饮汤吃肉，如《中华养生文化大百科》所载之"乌蛇汤"；或清炒食肉，如《家常蛇虫保健食谱》中的"清炒乌梢蛇"。

2. 麻风，风癣瘙痒，湿疹疥癣　《本草纲目》载："蛇性窜，能引药至于有风疾处，故能治风。"有"通治诸风"之能。用治疥癣瘙痒、荨麻疹等，有祛风止痒之效，可和羹而食，如《家常菜治疗常见病》中收载的"乌梢蛇羹"。治麻风病，可单用浸酒饮。

3. 小儿惊风，破伤风　本品善治诸风，入肝经，能息肝风以定惊搐，可以黄酒为引，研末服用（《药食两用话中药》）；也可与花蛇、蜈蚣研末同用，白酒调服，以辅治小儿惊风、破伤风，如《百病中医药膳疗法》中的"蜈蚣双蛇粉"。

【食用方法】煎、酒浸、入菜、制丸，用量 6 ~ 12g；研末服，每次 2 ~ 3g。

【使用注意】血虚生风者慎服。

【特点】本品性平无毒，力较缓。其性走窜，能祛风湿、通络止痉、祛风止痒，凡内外风毒壅滞之证皆宜以之为食，尤以善治病久邪深者为其特点。

【本草述要】

1.《药性论》　治热毒风、皮肤生疮、眉须脱落等。

2.《开宝本草》　主诸风瘙瘾疹、疥癣、皮肤不仁、顽痹诸风。

3.《本草备要》　去风湿。

【现代研究】

1. 化学成分　乌梢蛇全体含天冬氨酸、赖氨酸、亮氨酸、谷氨酸、丙氨酸、脯氨酸等17种氨基酸，肌肉中含果糖 –1，6– 二磷酸酯酶、原肌球蛋白（TM）。

2. 药理作用　具有抗感染作用，以水煎液或醇提液腹腔注射，能抑制大鼠琼脂性关节肿胀和二甲苯的致炎作用；对小鼠因热刺激和化学刺激引起的疼痛有镇痛作用；并有一定的抗惊厥作用。

蝮蛇　Fushe
《名医别录》

【基源】本品为蝮蛇科动物蝮蛇 *Agkistrodon halys*（Pallas）除去内脏的全体。

【别名】土球子、土谷蛇、土布袋、土狗子蛇、草上飞、七寸子、土公蛇、土虺、灶土蛇、烂肚腹虺。

【食用性能】甘，温，有毒。归脾、肝经。

【食用功能】祛风通络，攻毒止痛。

【药食用治】

1. 中风肢麻，风湿痹痛 本品性善好走，可祛风通络，用治风中经络所致半身不遂、肢体麻木、舌强语謇等，可单用本品浸酒饮用，或与乌梢蛇、大白花蛇等同用泡酒，如《中国药膳大全》之"三蛇酒"。若风寒湿邪痹阻筋脉关节，见有风湿痹痛、四肢顽麻等症，可与羌活、防风、五加皮、天麻、当归等同用泡酒，有祛风活血、舒筋活络之效，如《中国分科食疗大全》之"蝮蛇祛风酒"；亦可与鸡血藤、红花、桑寄生同食，用治皮肤肿胀、麻木疼痛之皮痹，如《中华临床药膳食疗学》之"红花蛇羹"。

2. 牛皮癣、肿毒、创伤溃烂等 本品透骨搜风止痒，通络解毒止痛，故可用治恶疮诸瘘、皮肤顽麻等，如《本草纲目》所载之"蝮蛇酒"，内服或外敷均可；亦可将本品浸油外涂取效（《外科调宝记》）。

3. 胃痉挛 本品酒浸 1 年以上，每食前饮用，可缓解胃肠痉挛（《动植物民间药》）。

【食用方法】制羹；或浸酒，每条蝮蛇用 60°白酒 1000mL 浸泡 3 个月，每次饮 5 ~ 10mL，日饮 1 ~ 2 次；或烧存性研成细粉，每次 0.5 ~ 1.5g，日服 2 次。

【使用注意】阴虚血亏者慎服，孕妇禁服。

【特点】本品善行走窜，有搜风通络之能。甘温有毒，善攻毒止痛。

【本草述要】

1.《名医别录》 酿作酒疗癞疾，诸瘘，心腹痛，下结气。

2.《药性论》 治五痔，肠风泻血。

3.《纲目拾遗》 治风痹。

4.《食疗本草》 疗癞，诸瘘，下结气，除蛊毒。如无此疾者，即不假食也。

5.《肘后方》 治白癞：大蝮蛇一枚。切勿令伤，以酒渍之，大者一斗，小者五升，以糠火温，令下，寻取蛇一寸许，以腊月猪膏和，敷疮。

【现代研究】

1. 化学成分 蝮蛇全体含胆甾醇、牛磺酸、脂肪、脂质、挥发油等。其中脂肪酸类成分以油酸、亚油酸、花生四烯酸等不饱和脂肪酸居多，另见微量的奇数（碳）脂肪酸；脂质类成分以磷脂和胆甾醇居多，内脏中以三酰甘油和胆固醇居多。同时在蛇体及内脏中也发现有磷酸乙醇胺、磷酸胆碱、磷酸丝氨酸、磷酸肌醇、神经鞘磷脂等多种磷脂。

2. 药理作用 具有抗感染作用。能刺激巨噬细胞的吞噬功能，进而对免疫功能产生影响。其水提物可抑制自发活动，且有一定的镇痛作用。对多种胃溃疡动物模型有预防和治疗作用。有毒性，可引起缩瞳、眼睑下垂，或步态不稳、肌紧张、体温降低等反应。

鸡内金 Jineijin
《神农本草经》

【基源】本品为雉科动物家鸡 *Gallus gallus domesticus* Brisson 的干燥沙囊内壁。

【别名】鸡肫皮、鸡黄皮。

【食用性能】甘，平。归脾、胃、小肠、膀胱经。

【食用功能】消食健胃，涩精止遗。

【药食用治】

1. 饮食积滞，小儿疳积 本品消食化积作用较强，并可健运脾胃，故广泛用于米面、薯芋、乳肉等各种食积证，单味研末服即有效，如《千金方》独用本品治消化不良引起的反胃吐食;《寿世新编》则将本品研末煮粥，用治饮食停滞，脘腹胀满，小儿疳积等；若脾胃寒湿，饮食难消而致食少泄泻、完谷不化，可用本品与白术、干姜、熟枣肉同用，以健脾运湿、消食化积，如《医学衷中参西录》所载之"益脾饼"。

2. 肾虚遗精、遗尿 本品可固精缩尿止遗。如《吉林中草药》即以鸡内金单味炒焦研末，温酒送服治遗精；或与芡实等益肾固精之品同用以补肾缩尿，用治肾亏所致之遗尿、尿频，如《中国食疗方全录》中的内金芡实粥。

3. 砂石淋证，胆结石 本品入膀胱经，有化坚消石之功。《医林集要》以本品"烧存性"，治小便淋沥，痛不可忍；也可与清热利尿之品同用，如《中国营养学》收载的"内金赤豆粥"。

【食用方法】煎汤、煮粥、制饼等，用量 3 ~ 10g；亦可焙末，酒、乳等送服，每1.5 ~ 3g。研末服效果比煎剂好。

【使用注意】脾虚无积滞者慎用。

【特点】本品既善磨谷消积，又善健脾强胃，用治各种食积，或食滞兼脾虚及小儿疳积等证。尚能固精止遗、化坚消石，用治肾虚遗尿、遗精，以及肝胆、泌尿系结石证。

【本草述要】

1.《神农本草经》 主泄利。

2.《日华子本草》 止泄精，并尿血、崩中、带下、肠风泻痢。

3.《滇南本草》 宽中健脾，消食磨胃。治小儿乳食结滞，肚大筋青，痞积疳积。

【现代研究】

1. 化学成分 含胃激素、角蛋白、微量胃蛋白酶、淀粉酶、多种维生素与微量元素，以及 18 种氨基酸等。

2. 药理作用 能增强胃运动功能，提高胃液分泌量、酸度和消化力；增强胃蛋白酶、胰脂肪酶活性；加强膀胱括约肌收缩，减少尿量。

石决明 Shijueming
《名医别录》

【基源】本品为鲍科动物杂色鲍 *Haliotis diversicolor* Reeve、皱纹盘鲍 *Haliotis discus* Hannailno、羊鲍 *Haliotis ovina* Gmelin、澳洲鲍 *Haliotis ruber*（Leach）、耳鲍 *Haliotis asinina* Linnaeus 或白鲍 *Haliotis laevigata*（Donovan）的贝壳。

【别名】鲍鱼壳、九孔螺、九孔石决明。

【食用性能】咸，寒。归肝经。

【食用功能】平肝潜阳，清肝明目。

【药食用治】

1.肝阳上亢，头晕目眩 本品咸寒清热，质重潜阳，专入肝经，而有清泄肝热、镇潜肝阳、利头目之效，为凉肝、镇肝之要药。本品单用即可平肝潜阳，且又兼有滋养肝阴之功，故对肝肾阴虚、肝阳眩晕尤为适宜，如《中国药粥谱》中的"石决明粥"；也可与菊花同用，以清热平肝，用治肝火亢盛所致之头晕头痛、烦躁失眠、口苦等，如《中华药膳》中的"菊花石决明粥"。

2.目赤，翳障，视物昏花，青盲雀目 本品清肝火而明目退翳，若肾虚肝旺所致目涩昏暗、视物不清、腰脚酸痛者，每与枸杞子等滋肾益阴之品同用，如《药膳保健》之"枸杞石决明酒"；若肝火上炎，青盲雀目者，可与苍术、猪肝同食（《眼科龙木论》），有清肝明目之效。

【食用方法】煎、粥、入酒、入菜等，用量15～30g，打碎先煎。平肝、清肝宜生用，外用点眼宜煅用，水飞。

【使用注意】本品咸寒易伤脾胃，故脾胃虚寒，食少便溏者慎用。本品畏旋覆花（《本草经疏》），反云母（《本草求原》）。

【特点】本品咸寒质重，既可平肝潜阳，用治肝阳上亢，头晕目眩，又可清泄肝热，为凉肝镇肝的食用中药。兼能益阴养肝，用治目赤、翳障、视物昏花等，善于明目。

【本草述要】

1.《名医别录》 主目障翳痛，青盲。

2.《医学衷中参西录》 石决明味微咸，性微凉，为凉肝镇肝之要药。肝开窍于目，是以其性善明目。研细水飞作敷药，能治目外障；作丸、散内服，能消目内障。因其能凉肝，兼能镇肝，故善治脑中充血作疼、作眩晕，因此证多系肝气，肝火挟血上冲也。

【现代研究】

1.化学成分 含碳酸钙、有机质，尚含少量镁、铁、硅酸盐、磷酸盐、氯化物和极微量的碘；煅烧后碳酸钙分解，产生氧化钙，有机质则破坏。还含锌、锰、铬、锶、铜等微量元素；贝壳内层具有珍珠样光泽的角质蛋白，经盐酸水解得16种氨基酸。

2.药理作用 九孔鲍提取液有抑菌作用，其贝壳内层水解液经小鼠抗四氯化碳急性中毒实验表明，有保肝作用；其酸性提取液对家兔体内外的凝血实验表明，有显著的抗凝作用。

牡蛎 Muli
《神农本草经》

【基源】本品为牡蛎科动物长牡蛎 *Ostrea gigas* Thunberg、大连湾牡蛎 *Ostrea*

talienwhanensis Crosse 或近江牡蛎 *Ostrea rivularis* Gould 的贝壳。

【别名】左牡蛎、海蛎子壳、左壳。

【食用性能】咸，微寒。归肝、胆、肾经。

【食用功能】平肝潜阳，重镇安神，软坚散结，收敛固涩。

【药食用治】

1. 肝阳上亢，头晕目眩　本品咸寒质重，入肝经，有平肝潜阳之功，且有益阴之效，因其功效与龙骨相似，故经常相须为用，用治水不涵木，阴虚阳亢之头目眩晕、烦躁不安、耳鸣者，常与龙骨、石决明等同用，如石决龙牡粥（民间方《药膳养生全书》）。

2. 心神不安，惊悸失眠　本品质重能镇，有安神之功效，可与莲子、芦根等同用，以潜镇安神、清热除烦，用治心悸胆怯、惊悸怔忡、心烦失眠等，如《中华临床药膳食疗学》中的"莲子牡蛎芦根汤"。

3. 痰核，瘰疬，瘿瘤，癥瘕积聚　本品味咸，软坚散结。用治痰火郁结之痰核、瘰疬、瘿瘤等，常与夏枯草、蛤蜊、海带等配伍，如《海产品食疗食谱1000样》中的"牡蛎夏枯草汤"；用治癥瘕积聚，常与山慈菇、海藻等同用，以解毒消肿、软坚散结，如《实用老年病食疗》中的"牡蛎海藻汤"。

4. 滑脱诸证　本品煅后有收敛固涩作用，通过不同配伍可治疗自汗、盗汗、遗精、滑精、尿频、遗尿、崩漏、带下等滑脱之证。《本草纲目》载用猪肉汤送服牡蛎粉与麦麸，以收敛汗固涩之效，用治盗汗等；若因脾胃虚弱，肾虚不固而致腹泻、尿频、遗精，可用本品与猪肚、白术等同煮，以补脾益肾、涩精止泻，如《药膳食疗学》中的"牡蛎敛精汤"。

此外，煅牡蛎有制酸止痛作用，可治胃痛泛酸，与乌贼骨、浙贝母共为细末（《山东中草药手册》），内服取效。

【食用方法】煎汤、煮粥等，用量9～30g，宜打碎先煎。外用适量。收敛固涩宜煅用，其他宜生用。

【使用注意】本品多服久服，易引起便秘和消化不良。

【特点】本品咸寒质重，既能平肝潜阳而益阴，用治肝阳上亢之头晕目眩；又可重镇安神，治疗心神不宁、惊悸失眠。味咸既可软坚散结，用治瘰疬、痰核、积聚等；又有收敛固涩作用，治疗遗精、带下、虚汗等滑脱证。

【本草述要】

1.《神农本草经》　惊恚怒气，除拘缓，鼠瘘，女子带下赤白。

2.《海药本草》　主男子遗精，虚劳乏损，补肾正气，止盗汗，去烦热，治伤寒热痰，能补养安神，治孩子惊痫。

3.《本草备要》　咸以软坚化痰，消瘰疬结核，老血瘕疝。涩以收脱，治遗精崩带，止嗽敛汗，固大小肠。

【现代研究】

1. 化学成分　含碳酸钙、磷酸钙及硫酸钙，并含铜、铁、锌、锰、锶、铬等微量元素及多种氨基酸。

2. 药理作用　牡蛎粉末动物实验有镇静、抗惊厥作用，并有明显的镇痛作用；煅牡蛎 1 号可明显提高抗实验性胃溃疡活性；牡蛎多糖具有降血脂、抗凝血、抗血栓等作用。

珍珠　Zhenzhu
《日华子本草》

【基源】本品为珍珠贝科动物马氏珍珠贝 *Pteria martensii*（Dunker）、蚌科动物三角帆蚌 *Hyriopsis cumingii*（Lea）或褶纹冠蚌 *Cristaria plicata*（Leach）等双壳类动物受刺激形成的珍珠。

【别名】真朱、真珠、蚌珠、珠子、濂珠。

【食用性能】甘、咸，寒。归心、肝经。

【食用功能】安神定惊，明目消翳，解毒生肌。

【药食用治】

1. 惊悸，失眠　本品甘寒，质重沉降，入心、肝经，重可镇怯，故有安神定惊之效。主治心神不宁、心悸失眠等，单用即效，如《肘后方》用本品研末与蜜和服。本品性寒清热，甘寒益阴，故更适用于心虚有热之心烦不眠、多梦健忘、心神不宁等，如《中华药膳食疗手册》中记载有将本品研粉与枣泥等拌匀成馅，制成珍珠汤圆，供点心食用。

2. 口内诸疮，目赤肿痛，疮疡肿毒，溃久不敛　本品有清热解毒、生肌敛疮之功，用治口舌生疮、牙龈肿痛、咽喉溃烂等，可研粉与蜂蜜调匀服用，有清热解毒、安神定志之效，用治目赤口疮、心神不宁等，如《食疗养生与保健食品》中的"珍珠蜜"；若治疮疡溃烂，久不收口者，可用本品配炉甘石、黄连、血竭、钟乳石等，令极细，调匀，外敷，如《张氏医通》之"珍珠散"。

3. 皮肤色斑　本品亦可用治皮肤色斑，将本品外用敷面，以防治皮肤色素沉着，有润肤养颜之效。

【食用方法】作馅、做糕，或入丸、散用，用量 0.1 ~ 0.3g。外用适量。

【使用注意】热证及阴虚内热者忌用。畏郁金。

【特点】本品可清心镇惊，用治心肝热盛之癫痫、惊悸、高热惊风；又可养心镇静安神，治疗心肝血虚之失眠多梦、虚烦惊悸；可疏风清热，清肝明目，用治肝经风热上炎之眼生翳膜、赤涩疼痛；外用可生肌收口，治疮疡溃口，久不收口，也是润肤养颜之佳品。

【本草述要】

1.《日华子本草》　安心，明目。

2.《本草衍义》　除小儿惊热。

3.《本草汇言》　镇心，定志，安魂，解结毒，化恶疮，收内溃破烂。

【现代研究】

1. 化学成分　主含碳酸钙、多种氨基酸，无机元素有锌、锰、铜、铁、镁、硒、锗等，尚含维生素 B 族、核酸等。

2. 药理作用　珍珠水解液可抑制小鼠自主活动，并有抑制脂褐素和清除自由基作用；珍珠粉提取物对小鼠肉瘤细胞、肺癌细胞均有显著的抑制作用；珍珠膏有促进创面愈合作用；珍珠粉有抗衰老、抗心律失常及抗辐射等作用。

蜂蜜　Fengmi
《神农本草经》

【基源】本品为蜜蜂科昆虫中华蜜蜂 *Apis cerana* Fabricius 或意大利蜜蜂 *Apis Mellifera* Linnaeus 所酿的蜜。

【别名】食蜜、蜂糖、蜜糖。

【食用性能】甘，平。归肺、脾、大肠经。

【食用功能】补中，润燥，止痛，解毒。

【药食用治】

1. 脾气虚弱　本品味甘入脾胃经，有补脾益气之效，宜用于脾气虚弱，食少纳差等。由于本品味甘甜可口，可与多种食用中药加工制成蜜饯，尤宜于儿童健脾调中之用，如《经验方》中将本品与橘红等品同用，制成蜜橘红，以健胃化痰、行气宽中；又如《医钞类编》用本品与山楂同用，制成蜜饯山楂，以开胃运脾、消食化积，均可用治小儿食欲不振或消化不良等症。

2. 肺虚久咳及燥咳证　本品既能补气益肺，又能润肺止咳，还可补土以生金，故可用治虚劳咳嗽日久，气阴耗伤，气短乏力，咽燥痰少，单有即效。若风寒袭肺，肺气虚寒所致语音嘶哑、咳喘上气等症，可与生百部汁、杏仁、橘皮、枣肉等品同用，有益肺散寒、止咳平喘之效，如《千金方》之"蜜膏酒"。若燥热伤肺，干咳少痰，口咽干燥者，亦可与雪梨同用，以润燥生津、清热止渴，如《养生食疗宝典》中的"蜜饯雪梨"。本品用于润肺止咳，尤多作为久咳燥咳常用的辅助食材。

3. 挛急疼痛　本品甘缓，可用于筋脉挛急作痛，有缓急止痛之能。若中焦虚寒，脘腹疼痛，腹痛喜按，空腹痛甚，食后稍安者，本品既可补中，又可缓急止痛，标本兼顾，单用即可收效，如《疾病的食疗与验方》中的"蜜糖羹"；若四肢筋脉挛急、脚气肿痛者，可与木瓜等舒筋除湿之品同用，有舒筋缓急之效，如《食医心鉴》之"蜜汁木瓜"。

4. 便秘　本品味甘质润，有润肠通便之效。治疗肠燥便秘者，可单用冲服，或随证与牛奶、芝麻等同用，有养血滋阴、润燥通便之效，如《食疗药膳》中的"蜜糖牛奶芝麻羹"。

5. 解药、食毒，解酒　本品与乌头类药物同煎，可降低其毒性。服乌头类药物中毒者，大剂量服用本品，有一定解毒作用。也可与柚肉同用，如《四季补品精选》中的

"蜜煎柚",有解酒之效。

【食用方法】煎服、调羹、蜜饯,或冲服,用量 15 ~ 30g,大剂量 30 ~ 60g。外用适量,本品作栓剂肛内给药,通便效果较口服更捷。

【使用注意】本品助湿壅中,又能润肠,故湿阻中满及便溏泄泻者慎用。

【特点】本品味甘善补,质润性平,亦食亦药,功可补益脾气,兼能缓急止痛,宜作为脾气虚弱、营养不良者营养调补食品,亦治中虚脘腹疼痛,有标本兼顾之效。能补益肺气,润肺止咳,补土生金,宜用于虚劳咳嗽或燥咳痰少之证;又润肠通便,适用于肠燥便秘证。此外,可降低乌头类药物的毒性,有解毒消疮、防腐生肌之效。

【本草述要】

1.《神农本草经》 益气补中,止痛,解毒……和百药。

2.《本草纲目》 清热也,补中也,解毒也,润燥也,止痛也。生则性凉,故能清热;熟则性温,故能补中。甘而和平,故能解毒;柔而濡泽,故能润燥。缓可以去急,故能止心腹、肌肉、疮疡之痛……张仲景治阳明结燥,大便不通,蜜煎导法,诚千古神方也。

【现代研究】

1. 化学成分 含糖类、挥发油、蜡质、有机酸、花粉粒、泛酸、烟酸、乙酰胆碱、维生素、抑菌素、酶类、微量元素等多种成分。

2. 药理作用 有促进实验动物小肠推进运动的作用,能显著缩短排便时间;能增强体液免疫功能;对多种细菌有抑杀作用;有解毒作用,以多种形式使用均可减弱乌头毒性,以加水同煎解毒效果最佳;能减轻化疗药物的毒副作用;有加速肉芽组织生长,促进创伤组织愈合作用;还有保肝、抗肿瘤等作用。

马鹿茸 Malurong
《神农本草经》

【基源】本品为脊椎动物鹿科马鹿 Crvus elaphus L. 等雄鹿头上尚未骨化而带茸毛的幼角。

【别名】斑龙珠。

【食用性能】甘、咸,温。归肾、肝经。

【食用功能】补肾阳,益精血,强筋骨,调冲任,托疮毒。

【药食用治】

1. 肾阳虚衰,精血不足证 本品甘温补阳,甘咸滋肾,禀纯阳之性,具生发之气,故能壮肾阳,且温而不燥,又可益精血。若肾阳亏虚,见畏寒肢冷、阳痿早泄、宫冷不孕、小便频数、头晕耳鸣、精神疲乏等症,均可以本品单用,或研末温酒送服,或隔水蒸炖服;若配入复方,如与山药浸酒服,制成《本草纲目》中所载"鹿茸酒";若精血亏耗,骨髓空虚,见有腰膝酸痛、骨弱筋痿、须发早白、发脱齿摇等症,可直接服用鹿茸精、参茸精等制剂,有滋补强壮之力,亦可用本品与清酒慢火煎膏,以收补肾益精之效，如《圣济总录》之"鹿茸煎"。

2. 肾虚骨弱，腰膝无力或小儿五迟　本品善补肾阳，益精血，可强壮筋骨。可研粉与姜片、粳米共煮成粥，即如《老年人营养药膳》中的"鹿茸粳米粥"，或如《四川中药志》所载之"鹿筋附片汤"，用鹿茸与附片、猪蹄一同煎汤，用于改善腰脊冷痛、下肢麻冷、软弱无力等肾阳虚衰表现。

3. 妇女冲任虚寒，崩漏带下　本品补肾阳、益精血，兼能固冲任、止带下，可与乌鸡同炖（《鹿茸养生药膳》），可温肾暖宫、益精养血，用治肾虚宫冷精衰所致月经不调、色淡量少、崩漏带下、小腹冷痛等。

【食用方法】研末吞服，用量 1 ~ 2g，或泡酒、炖服、煲粥等。

【使用注意】服用本品宜从小量开始，缓缓增加，不可骤用大量，以免阳升风动，头晕目赤，或伤阴动血。凡阳热证、阴虚火旺，以及肝阳上亢者均当忌服。

【特点】鹿茸禀纯阳之质，含生发之气，为血肉有情之品。性虽温热，而质柔润，无刚燥之弊。能通督脉，温养精血，又能强健筋骨，固崩止带，乃阳虚者强身保健之佳品。

【本草述要】

1.《神农本草经》　主漏下恶血，寒热惊痫，益气强志，生齿不老。

2.《名医别录》　疗虚劳洒洒如疟，羸瘦，四肢酸痛，腰脊痛，小便利，泄精溺血。

3.《本草纲目》　生精补髓，养血益阳，强筋健骨。治一切虚损，耳聋目暗，眩晕虚痢。

4.《药性论》　主补男子腰肾虚冷、脚膝无力、梦交、精溢自出，女人崩中漏血。炙末空心温酒服方寸匕。又主赤白带下，入散用。

【现代研究】

1. 化学成分　从鹿茸的脂溶性成分中分离出雌二醇、胆固醇等，其中雌二醇及其在体内的代谢产物——雌酮为鹿茸雌激素样作用的主要成分。鹿茸中的氨基酸，以甘氨酸含量最丰富，还含有中性糖、葡萄糖胺，鹿茸灰分中含有钙、磷、镁等，水浸出物中含多量胶质。

2. 药理作用　具有促进生长发育，促进核酸和蛋白质的合成，增强造血功能，增强机体免疫力，性激素样作用，抗应激、抗氧化、抗衰老，以及增加心输出量、扩张外周血管、降血压等作用。大剂量鹿茸精使心缩幅度缩小，心率减慢，并使外周血管扩张，血压降低；中等剂量鹿茸精引起离体心脏活动明显增强，心缩幅度增大，心率加快，结果使心脉搏输出量和百分输出量都增加。

马鹿胎　Malutai
《本草新编》

【基源】本品为脊椎动物鹿科马鹿 *Crvus elaphus* L. 的胎兽及胎盘。

【别名】鹿胎衣、鹿胎盘、全鹿胎。

【食用性能】甘，咸，温。归肝、肾、心经。

【食用功能】益肾壮阳，补虚生精。

【药食用治】

1.虚损劳瘵　本品甘温益肾，为血肉有情之品，生精填髓，功善补虚损。用治久病或产后体虚、虚损劳倦、面色枯黄等虚劳之象，可与枸杞、乌鸡、大枣等同用为食，如《药食同源物品使用手册》中的"鹿胎红枣乌鸡煲"，有补肾益精、补虚扶羸之效；此外还可与熟地黄、菟丝子、枸杞子、制首乌、黄芪、人参等炼蜜为丸，作为补品服用，如《沈氏尊生书》之"鹿胎丸"。

2.宫寒不孕，崩漏带下，月经不调　本品温补而不燥烈，尚能补血益精，可将本品煎熬成膏，制成鹿胎膏（《鹿产品珍方与药膳》），可用于妇科胞宫虚寒、月经不调、崩漏带下等。

【食用方法】可煲汤、蒸食、炖服等，或入丸、散，用量6～15g；鲜品可煮汁熬膏。

【使用注意】上焦有痰热，胃中有火者忌。

【特点】本品甘温益肾，为血肉有情之品，善补虚损，能温补下元、补血生精、固冲调经，多用于下元虚惫，冲任不固，崩漏带下，精血亏虚不育等证的药食治疗。

【本草述要】

1.《本草新编》　健脾生精，兴阳补火。

2.《青海药材》　治妇女月经不调，血虚、血寒，久不生育。

3.《四川中药志》　能补下元，调经种子。治血虚精亏及崩带。

【现代研究】

1.化学成分　主含粗蛋白、粗脂肪、氨基酸、无机元素、维生素及激素。

2.药理作用　含有活性成分DGPP、能够加速人体新陈代谢、清除体内毒素沉积，具有美容养颜、延缓衰老的作用。含有细胞生长因子（CEF），对表皮细胞有高度活化作用，能有效地促进细胞分裂、增殖，使新生细胞代谢旺盛。因此，鹿胎具有祛斑、活化皮肤细胞、抗衰老、养血养颜、调理内分泌等作用。

马鹿骨　Malugu
《名医别录》

【基源】本品为脊椎动物鹿科马鹿 *Crvus elaphus* L. 的骨骼。

【食用性能】甘，温。归肾经。

【食用功能】补虚羸，强筋骨。

【药食用治】

1.虚损羸瘦，体弱早衰　本品味甘微热，佐餐服食，可补益虚羸，如《本草纲目》中引自《千金方》的"鹿骨煎"，即用本品与枸杞根共煎而成；又如《药食同源物品使用手册》中所载"鹿骨煲珍菌"。

2. 肝肾不足，筋骨痿弱、冷痛等 本品味甘入肾，能补虚弱、强筋骨，可与杜仲、续断等浸酒饮用，如《中国药膳学》中的"鹿骨酒"。

【食用方法】煎服、熬膏或酒煮等，用量 9 ~ 30g；或入丸剂。

【特点】本品味甘，性温，入肾经，为血肉有情之品，善补虚损、健筋骨。

【本草述要】

1.《名医别录》 安胎，下气。

2.《千金·食治》 主内虚，续绝伤，补骨，可作酒。

3.《唐本草》 主虚劳，可为酒。主风虚，补骨髓。

4.《本草纲目》 烧灰水服，主小儿洞注下痢。

5.《四川中药志》 治风湿四肢疼痛及筋骨冷痹。

【现代研究】

1. 化学成分 含骨胶及磷酸钙、碳酸钙、碳酸镁等盐类，以及氨基酸等成分。

2. 药理作用 钙含量较高，有补钙作用。所含胶质可使小鼠胸腺增重，巨噬细胞的吞噬活性增高，具有增强免疫力的作用。此外，其水提醇析部分对肾性贫血大鼠有改善作用。

蛤蚧 Gejie
《雷公炮炙论》

【基源】本品为壁虎科动物蛤蚧 *Gekko gecko* Linnaeus 的干燥体。

【别名】对蛤蚧、蛤、蛤蟹、仙蟾。

【食用性能】咸，平。归肺、肾经。

【食用功能】补肺益肾，纳气平喘，助阳益精。

【药食用治】

1. 肺肾两虚，劳嗽喘咳 本品兼入肺、肾二经，长于补肺气、助肾阳、定喘咳，为治多种虚证喘咳之佳品。可单用浸酒；或与冰糖共炖，用治肺肾两虚之哮喘，如《疾病的食疗与验方》中的"蛤蚧炖冰糖"；或与人参、党参等同用，以补肾温阳、纳气益肺，用治肺肾两虚，咳喘日久，面浮肢肿，动则汗出等症，如《圣济总录》之"独圣饼"、《食粥养生与治病》之"蛤蚧粥"等。

2. 肾阳不足，命门火衰 本品质润不燥，补肾助阳兼能益精养血，有固本培元之功，用治由于肾阳不足所致之阳痿、遗精、小便频数、遗尿、腰膝酸软冷痛等，可单用浸酒服即效；若脾肾阳虚，见久泄、便溏等，可用本品与补骨脂共碾为末，温酒送服，如《食疗本草学》中的"蛤蚧补骨脂粉"。

【食用方法】可煎汤、炖服、入粥、制饼、浸酒，用量 5 ~ 10g；或研末，每次 1 ~ 2g，每日 3 次。

【使用注意】风寒或实热咳喘忌服。

【特点】本品味咸入肾可助肾阳，治疗肾阳虚，肾不纳气之虚喘证；质润不燥，可补肾阳、益精血，治疗肾虚阳痿，有固本培元之功。

【本草述要】

1.《海药本草》 疗折伤，主肺痿上气，咯血咳嗽。

2.《本草纲目》 补肺气，益精血，定喘止嗽，疗肺痈，消渴，助阳道。

3.《本草经疏》 蛤蚧，其主久肺劳咳嗽、淋沥者，皆肺肾为病，劳极则肺肾虚而生热，故外邪易侵，内证兼发也。蛤蚧属阴，能补水之上源，则肺肾皆得所养，而劳热咳嗽自除。肺朝百脉，通调水道，下输膀胱；肺气清，故淋沥水道自通也。

【现代研究】

1.化学成分 含有胆固醇、脂肪酸，磷脂成分为磷脂酸，还含有18种游离氨基酸及12种元素。

2.药理作用 具有增强机体免疫力、抗低温、抗高温、抗缺氧、抗衰老、解痉平喘、抗感染、降血糖及性激素样作用。其水溶性部分能使雄性小鼠睾丸增重，表现出雄性激素样作用，可使动物阴道开放时间提前，认为具有双向性激素作用。提取物小鼠腹腔注射能明显增强脾重，能对抗泼尼松和环磷酰胺的免疫抑制作用；提取物对小鼠遭受低温、高温、缺氧等应激刺激有明显保护作用，认为有"适应原"样作用。

阿胶　Ejiao
《神农本草经》

【基源】本品为马科动物驴 *Equus asinus* L. 的干燥皮或鲜皮经煎煮、浓缩制成的固体胶。

【别名】驴皮胶。

【食用性能】甘，平。归肺、肝、肾经。

【食用功能】补血，滋阴，润肺，止血。

【药食用治】

1.血虚证 本品为血肉有情之品，甘平质润，为补血要药，多用治血虚诸证。可单用本品即效。亦常配桂圆、红枣、黑芝麻等同用，可与黄酒共蒸成羹，以滋补肝肾、益气安神，可改善气血亏虚所致面色萎黄无华、神疲倦怠、心悸怔忡、失眠多梦等表现，并收延缓衰老、养颜美容之效，如《疾病的食疗与验方》中的"阿胶羹"；若年高体弱，或产后体虚，阴虚血枯，肠燥便秘，可以本品与蜜同溶，以补虚养血、润肠通便，如《仁斋直指方》中的"胶蜜汤"。

2.出血证 本品味甘质黏，为止血要药，而本品功善滋阴补血，因此尤以治疗阴血亏虚而致出血者为宜。常用酒慢火煎煮本品，制成阿胶酒（《圣济总录》），可补血止血、滋阴润肺，用治阴血不足所致咳血、吐血、崩漏等；或与龙骨、艾叶等共煮成粥，以养血止血、固元安胎，用于妊娠下血、胎动不安，或月经过多等，如《普济方》之"阿胶龙骨粥"。

3.肺阴虚燥咳 本品滋阴润肺，常配桑白皮、糯米、红糖等共熬成粥，用治肺热阴虚之燥咳痰少、咽喉干燥、痰中带血，有滋阴补血、清肺润燥之效，如《养生食疗菜谱》中的"阿胶白皮粥"。

【食用方法】可煎服、煲粥、制酒等，用量 5 ~ 15g。入汤剂宜烊化冲服。

【使用注意】本品黏腻，有碍消化。脾胃虚弱者慎用。

【特点】本品为补血要药，适用于血虚诸证。因其长于止血、滋阴，故尤宜于失血所致血虚证与阴血俱虚者。其滋养生血之功，有助于养胎，止血又可治胎漏下血，故可用于安胎的食疗。本品能滋养肺心肝肾之阴，用于肺心肝肾阴虚证，而尤以滋阴润肺见长。常用于改善阴虚肺燥之干咳痰少、痰中带血或无痰。亦可滋润肠燥，可用于阴血亏虚、大肠失濡之便秘证。

【本草述要】

1.《神农本草经》 主心腹内崩，劳极洒洒如疟状，腰腹痛，四肢酸痛，女子下血，安胎。

2.《名医别录》 主丈夫小腹痛，虚劳羸瘦，阴气不足，脚酸不能久立，养肝气。

【现代研究】

1. 化学成分 多由骨胶原组成，经水解后得到多种氨基酸，包括赖氨酸、精氨酸、组氨酸、胱氨酸、色氨酸、羟脯氨酸、天冬氨酸、苏氨酸、丝氨酸、谷氨酸、脯氨酸、甘氨酸、丙氨酸等。

2. 药理作用 具有较好的补血作用，疗效优于铁剂；提高机体免疫力，提高造血功能；并具有强身、抗缺氧、抗疲劳、耐冷、抗休克、抗辐射、促进钙吸收和在体内存留、扩张血管等作用。

龟甲 Guijia
《神农本草经》

【基源】本品为龟科动物乌龟 Chinemys reevesii（Gray）的腹甲及背甲。

【别名】龟板、乌龟壳、乌龟板、下甲、血板、烫板。

【食用性能】甘，寒。归肾、肝、心经。

【食用功能】滋阴，潜阳，益肾健骨，养血补心。

【药食用治】

1. 阴虚内热，阴虚阳亢，虚风内动 本品长于滋补肾阴，兼能滋养肝阴，故适用于肝肾阴虚而引起上述诸证。若肾阴亏虚，阳热亢盛，见头目眩晕、耳鸣、遗精、盗汗、五心烦热等，本品益阴养血兼能潜阳，可与生地黄、黄精等益肾填精之品同用，以滋阴补肾、潜阳安神，如《本经逢原》之"龟板鸡"；若肝肾不足，阴虚动风，而致头晕目眩、肢麻震颤、腰膝酸软等，可用本品与知母、牡蛎、鳖甲等同煮饮汤，能滋阴潜阳、平肝息风，如《中华临床药膳食疗学》之"龟板牡蛎饮"。

2. 肾虚骨痿，囟门不合 本品长于滋肾养肝，又能健骨，故多用于肾虚之筋骨不健、步履乏力及小儿鸡胸、龟背、囟门不合等。可与杜仲、猪尾同用，以益肾藏精、强腰健骨，用于改善年老肾虚骨弱之腰膝酸软、耳鸣耳聋等，如龟板杜仲猪尾汤（《中华药膳全书》）；若风寒湿痹，肝肾不足，筋骨冷痛酸软，可用本品与虎骨（狗骨、牛骨、羊骨替代）、仙灵脾、牛膝等浸酒饮用，如《中国食疗学》之"虎骨龟板酒"；若小儿精髓不足，见有囟门迟闭、头方发稀、肌肉松弛、筋骨痿弱等，可用本品与乌鸡骨、核桃同用，如《中华家庭药膳全书》之"龟甲乌鸡骨汤"，有补肾填髓、充囟门之效。

3. 阴血亏虚之惊悸、失眠、健忘 本品入于心肾，又可以养血补心、安神定志，适用于阴血不足，心肾失养之惊悸、失眠、健忘，可与枸杞、玉竹、大枣同用，可滋肝益肾、养心安神，用于肝肾不足，阴血亏虚所致头晕目眩、腰膝酸痛、心悸失眠多梦等，如《食物药效方千例》之"枸杞龟板竹枣粥"。

此外，本品还能止血。因其长于滋养肝肾，性偏寒凉，故尤宜于阴虚血热，冲任不固之崩漏、月经过多，可将本品熬制成胶后，与黄酒共煮，如《实用中国药膳全书》之"龟胶酒"。

【食用方法】可煎汤、入粥、入菜、浸酒，用量 9 ~ 24g。本品经砂炒醋淬后，有效成分更容易煎出，并能除去腥气。

【使用注意】脾胃虚寒者慎用，孕妇慎用。

【特点】本品咸而入血，甘寒润养清补，既能滋补肾阴而清退虚热，又能补肝阴以潜阳息风。此外，尚可强筋健骨，又能滋阴清热、固经止血。

【本草述要】

1.《神农本草经》 主……小儿囟不合。

2.《本草纲目》 补心、补肾、补血，皆以养阴也……观龟甲所主诸病，皆属阴虚血弱。

3.《本草通玄》 大有补水制火之功，故能强筋骨，益心智……止新血。

【现代研究】

1. 化学成分 含动物胶、角蛋白、脂肪、骨胶原、18 种氨基酸，以及钙、磷、锶、锌、铜等多种常量及微量元素。龟上甲与下甲所含成分相似。

2. 药理作用 具有增强免疫功能、双向调节 DNA 合成率、补血、解热、镇静、抗凝血、兴奋子宫、增加冠脉血流量、提高耐缺氧能力等作用。

鳖甲 Bieji

《神农本草经》

【基源】本品为鳖科动物鳖 *Trionyx sinensis* Wiegmann 的背甲。

【别名】团鱼盖、脚鱼壳、上甲、甲鱼。

【食用性能】甘、咸，寒。归肝、肾经。

【食用功能】滋阴潜阳，退热除蒸，软坚散结。

【药食用治】

1. 肝肾阴虚证 本品滋养肝肾之阴，适用于肝肾阴虚所致阴虚内热、阴虚风动、阴虚阳亢诸证，常与龟板、牡蛎等配合应用，如《中华临床药膳食疗学》中的"龟板牡蛎饮"，能滋阴潜阳、平肝息风，用治肝肾不足，阴虚动风而致头晕目眩、肢麻震颤、腰膝酸软等；若虚风内动，发为痫病，可将本品倒末乳服（《子母秘录》），以滋阴息风止痉；若肝肾阴虚之月经不调、经闭日久、午后低热、颧红消瘦，可用本品与鸽肉同煮煲汤，如《海、河鲜保健药膳》中的"鸽肉鳖甲汤"，可滋阴清热，通经散结；若见崩漏下血、潮热口干、手足心热、头晕腰酸等，可将鳖甲醋炙为末，酒调服（《本草纲目》），以滋补肝肾，固崩止血。

2.癥瘕积聚 本品味咸，长于软坚散结。将本品以烧酒炙，可用治瘰疬漏疮、风顽疥癣（《普济方》注出自《本草单方》）；或研末，牛乳送服（《本草纲目》），用以治疗血瘕癥癖等；也可将本品与理气、活血类食用中药同用，可与三七、红枣同煮煲汤，如《秘传中华药膳宝典》中的"田七鳖甲瘦肉汤"，或与薏苡仁、佛手、核桃树枝等同煮煲粥，如《药膳食疗学》中的"鳖甲薏仁粥"，均可理气活血化痰、软坚散结，用于癥瘕积聚（如早期肝硬化等）的食疗。

【食用方法】可煎汤、浸酒、入粥等，用量9～24g，或为丸、散。本品经砂炒醋淬后，有效成分更容易煎出，并能除去腥气。

【使用注意】脾胃阳衰，食减便溏或孕妇慎服。

【特点】本品可用于阴虚火旺、肝风内动或虚劳咳嗽、骨蒸盗汗等病证的食疗。此外，还有软坚散结、散瘀消肿、消痞除癥之效，可供瘀血停滞的月经不通、痞块癥瘕及痈肿而有瘀血等证的食疗药膳之用。

【本草述要】

1.《神农本草经》 主心腹癥瘕坚积，寒热，去痞息肉，阴蚀，痔，恶肉。

2.《本草汇言》 除阴虚热疟，解劳热骨蒸之药也。厥阴血闭邪结，渐至寒热，为癥瘕，为痞胀，为疟疾，为淋沥，为骨蒸者，咸得主之。

【现代研究】

1.化学成分 含动物胶、骨胶原、角蛋白、17种氨基酸、碳酸钙、磷酸钙、碘、维生素D，以及锌、铜、锰等微量元素。

2.药理作用 能降低血浆cAMP含量，提高淋巴母细胞转化率，延长抗体存在时间即增强免疫功能；保护肾上腺皮质功能；促进造血系统功能，提高血红蛋白含量；还具有抑制结缔组织增生、抗突变、镇静等作用。

蜂胶 Fengjiao
江西《中草药学》

【基源】本品为蜜蜂科昆虫意大利蜜蜂 *Apis mellifera* Linnaeus 工蜂采集的植物树脂与其上颚腺、蜡腺等分泌物混合形成的具有黏性的固体胶状物。多为夏、秋季自蜂箱中收集，除去杂质。

【别名】蜜蜡、蜂蜡。

【食用性能】微甘，平。归肝、脾经。

【食用功能】润肤生肌，消炎止痛。

【药食用治】

1. 胃溃疡，口腔溃疡　本品善生肌止痛，具有一定抗菌、抗病毒的作用。用治胃肠炎、胃溃疡、口腔炎等症，可浸酒，或与蜂蜜共拌，如《蜂产品奇方妙用》中的"蜂胶蜜""蜂胶酒"。

2. 鸡眼，胼胝，疣　本品能软化角化组织，润肤止痛。如《中国食疗大全》中记载将本品制成"蜂胶饼"，贴于患处，用治鸡眼。

3. 带状疱疹，烧烫伤，皮肤皲裂　本品善止痛生肌，可与豆油煮沸成膏（《食疗·药用动物》）；或制酊，如《中华本草》中所载之"蜂胶酊"，涂于创面。

【食用方法】外用：适量，制成酊剂或软膏涂敷。内服：制成片剂或醇浸液，用量1 ~ 2g。

【使用注意】严重过敏体质者慎用或禁用。

【特点】本品润肤生肌，消炎止痛，既可内服，又可外用涂敷。

【本草述要】

1.《中华皮肤科杂志》　治鸡眼、胼胝、跖疣和寻常疣。

2.《东北动物药》　治恶性肿瘤和创伤有效。

3. 江西《中草药学》　保护肉芽组织，利于伤口愈合，对皲裂亦有疗效。

【现代研究】

1. 化学成分　含树脂50% ~ 60%，蜂蜡30%，芳香挥发油10%和一些花粉等夹杂物。主要有黄酮类、酚类、内酯、香豆精类、醛、酮、甾类化合物，还含有维生素B_1、烟酸、维生素A原和多种氨基酸、糖、多糖等，以及氧、碳、氢、钙、磷、氮、钾等必需元素34种。

2. 药理作用　具有广谱抗菌作用，并且与某些抗生素合用，可提高抗菌活性，延长作用时间。蜂胶在人体内有抗破伤风毒素的作用，其乙醇浸提液对A型流感病毒不仅在体外有灭活作用，而且对流感患者也有治疗作用。许多试验证明，蜂胶乙醇浸提液有抗脊髓灰质炎病毒、腺病毒、伪狂犬病毒、冠状病毒、日本血凝病毒（HVJ）等作用。蜂胶有消炎镇痛作用，还有增强免疫，抗氧化、清除自由基等作用。

附　录

一、按照传统既是食品又是中药材物质目录

（先按植物、动物，再按笔画排序）

丁香、八角茴香、刀豆、小茴香、小蓟、山药、山楂、马齿苋、乌梅、木瓜、火麻仁、代代花、玉竹、甘草、白芷、白果、白扁豆、白扁豆花、龙眼肉（桂圆）、决明子、百合、肉豆蔻、肉桂、余甘子、佛手、杏仁（苦、甜）、沙棘、芡实、花椒、赤小豆、麦芽、昆布、枣（大枣、黑枣）、罗汉果、郁李仁、金银花、青果、鱼腥草、姜（生姜、干姜）、枳椇子、枸杞子、栀子、砂仁、胖大海、茯苓、香橼、香薷、桃仁、桑叶、桑椹、桔红（橘红）、桔梗、益智仁、荷叶、莱菔子、莲子、高良姜、淡竹叶、淡豆豉、菊花、菊苣、黄芥子、黄精、紫苏、紫苏子（籽）、葛根、黑芝麻、黑胡椒、槐花、槐米、蒲公英、榧子、酸枣、酸枣仁、鲜白茅根（或干白茅根）、鲜芦根（或干芦根）、橘皮（或陈皮）、薄荷、薏苡仁、薤白、覆盆子、藿香、乌梢蛇、牡蛎、阿胶、鸡内金、蜂蜜、蝮蛇（蕲蛇）。

新增中药材物质：人参、山银花、芫荽、玫瑰花、松花粉、粉葛、布渣叶、夏枯草、当归、山奈、西红花、草果、姜黄、荜茇。

——摘自 2014 年国家卫生计生委公布的《按照传统既是食品
又是中药材物质目录管理办法（征求意见稿）》

二、可用于保健食品的物品清单

可用于保健食品的物品名单
（按笔画顺序排序）

人参、人参叶、人参果、三七、土茯苓、大蓟、女贞子、山茱萸、川牛膝、川贝母、川芎、马鹿胎、马鹿茸、马鹿骨、丹参、五加皮、五味子、升麻、天冬、天麻、太子参、巴戟天、木香、木贼、牛蒡子、牛蒡根、车前子、车前草、北沙参、平贝母、玄参、生地黄、生何首乌、白及、白术、白芍、白豆蔻、石决明、石斛（需提供可使用证明）、地骨皮、当归、竹茹、红花、红景天、西洋参、吴茱萸、怀牛膝、杜仲、杜仲叶、沙苑子、牡丹皮、芦荟、苍术、补骨脂、诃子、赤芍、远志、麦冬、龟甲、佩兰、侧柏叶、制大黄、制何首乌、刺五加、刺玫果、泽兰、泽泻、玫瑰花、玫瑰茄、知母、罗布麻、苦丁茶、金荞麦、金樱子、青皮、厚朴、厚朴花、姜黄、枳壳、枳实、柏子仁、珍

珠、绞股蓝、胡芦巴、茜草、荜茇、韭菜子、首乌藤、香附、骨碎补、党参、桑白皮、桑枝、浙贝母、益母草、积雪草、淫羊藿、菟丝子、野菊花、银杏叶、黄芪、湖北贝母、番泻叶、蛤蚧、越橘、槐实、蒲黄、蒺藜、蜂胶、酸角、墨旱莲、熟大黄、熟地黄、鳖甲。

——摘自《卫生部关于进一步规范保健食品原料管理的通知》

（卫法监发〔2002〕51号）

三、保健食品禁用物品名单

（按笔画顺序排序）

八角莲、八里麻、千金子、土青木香、山莨菪、川乌、广防己、马桑叶、马钱子、六角莲、天仙子、巴豆、水银、长春花、甘遂、生天南星、生半夏、生白附子、生狼毒、白降丹、石蒜、关木通、农吉痢、夹竹桃、朱砂、米壳（罂粟壳）、红升丹、红豆杉、红茴香、红粉、羊角拗、羊踯躅、丽江山慈姑、京大戟、昆明山海棠、河豚、闹羊花、青娘虫、鱼藤、洋地黄、洋金花、牵牛子、砒石（白砒、红砒、砒霜）、草乌、香加皮（杠柳皮）、骆驼蓬、鬼臼、莽草、铁棒槌、铃兰、雪上一枝蒿、黄花夹竹桃、斑蝥、硫黄、雄黄、雷公藤、颠茄、藜芦、蟾酥。

——摘自《卫生部关于进一步规范保健食品原料管理的通知》

（卫法监发〔2002〕51号）

四、药名笔画索引